温病学心法

任启松 著

U0200052

学苑出版社

图书在版编目（CIP）数据

温病学心法／任启松著. —北京：学苑出版社，2017.1（2018.12 重印）
 ISBN 978 - 7 - 5077 - 5147 - 5

Ⅰ.①温… Ⅱ.①任… Ⅲ.①温病学说 Ⅳ.①R254.2

中国版本图书馆 CIP 数据核字（2016）第 292461 号

责任编辑：黄小龙
出版发行：学苑出版社
社　　址：北京市丰台区南方庄 2 号院 1 号楼
邮政编码：100079
网　　址：www.book001.com
电子信箱：xueyuanpress@163.com
销售电话：010-67601101（销售部）、67603091（总编室）
经　　销：新华书店
印　刷　厂：北京画中画印刷有限公司
开本尺寸：880×1230　　　1/32
印　　张：11.375
字　　数：200 千字
版　　次：2017 年 1 月北京第 1 版
印　　次：2018 年 12 月北京第 2 次印刷
定　　价：48.00 元

前　言

为什么要进行温病学整理编写这项工作呢？是基于以下原因：

1. 经典中医的传承在东汉以后出现了断层

东汉后期，医学界可谓人才济济。华佗的外科解剖手术，蜚声海内。仲景的《伤寒杂病论》一十六卷，奠定了传统医学临床的万世根基。另外还有《素问》《灵枢经》《难经》《神农本草经》以及华佗《中藏经》等一大批典籍流行。东汉去古未远，医家治学尚能不离天人合一的境界，其时医学理论及临床水平也是有史以来最高的。

东汉以后，其统治者变"无为之治"为儒学治国。医学本属于道与易，是人天之学的产物。儒学是以"仁孝"治天下，"身体发肤，受之父母，不敢毁伤"的孝训，直指外科解剖为大逆不道，于是外科解剖手术迅速消亡。失去外科的解剖抢救，就导致了内科扶危的独木难支。儒学"忠恕孝悌"的思想独重人伦，慢慢偏离了经典中医人天并重，天人合一的理念。在这样一种情况下，医学怎能不迅速萎缩呢？

其后历代儒生以儒学眼光，对以道与易为基础的《伤寒论》进行注释。虽然他们的著作汗牛充栋，但由于所采用的思维方法并不能体察天人之全，因而无法正确阐释《伤寒论》的本原。渐渐地，仲景的真意就无人知晓了。

2. 温病学的提出与发展，没有形成统一的学术思想

物穷则变，医学亦是如此，每当朝代更替，往往也是医学推陈出新的时期。北宋后期，宋金战乱，民不聊生。为救倒悬，金元四大家，各呈己学，以救含灵之苦。完素之清，子和之下，作为一个火种，提示要开展温病学的研究。要求被提出来，工作也开展了，于是明清两代，温著渐丰。但直至清末民初，淹留于厚重儒学氛围的温病学医工们，其著作却杂芜并存，各言其是，并无透彻统一的学术思想。

3. 温病学诸多概念不清，贻误后学

对于伤寒，有仲景的《伤寒论》条文作为圭臬，研究者虽多纸上谈兵，至少还有统一的概念。到了温病，因没有圣贤所言的限制，于是诸工们就议论飞扬，笔下驰骋，所言没有标准，或者自定标准，致后学无所适从。一直以来，对"伤寒有五"各自的概念，都没有进行过严格的划分与界定，这就妨碍了对各病种进行认知、进行针对治疗以及学术传承。

4. 主要温病医家的学术体系没有抓住问题的核心

对疾病进行观察、分析、治疗的心法，数千年来一直能经得住考验的只有一种，那就是《内经》讲的天人相应，《伤寒》讲的合色脉、分六经。我们知道，道法自然，人要与自然相应，于是我们的纲领就只能是天人相应。我们的思维方法就不得不是天人一气，共此阴阳。天地的运行是气的运行，气有阴阳两种形态，阴与阳各有开、合、枢三种情形，于是就有了天地之气的六种形态，即天地六气。天地六气感应于人，人就有了相应的六气。人之六气在体内运行经过，其轨迹就形成了人的六经，六经即三阴三阳之经。万事万物都有个象，这个象就是三阴三阳的象，只要抓住了三阴三阳，我们就抓住了万事万物。因此对于温病，我们也必须采用以六经分形的方法来合色脉，以便治病。

叶天士时期之前，温病治疗上域内合其色脉，求证治病的思维是多样的。叶天士收徒以后，在太湖流域出现了由其徒弟总结的卫气营血辨证方法，而其他地方如北方易水学派等区域，学术依然故我。紧接卫气营血辨证方法流行之后，吴下又出现了吴鞠通分段划片的三焦辨证方法，但即使是在当时吴越之地，辩论仍然是很激烈的，不是大家都认同叶、吴的方法。

5. 伤寒六经理论折载温病治疗

历史上不是没有人用伤寒的套路来治温病，但因为是生搬硬套伤寒条文，所以就出现了"桂枝下咽，入口即毙"的不幸。将用于对付风与寒的方法，用于对付温热病，这怎么能行呢？所以要将伤寒条文理解透了，消化了，但用其法，不泥其方，再用其治疗温病，这样就可以了。史上错用桂枝治疗温热的败案如天雷震，吓得一代代医工裹足不前，六经之法，遂行荒废。于是后世欲留痕者，借此空隙，就推出了卫气营血辨证、三焦辨证、八纲辨证，以及仅仅是按图索骥的脏腑辨证。

6. 传世温病学术盛行，掩盖了真正的医学心法

温病多是温热病，阳强阴弱，治法当削其阳强，因此大量使用清热泻火、清热解毒、清热滋阴、清热凉血之品，使用大包围战术，无需过多考虑，也会有效，甚至治愈。于是医学因此被简单化，医学心法也迅速萎缩。与此同时，温病学手法的运用又被习惯性扩大，用于治疗所有内伤杂病。法不对证，必然无效，甚至病剧。而患者不知就里，因此长期不信中医，甚至詈骂中医者不在少数。中医果然是如此不堪吗？当然不是。

明清温病学家，其著作都是将自己学习思考、临床经验、别人方法以及听说汇总所得。前人传给我们的就是这些，一概否定是不可取的，也可惜。全盘肯定，囫囵吞下，也不行，因为各言其是，无法统一运用。

因此，本书采用逐段引入原文，逐句进行分析的方法。先厘清概念，再合色脉、分六经，将所得逐步汇

总，统一还原辨治温病的天人相应的经典中医心法。

本书所列方剂，为方便临床参考，在标明每味药的用量时，其单位都换算为克。在书稿的分段、架构，内容分配与整理上，得到李玉宾的大力协助。引用的原文，来处庞杂，孟颖为之一一进行了校对，在此一并表示感谢。

由于作者水平有限，不当之处，敬请读者指正。

任启松

2015 年 8 月于北京亦庄

目　录

上　篇

1

下　篇

上 篇

上篇以《重订广温热论》一书为线索，对温病的阐述以新感引动伏气为准，立足岐伯热病六经提纲，随其传变而立治法。

第一章　温病名词诠释

一、感

伤寒、中风、温热、湿温、暑病、疟疾、温疫、寒疫，以上这些病都属于"感"病的范畴。"感"即感应之意，是两者之间有一定的距离，或根本未见对方，未见接触，却有了感觉，出现了相应的变化，就像是有一个气场在作用。接触为病，如跌打损伤等，不能称为感。由于在二十世纪初掀起文言改白话的风潮，只要是词，凡是单字词就被改成双字或多字词。其做法，多是将意义相邻、相近、相沿的字拉过来进行拼凑。于是"感"字也不例外，就在"感"字前面加一"外"字，成为"外感"病。既有外感，那么还会有内感吗？我们知道，人体内部，皮肤、肌肉、血脉、骨骼、脏腑的细胞，它们紧密相连，互有传经，而不是相感。可见感就是感，不必再多加一个"外"字。

二、伤寒有五

《难经·五十八难》：伤寒有几，其脉有变不？然：

伤寒有五，有中风，有伤寒，有湿温，有热病，有温病，其所苦各不同。

人体外感寒邪，出现寒邪伤人，于是在一般的称谓中，外感寒邪受伤就被称为伤寒。外感以感寒为最多、最厉，于是伤寒就成了因外感而生病的总代表。所以凡来处是"感"的病证，除了疫病之外，就统统被纳入这个"大伤寒"的门下。

四时之中，风寒相随。若感之即病，依据病时色、脉的表现不同，可分为伤于寒与中于风。伤于寒的是伤寒，中于风的是中风。此处所说的伤寒是外感寒邪时的伤寒，是具体的伤寒。它有别于上段所说的归纳式的大伤寒。温病是外感伏气相合成病，也算是感而为病的范畴，所以广义的伤寒，也就是伤寒有五的伤寒，实际上包含了传统的伤寒和温病。

三、疫

疫病，"疫"同"役"，役者一也，古时摊派徭役，每一个家庭出一人应差，若无人应差，即出一份与差事相应的财物以为顶替。一是每一个家庭同时都会被摊上，要有都有；二是每一个家庭的负担相同。

有一种疾病，是无论大人、小孩，一时之间，在一个家庭、一个村庄或一个地区，大小长幼都得了病，他们所得疾病症状相似，就像是被摊派了徭役一样，因为是病，所以仿徭役之摊派，就叫做疫病。

古时没有"瘟"字，只有"疫"字。到了宋元之时，叫法有变，其俗称多用"瘟"字来取代"疫"字，这种俗称一直使用到现在，例如鸡瘟、鸭瘟。瘟即是疫，疫即是瘟，瘟疫并称是因为现代文法中，词尚双音，所以不必刻意区分。

《素问·刺法论》：五疫之至，皆相染易，无问大小，病状相似。

疫病与其他疾病的区别在于传染与否，传染的是疫病，不传染的是其他病。

"温"是温病之温，"瘟"是瘟疫之瘟，它们音同，然而绝无意义上的联系。温病不传染，瘟疫必传染。温病是一人独病，年年都有，其散在，大量存在。瘟疫是相互染易，一病就是几个人或一群人，他们症状相同。其病或几年一见，或十数年甚至几十年不见。

瘟疫分为温疫与寒疫两大类。

四、温病

温病是新感引动伏气。其伏气以有热为特征，处于一种内在的状态。伏气潜伏，平时无明显症状外现。待时间流转甚至季节转换，当身体偶遇外感，出现营卫不和之时，新感外郁就会牵动内里伏气。新感引动伏邪，使伏气外发，内外呼应，发而为病，这就是温病。伏气有很多状态，但温病的伏气是以有热为其共同的特征，所以又称"内原有热"。

温病分为温热与湿温两大类，而与温热、湿温相类的疾病则有暑病、湿病、黄疸、疟疾、中风与伤寒。

五、伤寒、温病、疫病三者的区别

疾病分外感与内伤，外感分为三个大类，即伤寒、温病与疫病。

伤寒即仲景所著《伤寒论》所说，外中于风，风伤卫；外伤于寒，寒伤营；以及后续传经、坏病、入腑、入脏等。《伤寒论》是以六经辨证，求其疾病形证以调治。

温病分为温热与湿温两类。温病是内有伏气，外遇新感，发病时，新感引动伏气，里应外合，发而为病，是谓温病，没有伏气的不是温病。

温热病是冬伤于寒，伤其太阳蛰藏之令，影响金收水藏，致君相之火不能尽敛癸水，造成冬不藏精。至来春气令由闭藏转为疏泄，出现相火炎升，从内向外而发，致春必病温。

湿温病是其内原有湿热，后外遇新感，内外合邪，发而为病。湿温的伏气多关乎太阴肺脾，或湿热蕴遏胸肺，或湿热隐伏膜原。

疫病分为温疫与寒疫。传染的是疫病，不传染的不是疫病。疫病内原无热，是运气使然。温疫的发生是其年木火不得发泄，寒疫的发生是其年金水不得收藏。

温病与其他疾病的区别：凡是"内原有热"的外感热病，发病是新感引动伏邪，都是温病。内原无热的外感病，包括伤寒、中风、新感热伤风、内原无热的暑温、温疫以及寒疫都不是温病，虽然它们中间大部分发热很高，程度剧烈。

疫病与其他疾病的区别：凡是具有传染性的都是疫病，包括温疫与寒疫；不传染的是其他病，包括伤寒、中风与温病。凡病邻里村乡相传，老少症状相似，其小者，如眼睛红、腮颐肿痛、一起感冒咳嗽等，虽然症状小但是传染，所以是疫病。其大者，起势迅猛，一发莫制，人群相染，症状剧烈，甚至朝发夕死，这就是俗称的"瘟疫"了。

六、新感与伏气

新感之所以称新，是相对体内早已出现的伏气而言的，它是新感而不是旧感。温病发生是新感引动伏气，伏气为新感所诱发，内外呼应而成温病。只有新感不是温病，只有伏气而没有发作也不能算是温病。以《伤寒》条文举例说明如下。

《伤寒论·辨太阳病脉证并治上》：**太阳病，发热而渴，不恶寒者，为温病。**

发热而渴，不恶寒为阳明病，是伏热外发。既有太阳病，又有阳明病，是太阳新感引动已外发至阳明经的伏热，是新感引动伏气，为温病。

《伤寒论·辨太阳病脉证并治上》：**太阳病……若发汗已，身灼热者，名风温。风温为病，脉阴阳俱浮，自汗出，身重，多眠睡，鼻息必鼾，语言难出。若被下者，小便不利，直视失溲。**

温病之家，阳盛阴虚，津血枯槁，最忌汗下火攻，若发汗则亡阴，使身热如灼。其阳亢阴绝，使脉尺寸俱浮。毛蒸理泄，故常自汗出。清气消亡，身体重浊，胆热传胃，土困故多眠睡。肺热鼻息粗重，故必有鼾声。上窍机关燥涩，故语言难出，是皆因误汗而变证丛生。若被下者，亡其肾阴，故小便不利。血枯系结，故直视目睛难转。风木疏泄，使溲溺遗失，是皆因误下所造成。

风温，汗之新感当退，但因内有伏热，却使新感汗后，发生火烈风生，是谓风温，这是风温的一种说法。实际上一年的主气序列，初之气为厥阴风木，春季多风，故春季温病多名为风温，这是风温的另一种说法。

凡伤寒发热者，原本不渴，服桂枝汤后口开始渴，服小柴胡或柴胡桂枝剂后，口开始渴，原本恶寒现已不恶寒，反而恶热。伤寒欲解时，应汗出、身凉、脉静、无热，现恶寒去而发热不去，汗出仍热而脉躁疾，这是因为内原有热，这就是温病了。

七、新感热伤风

十七世纪末到十八世纪上半叶，叶桂与他的门人在太湖流域行医，在热天经常遇到发热，微恶风寒，头痛，咽痛，口微渴，无汗或少汗，脉浮数，苔薄白。或发热不甚，口微渴，咳明显，脉浮，苔薄白。或发热，微恶风寒，头痛，咽干，口渴，鼻燥，咳嗽少痰，脉浮数，苔薄白而干，尿少而黄等。这些病在当地百姓口传中，被俗称为"热伤风"，而在当地医工口中，又被称为"小风温""小风热"。由于是内原无热，所以又被称为"纯新感热伤风"。

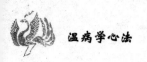

第二章　伏　气

一、伏气的概念

伏气，伏是潜伏，从外表粗略观察发现不了，是伏在内里。气，表示的是一种状况或状态，它不是风寒暑湿燥火直接进入人体原封不动地停在内里，而是人体感知六淫，首在太阳一经，出现营卫变化。若太阳不解，再通过传经，因经气变化，而使体内六气出现偏颇。这种状况不能通过随后的身体自复予以消除，而是留在那里，甚至变大。从外表看不出来有什么明显症状，而是以一种隐匿状况潜伏于体内。当然，也有伏气可以经过身体的自我调整而消失。

本书讨论的温热与湿温，其伏气都以"内原有热"为特征。广义的伏气，则不仅仅限于温病内原有热的伏气。实际上只要是作为一种状况潜伏于体内，当偶遇新感，郁其里气，体内状况就会与外部新情况相互呼应，里应外合，发而为病，这就是伏气。如痉湿暍，是风郁于表而里气内应。如曾经气血大伤、因而卫外不固，偶遇微风即会感冒，甚至会感到风入骨髓。明显的脾肾寒湿，偶尔遇凉饮冷，即会出现腹痛、腹泻。内有瘀血或中虚，偶遇出血即会流血不止。体内正气虚，因而频繁出现各种过敏状况等。

二、伏气的隐匿时间

伏气隐匿时间有长有短，约有以下两类：

1. 短暂伏气：稍作停留即会消失的伏气。

例如"今晚有伏气"，是由五运六气、司天在泉、主加客临、一日之内六经轮流司气，以及个人身体的经气偏胜所决定的。在一个特定的时间段内，体内会出现某种状况，过了这个时间段，这种状况通过身体自我调整就会消失。而过后不久，又会出现另外的状况，移时也会消失。例如潮热的出现，预示体内有关联主信的伏气。

2. 长期伏气：体内出现某种状况，历经时日或季节转换，仍没有消失的伏气。

若偶遇外部轻感，因内外呼应，出现病情很重，甚至死亡。这种体内伏气，大量出现于温热、湿温、疟疾、飧泄以及咳嗽等时病之中。

三、伏气的产生

不同伏气的产生，不尽相同，概述如下。

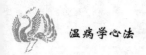

1. 伏气总纲

《素问·生气通天论》：阴者，藏精而起亟也；阳者，卫外而为固也……凡阴阳之要，阳密乃固。两者不和，若春无秋，若冬无夏。因而和之，是谓圣度。故阳强不能密，阴气乃绝；阴平阳秘，精神乃治；阴阳离决，精气乃绝。因于露风，乃生寒热。

《素问·阴阳应象大论》：天地者，万物之上下也；阴阳者，血气之男女也；左右者，阴阳之道路也；水火者，阴阳之征兆也；阴阳者，万物之能始也。故曰：阴在内，阳之守也；阳在外，阴之使也。

这两段经文的意思是说，阴根在上，阳根在下，阴气封藏，阳根下密，则精神气血，保固不失，此乃阴阳之要也。阳强不密，相火升炎，精血消亡，阴气乃绝。阳以护阴，阴以抱阳。若二者不和，则若有春无秋，有冬无夏，独阳孤阴，都不能生长。因而和之，调剂无偏，这就是先圣的法度。阴不可绝，亦不可盛，但取其收藏阳根而已，唯阴平阳秘，而能精神交泰，其治康安也。精根于气，本自上生；气根于精，本自下化。阴阳离决，水火不交，则癸水下流，不能温升而化阳气；丁火上炎，不能清降而化阴精。精乃绝根于上，气乃绝根于下。一遇风露侵凌，闭其皮毛，里气郁发，乃生寒热。这里指出，"阳强不密，相火升炎，精血消亡，阴气乃绝"，这是温热病发生的总纲。

人在冬天，其生活起居应顺应冬时寒水收藏之令，以藏阳气而使阳密。若有不慎而感寒，身体就会出现寒伤营。身体气令本为降敛，而此时却被迫转为升散以抵御外来寒冷，是冬伤于寒引起阳不能敛。右路金之收敛化为水之闭藏，君相之火亦随之右降而闭藏于癸水，成为寒水中一点真阳。是冬伤于寒，伤了太阳蛰藏之令，使金不能收、水不能藏，致右路不能清降而化阴精，造成了冬不藏精。肾中水来少，火亦来少，致肾气虚馁。冬去春回，天地发抒，气令由太阳寒水转为厥阴风木，由闭藏转为疏泄，原本肾就储蓄不足，此时又转为疏泄，于是未能尽敛之阳回望鼓动。一感风寒，新感外郁，相火内发，温热成也。

不管是不是因为冬伤于寒，只要体内出现阴弱或阴涸，因其金水方向敛收不足，因而出现阳不得密。当遭遇新感之时，表肤营郁发热，引动内里伏气，都极有可能出现温热病。因此一年四季都有可能出现温热病，而不必一定要待冬伤于寒。比如《内经》中提到的煎厥。

《素问·生气通天论》：阳气者，烦劳则张，精绝，辟积于夏，使人煎厥。

人之阳气，宜清净不宜烦劳，烦劳则扰其卫阳，泄而不敛，阳根失密，君相升炎，有张而无弛，会累为壮火。壮火熏蒸，阴精消槁，日积月累，会出现阴弱甚至阴绝。

至夏暑火旺之时，燔灼如煎，使人病热厥。这是阴弱或阴绝的伏气遇夏暑火旺时的新感而外发，使人病煎厥。

2. 四时伏气

《素问·四气调神大论》：春三月……养生之道也。逆之则伤肝，夏为寒变，奉长者少。

春伤于风，风伤卫，郁遏乙木升扬之气，木郁而克脾土。一交夏令，君火当旺，而木陷不生君火，于是火败。火不生土，土气更伤，于是水谷不化，再摧以风木，因此发生洞泄。泄为脾陷，脾土司湿，湿困己土，不能举散，遇木气向下盗泻，于是肝脾双陷。木郁克土是春时伏气，时交夏令之后，君火不生，偶遇外因，出现洞泄，发而为病。若乙木温气下郁，或三焦相火下陷，则脾湿热伏，又为湿温发作预留伏气也。

《素问·四气调神大论》：夏三月……养长之道也。逆之则伤心，秋为痎疟，奉收者少，冬至重病。

夏属火而主长，阳气畅茂，蕃衍颖秀，天地合气，上下交通，万物盛大，以此华实。逆夏长则伤心火，火郁感寒，秋为痎疟。秋收冬藏，秋伤则奉收者少，收少累及藏，使收藏皆废，冬寒一至，必当重病。以长气失政，秋冬之收藏皆废也。出现收藏皆废的结果，就是造成体内阴弱或阴涸，而阴弱或阴涸正是来年春时病温可能出现的内在响应。

《素问·四气调神大论》：秋三月……养收之道也。逆之则伤肺，冬为飧泄，奉藏者少。

秋属金主收，阴气始上，阳气始下，湿收燥旺，寸草结实。逆之则伤肺金，金病不能敛聚，肺金不收，使肾水不藏，君相不降而泄露于上。君相不能下温，于是出现肾水寒、脾土湿。饮食不消，肝木冲决，是为飧泄，所以奉水令之封藏者少也。不能奉水令而收藏，会出现水涸或水寒，造成下部水涸木枯或水寒木郁。而肺金不收，上部又会出现阳强不密。

《素问·四气调神大论》：冬三月……养藏之道也。逆之则伤肾，春为痿厥，奉生者少。

冬伤于寒，伤其太阳蛰藏之令，致使冬不能藏精，出现精乏阴少。至春木枯，奉生者少，致生痿厥。春时气令由闭藏转为疏发，出现阴弱营热，相火欲动。一感风寒，内外呼应，春必病温。

冬水蛰藏，伤于寒气，寒束皮毛，表气莫泄，郁其相火，积为内热。一遇春阳，相火内动而上热愈隆。一伤风露，卫气愈敛，内热郁发，遂成温病。

冬伤于寒，相火失藏，内热蓄积，春必病温。春伤于风，生气不达，陷克脾土，夏生飧泄。夏伤于暑，寒随窍入，风闭皮毛，秋必痎疟。秋伤于湿，肺胃不降，寒气外敛，冬生咳嗽。四时之气，更伤五脏，缘阳强不密，精气皆竭，故感袭风露，发为诸病也。

3. 暑病温热伏气

《金匮要略方论·痉湿暍病脉证第二》：太阳中暍，发热恶寒，身重而疼痛，其脉弦细芤迟。小便已，洒洒然毛耸，手脚逆冷；小有劳，身即热，口开前板齿燥。若发其汗，则其恶寒甚；加温针，则发热甚；数下之，则淋甚。

太阳中热者，暍是也。汗出恶寒，身热而渴，白虎加人参汤主之。

暑病，暑热而感风寒也。热则伤气，气虚身热，因暑性疏泄，暑泄其气而腠理不阖，是以气虚而身热。盛暑汗流，元气蒸泄，偶被凉风，使汗孔骤闭，里热不宣，于是发热恶寒、口渴齿燥、身重疼痛，脉细而芤迟。此先有热伤于内，壮火食气；后有寒伤于外，腠理忽闭，出现恶寒发热，气耗热郁。偶遇凉风之前的气虚身热，就是暑病发作的温热伏气。

4. 疟疾伏气

《素问·疟论》：此皆得之夏伤于暑，热气盛，藏于皮肤之内，胃肠之外，此营气之所舍也。此令人汗空疏，腠理开，因得秋气，汗出遇风，及得之以浴，水气舍于皮肤之内，与卫气并居。卫气者，昼日行于阳，夜行于阴，此气得阳而外出，得阴而内薄，内外相薄是以日作。

夏伤于暑，热气隆盛，藏于皮肤之内，胃肠之外，是营气之所舍。此热内蒸，令人汗孔疏而腠理开。正当汗出窍泄之时，而立即沐浴，以及汗出冒雨、汗出涉水等，使湿气入窍。再遇凉风，皮毛外敛，使湿气舍于腠理之旁，而与卫气并居，随卫气昼夜出入，于是寒热往来，疟疾日作。

《素问·疟论》：岐伯曰：温疟者，得之冬中于风，寒气藏于骨髓之中。至春则阳气大发，邪气不能自出。因遇大暑，脑髓烁，肌肉消，腠理发泄，或有所用力，邪气与汗皆出。此病藏于肾，其气先从内出之于外也，如是者，阴虚而阳盛，阳盛则热矣，衰则气复反入，入则阳虚，阳虚则寒矣，故先热而后寒，名曰温疟。

冬中于风，闭其皮毛，寒气内感，阻隔君相之火不能下蛰，使郁热常生。至春则阳气大发，邪应出矣，而皮毛敛闭，不能自出。遇大暑炎蒸，腠理发泄，汗孔大开。或有所用力烦劳，毛理蒸泄，伏邪可外出矣。这是温疟发病的原因。

《素问·疟论》：岐伯曰：此先伤于风，而后伤于寒，故先热而后寒也。亦以时作，名曰温疟。其但热而不寒者，阴气先绝，阳气独发，则少气烦冤，手足热而欲呕，名曰瘅疟。

《素问·疟论》：岐伯曰：瘅疟者，肺素有热，气盛于身，厥逆上冲，中气实而不外泄。因有所用力，腠理开，风寒舍于皮肤之内，分肉之间而发，发则阳气盛，阳气盛而不衰，则病矣。其气不及于阴，故但热而不寒。气内藏于心，而外舍于分肉之间，令人消烁肌肉，名曰瘅疟。

中气盛实，皮毛闭敛，而体内君相之火刑金，加之肺素有热，此时金被火刑，失其降下之令，而皮毛外闭又不得发泄。曾经外感，风寒之感舍于皮肤之内，而未能发泄。若有所用力烦劳，所郁之阳就会发泄，发则阳盛而内热作。其气不及于阴，故但热而不寒，这是瘅疟发生的原因。

5. 湿热伏气

东南夏日，高温高湿。暮春阴雨连绵，入梅雨势更甚。汗出流漓，湿热蒸闷，直至金秋。若汗出冒雨、汗出涉水、汗出入浴，此时汗孔大开，会使水气乘虚而入。随后又感受凉风，使汗孔闭，致湿留表肤之下，腠理之旁，碍于三焦元真通会。而对于胃阳不强者，无力将湿气赶出，也就不会出现明显的发热与恶寒。因表气郁闭，会出现胸闷、头木、神倦、身重，这是湿郁手太阴肺。随后，营郁热增，相火失蛰，胆胃不降，会形成湿热蕴遏胸肺。

秋金收敛之时，伤于湿气，湿旺胃逆，肺气不降，出现肺胃湿盛。肺主皮毛，毛窍伤湿，卫闭营郁生热，肺气不得宣降，于是出现胸闷、咳喘、口渴不欲饮。湿阻金水收敛与相火收降，甲木克戊土、相火刑辛金，于是出现胸痞疼烦、肢倦发热、肌沉肉酸、脘闷欲呕。这样，因手太阴湿阻而形成肺胃湿热的状况就存留下来。

当长夏湿盛之时，对于脾阴素旺之人，则多被湿伤。虽交秋令，而燥不胜湿，于是出现己土湿盛。生活中膏粱之人鱼肉酒浆、饮食过饱则脾不能运；过于安逸则脾亦不运；贪凉饮冷，出现泄泻，则脾不能升。脾不运则生内湿，于是出现己土湿盛。脾湿感受暑热，土湿木郁热蕴，易于形成湿热困脾而留着于内。

己土湿而乙木郁。土湿木郁会有三焦相火下陷以及乙木温气郁遏，因此而生下热。或湿热在脾；或湿热既在脾，又在肝；也可能湿热仅在肝，而脾肾湿寒；或土湿木郁热伏，但膀胱无热；或因土湿木郁引起肝经痛热风燥。这是因足太阴湿郁，而形成的湿热在下的情况。

土湿而感受风邪。原有己土湿盛，使阳明戊土之燥，亦化为太阴之湿。一感风邪，卫气闭阖，湿淫不得外达，遏其肝木，出现乙木克乘己土。一是水谷不辨，俱入二肠，肝脾双陷，变为洞泄。一是水谷不消，谷气壅结，肝脾双郁，化而为热。瘀热前行，小便闭涩，湿无出路，熏蒸淫泆，变为周身黄疸。在这里，土湿是其伏气。

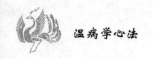

第三章　温病提纲

一、温病的典型特征

1. 内外同病

温病是外在新感引动内在伏气，内外相合为病，故病必内外同病，与单纯外感或单纯内伤诸病不同。内外同病则传变不定，变化多端，治疗须体察表里，内外兼顾。

2. 必传脏腑

温病是新感引动伏气，它不同于单纯的新感致病。因其内原有热，所以在新感诱发伏邪之后，随着新感传经的进行，伏气里应外合发动，则又必传脏腑。其余感症，因内原无热，所以不必定传脏腑。

3. 表里双感

温病阳亢阴衰，一旦外被客邪，新感表郁，相火升炎，会使亢者更亢而衰者更衰。随着脏阴的衰涸，甚至会出现一日表里两经双传，即所谓表里双感，又称一日两感、一日两经，这是其他感症所没有的。

4. 传变无定

《难经·五十八难》：伤寒有几，其脉有变不？……中风之脉，阳浮而滑，阴濡而弱。湿温之脉，阳濡而弱，阴小而急。伤寒之脉，阴阳俱盛而紧涩。热病之脉，阴阳俱浮，浮之而滑，沉之散涩。温病之脉，行在诸经，不知何经之动也，各随其经之所在而取之。

温病是新感伏气里应外合，新感传经入里，伏气外发向表。新感伏气行在诸经，或入腑入脏，由于各经腑脏特性与主气的不同，故每日都会有不同的形证。温病初发之时脉象与舌苔就无一定，而且每日病情变化甚大，因而医工难以预定其势，故医工须每日诊别其脉，各随其经症状之所在而取之，才能合其色脉。

5. 必合六经

感症传经，一日一经，六日经尽，这是定法。温病是新感引动伏气，新感的感之与传经入里，必有其六经形证。新感外束，郁其里气，必然引动伏气外发。于是伏气经过六经而向表，也会有其在经、在腑或在脏的表现，即伏气也必然有其六经形证。

虽然温病因伏气不同，传变不定，变化多端，但千变万化不出六经范畴，因此我们依然可以循着六经形证，来观察、研究、分析、治疗温病。我们依然可以使用历经千年考验并疗效可靠的六经方法。也只有这样，才能将纷繁复杂的局面变得有序、明朗与简单。

伏气就像一个事件，在其爆发之前，其内部条件、环境和动力，已很充分，就等爆发，这时候就等刺激一下。刺激是随遇的，刺激是那么的渺小，内在是那么的壮大。所以有些温病一上来就发热而渴，不恶寒，没有卫闭，看不见新感，一派阳明壮热之象。难道没有新感参与吗？都有，只是微甚不同，或刺激后早已消失。难道新感没有经过太阳经的阶段吗？都有，或者太阳一经传经已过，或仍需辛凉泄卫而医工不知。

二、岐伯热病六经提纲

温病是新感引动伏气，新感必有传经，在新感传经内进之中，伏气里应外合而外发，伏气外发亦有六经形证。因此使用六经方法，就会对温病的发展与转变一目了然。对于伤寒、中风，我们有仲景的伤寒六经提纲。对于热病，我们则有岐伯的热病六经提纲。

《素问·热论》：伤寒一日，巨阳受之，故头项痛，腰脊强。二日阳明受之，阳明主肉，其脉侠鼻络于目，故身热目疼而鼻干，不得卧也。三日少阳受之，少阳主

胆，其脉循胁络于耳，故胸胁痛而耳聋……四日太阴受之，太阴脉布胃中络于嗌，故腹满而嗌干。五日少阴受之，少阴脉贯肾络于肺，系舌本，故口燥舌干而渴。六日厥阴受之，厥阴脉循阴器而络于肝，故烦满而囊缩。

温热病阳有余而阴不足，故泻其阳而补其阴。泻其阳，泻之则热去；补其阴，补之则汗出。其在三阳，未入脏者，是热邪尚浅，补其经中之阴，补阴以濡阳，阳得发泄，则汗自出，汗出热退。其在三阴，而已入于脏者，是热邪已深，非泻其脏中之阳，则热不去，热不去则脏阴涸，脏阴亡则人亡也。因此，脏阴未亡而人不会死，脏阴已亡而人必会死，所以生死之判在于脏阴还存有多少。

其一：脏阴尚充者，七日来复之后，症状逐渐变轻。

《素问·热论》：七日巨阳病衰，头痛少愈；八日阳明病衰，身热少愈；九日少阳病衰，耳聋微闻；十日太阴病衰，腹减如故，则思饮食；十一日少阴病衰，渴止不满，舌干已而嚏；十二日厥阴病衰，囊纵，少腹微下，大气皆去，病日已矣。

其二：脏阴近于涸者，阳强不密，阴气衰绝，其太阳之寒，随少阴而化热；太阴之湿，随阳明而化燥；厥阴之风，随少阳而化火。故一日之内，两经皆病，因表里同气，故感应神速。三日六经皆病，营卫不行，五脏不通，阳亢阴涸，阴消因而阳不能独存。阳明者，十二经脉之长，其血气当盛，现阳亢阴涸，水浆不入，昏不知人，三日其气当尽，如此则知阳明之气三日会全消，是以再三日，人必死也。

《素问·热论》：一日则巨阳与少阴俱病，则头痛口干而烦满；二日则阳明与太阴俱病，则腹满身热，不欲食，谵言；三日则少阳与厥阴俱病，则耳聋囊缩而厥，水浆不入，不知人，六日死。

第四章 温 热 病

《重订广温热论》一书，原本为清代名医戴天章所撰的《广瘟疫论》，后经名医陆懋修删订补充，改名为《广温热论》，又经何廉臣增删补重订，最终命名为《重订广温热论》。此书从伏气为病的角度，对温病的证治加以归纳总结，是温病学众多著作中较全、较好的一部。因此本书对温病的具体证治分析，也以此书论述为主要线索。

一、温热病的特点

1. 论温热四时皆有

《重订广温热论·论温热四时皆有》：温热，伏气病也，通称伏邪。病之作，往往因新感而发，所谓新邪引动伏邪也。

温病因内原有热，平素不显，发时新感引动内热，内外呼应，发而为温病。内原无热者不是温病，不存在无内热的纯新感温病，仅有伏气而没有外发，也不是

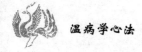

温病。

清代温病学家根据《伤寒论》的伤寒与中风，创造出外感风寒一门。实际上风与寒是不能放在一起的，因为风为阳邪而寒为阴邪，这是治学不严谨的表现。但他们不仅没有就此检讨，反而进一步又对风寒外感进行二元式对举联想，创造出风热外感一门。需要严肃指出的是，没有风热外感。若内原无热，它们分别属于伤寒的太阳中风、伤寒的阳明经病，以及少数伤寒的少阳病。若内原有热，那就是温病了。

《重订广温热论·论温热四时皆有》：因风邪引动而发者，曰风温（或曰风火）；因寒邪引动而发者，曰冷温（或曰客寒包火）；因暑邪引动而发者，曰暑温（或曰暑热）；因湿邪引动而发者，曰湿温（或曰湿遏热伏）。若兼秽毒者，曰温毒，其症有二：一为风温时毒，一为湿温时毒，此以兼证别其病名也。

《重订广温热论·论温热四时皆有》：其发于春者，曰春温（或曰春时晚发）；发于夏者，曰夏温（或曰热病）；发于秋者，曰秋温（或曰秋时晚发，或曰伏暑）；发于冬者，曰冬温（或曰伏暑冬发），此以时令别其病名也。

上一节是按新感分别为风、寒、暑、湿以及郁遏成毒来起名字，下一节是按季节春、夏、秋、冬时节发病来起名字。这是将当时医工们常用的称呼都集中起来，理清里面的脉络，并进行分类解释。

《重订广温热论·论温热四时皆有》：其病萌于春，盛于夏，极于秋，衰于冬，间亦有盛发于春冬者，然总以盛发于夏秋为多。何则？春冬空气清洁，轻气多而炭气少，故其为病，亦清邪多而浊邪少。除新感症外，即有因伏邪而病。纯热无寒者，但为温病而已；兼寒者，但为冷温而已；兼风者，但为风温而已。虽间有时行温毒，然亦以风毒居多。夏秋空气最浊，水土郁蒸之气，每被日光吸引而蒸发，发于首夏者，曰霉雨蒸；发于仲秋者，曰桂花蒸。其为病也，皆水土秽气杂合而成，人但以暑湿赅其病之本，贪凉饮冷赅其病之标，而不知夏秋水土郁蒸，湿中有热，热中有湿，浊热黏腻，化生霉菌，故谓之湿温，亦谓之湿热。西医谓之霉毒瓦斯，害人最广，变症最繁，较之风温、冷温、暑温三症，尤多而难治。

概说温病发病形势及原因，基本上说出了温热与湿温两大类病症。至于"空气清洁，轻气多而碳气少……夏秋空气最浊……化生霉菌"等，是当时西医刚传入东方，在当时也是一种新锐说法吧。

2. 论温热即是伏火

《重订广温热论·论温热即是伏火》：凡伏气温热，皆是伏火。虽其初感受之气有伤寒、伤暑之不同，而潜伏既久，蕴酿蒸变，逾时而发，无一不同归火化。中医所谓伏火症，即西医所谓内炎症也。王秉衡曰：风寒暑湿，悉能化火，血气郁蒸，无不生火，所以人之火症独多焉。朱心农曰：东南方天时多热，地气多湿，最多湿温、湿热之症，正伤寒症极少，即云冬月多正伤寒症，亦不尽然。历症以来，恒见大江以南，每逢冬令太温，一遇感冒，表分虽有外寒，内则竟多伏火，悉以伏火治之，丝毫不爽。故魏柳州曰：壮火为万病之贼。嘉约翰曰：炎症为百病之源。中医西医，其揆一也。虽然，同一伏火，而湿火与燥火，判然不同。以治燥火之法治湿火，则湿愈遏而热愈伏，势必为痞满，为呕呃，为形寒热不扬，为肠鸣泄泻，甚则蒙闭清窍，谵语神昏，自汗肢厥，或口噤不语，或手足拘挛。以治湿火之法治燥火，则以燥济燥，犹拨火使扬，势必为灼热、为消渴，为热盛昏狂，为风动痉厥，甚则鼻煽音哑，舌卷囊缩，阴竭阳越，内闭外脱，是以对症发药，必据湿火、燥火之现症为凭，分际自清，误治自少。

"凡伏气温热，皆是伏火"，这句话印证了温热病是内原有热。冬不藏精，春必病温，是说春发之温热病，主要源于冬伤于寒致不能藏精。若说"无一不同归火化"，"无不生火"等，是只看表象，不顾根本了，根本是不能藏、不让藏，"所以人之火症独多焉"。在所有外感内伤之中，中气不足，水寒土湿者占到十之八九。而温热病之内原有热是火症，也要分清经腑，根据升降，按照时间早晚来具体处理，不是一个火字就能概括完的。"上火"之症多因火不归元，因而下寒之症很多。

"每逢冬令太温，一遇感冒，表分虽有外寒，内则竟多伏火"。不仅大江之南，就连塞北也是如此。这是五运六气，司天在泉，主加客临的结果，而与纬度无关。

朱心农所说，是因东南方天气热的时候多，人需要出汗排热，腠理开的就多。北方天气寒凉的时候多，人需要抵御寒冷，腠理合的时候就多。一样的调节，只是腠理功能的发挥不同。时间一长，南方人腠理会薄一些，北方人腠理会厚一些。

东南方之人腠理开的时候多，加之雨多、汗多、洗澡等，汗孔进水湿的机会就多，因而东南方之人在夏秋之季患湿温、湿热的可能就要比北方人大。东南方之人虽处于天气多热、地气多湿的环境，但若本人胃阳不弱，这些湿气都可通过出汗随时被排出去，而不会患湿温或湿热。另外，若内原无热，东南方之人在夏秋之时的外感，一样是要按伤寒处理。

东南方冬月屋里没有暖气，屋里屋外一样冷，水乡是又湿又冷。早晨起床要穿的衣服都感觉是湿漉漉的，要穿棉鞋、棉大衣御寒，还经常冻伤手脚。北方有暖气、火炕、火墙的地方，反倒不用穿棉鞋、棉大衣，却几乎无冻伤。

冬令大温以及末之客气、在泉之气为火的年份,致天地与人皆收藏不足,所以此时江南塞北冬月的外感治疗,一样要重金水收藏,姜、桂、附的使用一样需要谨慎。除此之外的年份,南方北方冬令患正伤寒者一样都是绝大多数,也是一样要按正伤寒处理。当然由于腠理厚薄的差异,例如在表散方面,南方会多用荆、防,北方会多用麻、桂。

对于外感内伤,在同一年中的任何同一月,对于同样的病,在广东深圳需要使用姜、桂、附的机会,并不少于在内蒙与河北。

魏柳州"壮火为万病之贼说"是夸张了。但壮火食气,仅此而已,谈不上万病之贼,而且多数病例没有壮火,所以谈不上是万病。炎症一说在当时很是新潮。

湿火与燥火的说法是俗称,应该说湿温与温热。

3. 论温热与风寒各异

《重订广温热论·论温热与风寒各异》:一辨其气之异

风主疏泄,寒主凝涩,二气虽有不同,然初皆冷而不热,其中人也郁而不宣。方其初受在表,自宜温散,麻黄汤、桂枝汤、葛根汤、苏羌饮等方,皆散寒之剂,非解热之剂也。温热由伏气而成,热而不冷,其伤人也,立蒸而腐败,初起即宜凉解,栀豉汤、葛根芩连汤、麻杏石甘汤、黄芩汤、葳蕤汤、六神通解散等方，皆解热之剂，非散寒之剂也。以解热之剂治风寒，轻则寒中呕利，重则阳陷厥逆；以散寒之剂治温热，轻则衄渴谵妄，重则枯竭亡阴，此气之不可不辨也。

风伤卫而寒伤营，应从营卫去解释。卫闭营郁，在恶寒的同时又有发热，发热甚至到38.5℃至40℃，不是"初皆冷而不热"。

"太阳中风，阳浮热自发，阴弱汗自出，啬啬恶寒，淅淅恶风，翕翕发热"，不是其中人也郁而不宣。

其治疗初受在表，也不是自宜温散，因为营郁有热，所以多数治疗都是疏营郁、清营热，有卫闭者一并泄卫。不是都温散。

不可粗浅、简单地划分为是散寒之剂而非解热之剂。麻黄汤加味用于治外感39℃以上的无汗、高烧，一剂汗解热退。桂枝汤用于治疗汗出热减，移时又烧，啜粥得汗烧退。葛根汤用于"太阳病，发热无汗，反恶寒，欲作刚痉"。按说麻黄汤、桂枝汤、葛根汤都应是解热剂，因为有热嘛，否则这种说法又如何能成立呢。

"温热由伏气而成，热而不冷"，温热病是内原有热，表象多热而不冷、只发热而不恶寒。但也不是全部如此，例如冷温，即所谓的寒包火，表外也是有恶寒的。要看营卫，要论经腑，千万不可简单二元化。

《重订广温热论·论温热与风寒各异》：二辨其受

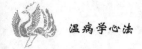

之异

风寒从表入里，自皮毛而肌腠，而筋骨，而胸膈胃肠，一层渐深一层，不能越此入彼。故汗不厌早，下不厌迟，为散、为和，浅深毫不可紊。以其气皆属冷，必待寒化为热，邪敛入内，方可攻下凉解，否则虚其里气，反引表邪内陷，而成结胸、痞、利诸证。湿温从膜原而发，温热从血络而发，先踞膜络之中，必内溃而后变九传，由里出表，虽出表而里未必全无邪恋，经过之半表，亦未必不为邪伤。故下不厌早，汗不厌迟，为和、为解，浅深必不可拘。以其气皆属热，热能作蒸，不必郁变，而此蒸即带彼热。未出表而误温之，始则引热毒燎原，而为斑、衄、狂、喘，末传则伤真阴，为枯槁、沉昏、厥逆，诸危候矣。

"风寒从表入里……"，应是外感风寒，风伤卫、寒伤营，若太阳一经失治，阳盛则传阳明之腑，阴盛则传太阴之脏。若阴阳无偏则仅传经，不入脏腑。传经一日一经，由太阳而阳明而少阳，再由太阴而少阴而厥阴，六日经尽汗解。

对于伤寒中风，汗不厌早是指病在太阳之经，或病在三阳之经，而未入脏腑。若早用汗法，可以使营卫早得宣解，使病邪从太阳而出。下不厌迟，是指病在阳明之腑，入腑则吉，缓用承气。若早用会导致表气内陷，但又不可太迟，太迟则脏阴涸而人亡也。在一定情况之下，甚至还有阳明急下三法，是绝不可迟的。

"湿温从膜原而发"。膜，例如肠壁上的膜，是脾吸收养料、水分、电解质的发源之处，因此称为"膜原"。膜原布于大腹之内，大腹为太阴湿土所辖。脾从膜原吸收汇流，左旋上奉，孤脏以灌溉四旁。脾司湿，脾湿不运会致膜原吸收受阻，湿阻生热，会出现湿热阻遏膜原吸收。若遇新感郁其里气，会致湿热扩大，故曰"湿温从膜原而发"。

"温热从血络而发"，血络是指营分。温热之来，实受于厥阴，温热病都是先有营郁热蕴。营郁热蒸，热从营而发，于是接续出现相火升炎、阳明经热、胃腑结燥、火灼金燔、金水敛收不行，以至脏阴衰涸等。

温热与湿温，不是汗不厌迟，也不是下不厌早。

先说汗不厌迟。温热病是阳有余而阴不足，其在三阳，未入脏者，是热邪尚浅。补其经中之阴，阳有阴而能有水行舟，则可借汗而出，汗出热退。若汗法用迟，会令热入阳明胃腑及三阴之脏，病势会变凶险。

其在三阴，而已入于脏者，是热邪已深，非泻其脏中之阳，则热不去，热不去则脏阴涸而人亡也。但温热病下法的使用规则是，肠胃未至燥结，则第滋阴，不须承气。即燥结未甚，亦当俟之六日经尽之后，腑邪内实，用泻热滋阴之法，一下而清矣。若燥热隆盛，则三四五日之内，俱可泻下，急下之。因此不可一概说下不

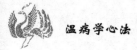

厌早。

后变九传，由里出表，又有半表等等，这些论述已经脱离千年考验的六经之法，而仅以简单的表里二元来叙述，只会增加学生的心中无底，使他们在临证之时变得简单与莽撞。为什么不使用岐伯与仲景的六经提纲呢？

温热其在三日之内，邪仅在三阳之经，热邪尚浅，故汗之可也。欲其出汗，不是寻常发汗，而是以补阴之法，补其经中之阴，补之则汗出，汗出则热退。

温热其在三日之外，悉入于脏。三阴脏病，悉以胃热为根本，虽曰五脏六腑皆受病，而阳明胃腑实是其纲领也。这是因为阳明戊土，位居三阳之长，阳盛之极，必皆归向阳明，而入胃腑。其里热发作，不拘在何脏腑，治法总以泻胃为主，而兼清本部之气。

湿温是湿热困于太阴肺脾。对湿热两路分泻，汗之与清热利湿。湿热困于胸肺，则清金、发表、化湿、清甲木、泻降肺胃之气、开扫胸膈瘀浊。湿热困脾，则土郁夺之、清热疏木、运脾利水。若有肝经风火，则凉血滋木清风；兼胆火，则清胆降胃。若肺肾阴弱，则润木清风、补益中气、凉滋金水。

《重订广温热论·论温热与风寒各异》：三辨其传经之异

温热传经与风寒不同，风寒从表入里，故必从太阳而阳明、而少阳、而入胃。若温热则邪从中道，而或表或里，惟视人何经之强弱为传变。故伏邪之发，有先表后里者，有先里后表者，有但里不表者，有表而再表者，有里而再里者，有表里偏胜者，有表里分传者，有表里分传而再分传者，有表里三焦齐发者，此为九传。医必先明九传之理由，而后能治伏邪。试言其要。

风寒从表入里，必待渐次闭郁而传变，故在表时不必兼见里症，入里后不必复见表症。温热本从里出表，故见表症时，未有不兼见一二里症者，亦未有不兼见一二半表半里症者。且温热属蒸气，表而里，里而表，原是不常，有里症下之而其邪不尽，仍可出表者；有谵妄昏沉之后，病愈数日，复见头痛发热，复从汗解者。此所谓表而再表，风寒必无是也。更有下症全具，用下药后，里气通而表亦达，头痛发热，得汗而解，胸闷心烦，暂从疹斑而解，移时复见舌黑心闷，腹痛谵妄，仍待大下而后愈者，此所谓里而再里，风寒必无是也。若夫表里分传，三焦齐发之症，风寒十无一二，温热十有六七，但据传经之专杂为辨。初起专见一经症者属风寒，初起杂见二三经症者属温热。日久而渐传者属风寒；一日骤传一二经或二三经者属温热。

既然是说传经，为什么不遵循六经学说呢？

风寒：伤寒传经不一定入胃，也可能入三阴之脏、或仅传经，六日经尽汗解而不入脏腑。研究伤寒、中风的传经次序与变化，依据的是仲景伤寒六经提纲。

温热：伏邪外发有其六经形证，外发的变化有其在经、在腑、在脏的踪迹。新感传经入里，有其传经的次序，以及在经、在腑、在脏的证据。新感引动伏气，对其整个变化进行观察、研究与分析，依据的是六气、六经学说以及岐伯热病六经提纲。传经不能简单地概括为非表即里。表，六经可出表，三阳可出表，出不净还可以继续出，但从何经而出需要明白。里，是一大片，到底在哪？要依据脉证并运用六经方法，逐一进行认证。

湿温：湿热蕴蒸太阴肺脾。湿热蕴遏胸肺，致辛金不宣、不清、不降，以及胸痞。戊土不降，出现脘闷、呕恶及阳明积热。湿热困脾，出现腹胀满、腹热。脾湿热不升，致癸水乙木不升、甲木戊土不降。戊土不降又致辛金不降，或同时出现营热燔灼、三焦不利等。

伤寒、中风症状于表里可以单独出现。但也不乏兼见之例，如太阳阳明合病、太阳少阳合病、三阳合病、太阳坏病等。"在表时不必兼见里症，入里后不必复见表症"，这种说法是说症状的个数是可单可双。

温热之伏气遇新感诱发，里应外合，新感作表症传经入里，伏气发动作里症出表，一时之间会有相关各经形证共同出现。"温热本从里出表，见表症时，未有不兼见一二里症者，亦未有不兼见一二半表半里症者"，这种说法是说症状的个数必在一个以上。

不是"表而里，里而表，原是不常"，好像是乱跑无规律，没法掌握的样子。只要出现经症，就有可能出表，病或可从三阳而解。不要把表里的概念孤立地去看，最好使用六经方法，而不要用表里二元来分述。

蒸气是对温热的一种通俗描绘，也是一种比喻。本节反映作者临床的体会与感受：温热病内原有热，阳强阴涸，其脏中阳强不易泻，脏阴不足不易补，治疗会有一个不同程度地缠绵甚至惊心动魄的过程。

4. 论温热伏气与新感不同

《重订广温热论·论温热伏气与新感不同》：新感温热，邪从上受，必先由气分陷入血分，里症皆表症侵入于内也；伏气温热，邪从里发，必先由血分转出气分，表症皆里症浮越于外也。新感轻而易治，伏气重而难疗，此其大要也。

没有纯新感温热。叶天士、吴鞠通他们说温热，是将有热外感放在一起，一视同仁，初始都是使用辛凉解表同一方法。对于遇到内原有热的，经过发汗必然火烈风生而无法收拾，这是碰到温热病了。对于遇到内原无热的，经过发汗却很快会好，这是碰到了俗称的热伤风，即新感热伤风，小小的。因内原无热，所以易治，就是不治也很快能好。

没有伏气温热。温热是新感引动伏气，表里互动，不是只有伏气。不是必先由血分转出气分，是因为温热之来，实受于厥阴，方其冬伤于寒，营郁营热就存下了。春夏新感，卫闭营遏，血热自当愈剧。当新感传经，里应外合之时，伏气外发，表现出阳明证，即所谓气分证，于是就认为是由血分转出气分，不能只看表面，粗略定义。

《重订广温热论·论温热伏气与新感不同》：谓予不信，请述陆氏九芝评孟英之言曰：仲景所论温热是伏气，天士所论温热是外感，故以"温邪上受，首先犯肺，逆传心包"十二字，揭之篇首，以自别异。果如其说，则所称温热者，即俗所谓"小风温"、"小风热"，如目赤、颐肿、喉梗、牙疼之类，却只须辛凉轻剂，其病立愈。更述薛瘦吟之言曰：凡病内无伏气，纵感风、寒、暑、湿之邪，病必不重，重病皆新邪引发伏邪者也。但伏气有二：伤寒伏气，即春温夏热病也；伤暑伏气，即秋温冬温病也。邪伏既久，血气必伤，故治法与伤寒、伤暑正法大异。且其气血亦钝而不灵，故灵其气机，清其血热，为治伏邪第一要义。第其间所伏之邪有微甚、有浅深，人之性质有阴阳、有强弱，故就中又有轻重之分焉。医必识得伏气，方不至见病治病，能握机于病象之先，然非熟于亢害承制之理，亦岂能测未来之病乎？然非谓司天运气也，雨旸寒燠，在在留心，久当自悟耳。

由是观之，同一温热症，而新感之于伏气，病所之浅深不同，病情之轻重不同，病机之安危不同，故其疗法亦因之而不同。

本节第一部分，陆九芝直言：仲景所论温热是有伏气的温热，是内原有热。天士所论温热，就是俗称的"热伤风"，易治，就是不治也很快能好。其"只须辛凉轻剂，其病立愈"，就说明是内无伏气。内无伏气，因而天士所说不是温热病。

第二部分更引薛瘦吟之言，"凡病内无伏气，纵感风寒暑湿之邪，病必不重，重病皆新邪引发伏邪者也"。进一步说明温热是内有伏气，温热是新感引动伏邪，病情必重。若病内无伏气、内原无热，纵感风寒暑湿之邪，也只是一般的外感，病必不重。

第三部分，伏气有二，一是所谓伤寒伏气，是指冬伤于寒，至冬不藏精，春必病温一类。一是所谓"伤暑伏气，即秋温、冬温病也"。夏日伤暑未愈，伏气潜伏，至秋冬发作，发为秋温或冬温。秋温中多有湿温，若是湿温，一般称为"伏暑挟湿"。冬温中也有湿温，一般称为"伏暑晚发挟湿"。

第四部分，"灵其气机，清其血热，为治伏邪第一要义"。清其血热是对的，灵其气机就比较复杂。既为第一要义，就应该给学生指出具体该怎么做，而不要太模糊太笼统。"医必识得伏气，方不至见病治病，能握机于病象之先"，这是肺腑之言。

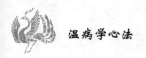

二、论温热五种辨法

1. 辨气

《重订广温热论·论温热五种辨法》：风寒之气从外收敛入内，病无蒸气触人。间有作蒸气者，必待数日后，转入阳明腑症之时（任按：阳明证蒸蒸发热，汗出蒸蒸如炊笼）。温热及湿温症，其气从中蒸达于外（任按：温病内原有热），病即有蒸气触人，轻则盈于床帐，重则蒸然一室（任按：临诊入室首嗅）……非鼻观精者不能辨之。

本节辨气，实为辨气嗅，因寒性收引，病气必敛；热性挥发，病气必散。通过入室即嗅病人汗蒸气嗅，即可判断出是温热或湿温，或为伤寒是否已入阳明之腑。

2. 辨色

《重订广温热论·论温热五种辨法》：风寒主收敛，敛则结，面色多绷结光而洁。温热主蒸散，散则缓，面色多松缓而垢晦。人受蒸气，则津液上溢于面，头目之间多垢滞，或如油腻，或如烟熏，望之可憎者，皆温热之色也……一见舌黄烦渴诸里证，即宜攻下。

以寒热对举，来列出病人受温热之时的面色症状。

3. 辨舌

《重订广温热论·论温热五种辨法》：风寒在表，舌多无苔，即有白苔，亦薄而滑。渐传入里，方由白而黄，转燥而黑。温热一见头痛发热，舌上便有白苔，且厚而不滑，或色兼淡黄，或粗如积粉，或兼二三色，或白苔即燥。又有至黑不燥，则以兼湿挟痰之故。然必按之粗涩，或兼有朱点、有罅纹，不可误认为里寒阴结也。

温热挥发，肺胃不降，转而热蒸向上，致使心液多积。故温病一见头痛发热，舌上便有白苔，且厚而不滑，或色兼淡黄，或粗如积粉，或兼两三色，或白苔即燥。舌苔燥白为肺部燥热，燥黄为胃部燥热。若遇温热挟湿、挟痰则舌苔虽黄、虽白、虽黑，但却不燥。但终因热蒸水分散失，舌苔扪之必感粗涩。舌苔之上有朱点或裂纹等表现，是因内有热聚以及伤阴。对舌的观察有以下几点：

①舌苔的颜色。白、黄、灰、黑以及兼见它色。

②舌苔的厚度与分布。无苔，包括舌光如镜、舌萎无泽无苔、舌胖津滑无苔与大片剥落无苔。薄苔、厚苔，或前薄后厚、边薄中厚、舌苔满布等。

③舌面的津液。津液亏乏者舌面较干，津枯者舌面甚干，以及津枯舌萎缩等。津润，是舌面滋润不干。津满，是舌面津水流淌。

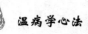

④苔粒的粗度与含水。舌苔组成的细粒个头小，就细、就腻；个头稍大，就粗，例如粗如积粉。粒中含水多手感就软濡，粒中含水少手感就碌砾、糙涩。

⑤舌苔苔粒的结合。相互结合致密，舌苔就板结，板结阴伤就会有裂纹；相互结合不密，就如积粉。

⑥舌苔有根无根。舌苔与舌质的面有结合为有根；没有结合就舌苔易去而露出光底，为无根。

舌者，心之官，心属火，火性炎上。天地之间，万物生长壮老是得阳气下降、阴气上升为顺，因此在人，火降则通畅，不降则湮郁。火郁则心液瘀结，舌为心之苗，心液瘀结则舌苔生。心火下降不利则郁，火郁于土则苔黄，郁于金则苔白。火盛而金燥则舌苔白涩，火衰而金寒则舌苔白滑。火盛而土燥则舌苔黄涩，火衰而土湿则舌苔黄滑。水者火之敌，水胜而火负则舌苔黑而滑，水负而火胜则舌苔黑而涩。凡舌上芒刺焦裂者，皆火盛而燥结。凡舌苔光滑滋润细腻者，皆火衰而寒凝。凡舌苔厚而不滑、板结或粗如积粉，而扪之粗涩，但舌面望之不燥者，多为湿温病是湿蒸热蕴。

心主言，而语言之机关则在于舌。舌之屈伸上下灵活自如者，是筋脉之柔和也。而筋司于肝，肝气郁则筋脉短缩，出现舌卷不能言。足太阴气绝则脉不荣于唇舌，出现舌痿人中满。少阴脉系舌本，少阴不足，会出现口燥舌干而渴。

足三阴之脉皆络于舌，凡舌病疼痛热肿，皆因君火之升炎。若其滑涩燥湿，挛缩弛长诸变，当于各经求之。中风舌强语拙，或杂症舌萎言迟，是皆脾肾湿寒，不宜清凉滋润。

4. 辨神

《重订广温热论·论温热五种辨法》：风寒之中人，令人心知所苦而神自清。如头痛寒热之类，皆自知之。至传里入胃，始或有神昏谵语之时……温热初起，便令人神情异常而不知所苦，大概烦躁者居多，甚或如痴如醉，搅乱惊悸，及问其何所苦，则不自知，即间有神清而能自知者，亦多梦寐不安，闭目若有所见，此即谵语之根也。

阳降方能神清。新感表郁，相火炎升，一开始就可能是阳明证。阳明燥热向上熏烁，阳火扰乱则神不能清，于是出现"神情异常而不知所苦，大概烦躁者居多，甚或如痴如醉，搅乱惊悸，及问其何所苦，则不自知，即间有神清而能自知者，亦多梦寐不安，闭目若有所见"。心主神，神昏的原因不在神，更不在心，而在于阳明燥热向上熏烁。泻降阳明，君相之火会随肺降胃降而下行，阳降则神自清。

5. 辨脉

《重订广温热论·论温热五种辨法》：温热之脉，传变后与风寒颇同，初起时与风寒迥别。风寒从皮毛而入，一二日脉多浮，或兼紧、兼缓、兼洪，无不浮者，传里始不见浮脉，然其至数亦清楚而不模糊。温热从中道而出，一二日脉多沉，迨自里出表，脉始不沉而数，或兼弦，或兼大，然总不浮，其至数则模糊而不清楚。凡初起脉沉迟，勿认作阴症，沉者邪在里，迟者邪在脏也。脉象同于阴寒，而气色、舌苔、神情，依前诸法辨之，自有不同者。或数而无力，亦勿作虚视。因其热蒸气散，脉自不能鼓指，但当解热，不当补气。

风寒初感，邪在太阳，太阳主营卫，营卫在表，因内原无热，内安无事，所以脉仅现浮，浮为在表。兼紧为寒、兼缓为风、兼洪为热，俱是反映在表之兼象。陆九芝曰："太阳病之用桂、麻者，以其脉之浮缓、浮紧也。紧与缓皆阴脉，而治之以辛温则不死。于太阳病用姜、附者，以其脉之微弱、沉微也。微与弱皆阴脉，而治之以辛热亦不死。而于宜辛热者，不得仅用辛温可知。"本节辨脉文中说，风寒外感，脉"无不浮者，传里始不见浮脉"，实际上多数患者是脉浮，少数患者脉却不浮，不是无不浮者。

温病伏气在里，在初发一二日的时候，伏气隐伏，尚未大动，故其脉多沉，沉为在里。因感受诱因而发作之时，才自里出表，脉始结束沉象，因未全出表，故脉虽不沉但总不浮。伏邪性温故脉数，兼弦是伏气在阴中，兼大，大为阳。其至数与边界则模糊而不清楚，这是因为热蒸气散，阴弱脉行艰难之故。

"凡初起脉沉迟，勿认作阴症"，是的，因浮为在表，沉为在里，数为在腑，迟为在脏，这里面只说了位置，没有说是寒还是温，所以还要看脉之兼象，与病人气色、舌苔、神情、动静，综合分析应该很容易分辨。脉数而无力，是因热蒸气散，脉自然不能鼓指。伏气在里之脉虽然无力，但绝不同于寻常无热的虚脉。

三、燥火症治

1. 总纲

燥火症即温热病。温热多燥化，治宜清解热邪兼保津液。

《重订广温热论·论燥火之症治》：沈尧峰曰：温、热二症，火气兼燥。薛瘦吟曰：温热之邪，皆从燥化，其为病也，多燥而少湿，有热而无寒，故只须以中焦津液为主，而清解络热为要。由是观之，非特风温、暑温、伏暑、温毒之伏火症，火易就燥，即冷温、湿温之兼寒兼湿，而寒郁之久，必从火化，湿郁之极，必兼燥化也。其病四时皆有，而深秋、初冬为尤甚，其邪必伏于血络。《内经》所谓内舍于营是也。

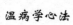

大凡肝络郁而相火劫液，液结化燥者，火盛则发于少阳胆经，风动则发于厥阴肝经。心络郁而君火烁阴，阴虚化燥者，上蒸则发于太阴肺经，下烁则发于少阴肾经，而无不累及阳明胃腑者，以胃主一身之津液也。

手阳明庚金以燥金司气，足阳明戊土化气于燥金，阳明戊土与太阴己土为表里，阳明胜则太阴化气而为燥。温病冬水失藏，相火升炎，阳明之燥劫夺太阴之湿，致胃津既涸，脾精亦亡。春夏新感，卫阳遏闭，营热郁发，土燥金燔，而燥气愈甚。治以滋太阴之湿而泻阳明之燥。阳明戊土，位居三阳之长，阳盛之极，必皆归向阳明，而入胃腑。温热病三日之外，三阴脏病，悉以胃热为根本，虽曰五脏六腑皆受病，而阳明胃腑实是其纲领也。其里热发作，不拘在何脏腑，总以泻胃为主，而兼清本部之气。

中焦津液只是观察点，更重要的是，津液是如何来的，又是如何被散掉的，在风动火炎燥盛之中如何保津，这才是根本，是重点。

温病卫闭而遏营血，营郁是以发热，而营藏于肝。故温热之来，实受于厥阴，这也是"其邪必伏于血络"说法的原委。肝郁营遏，相火炎升，胃腑燥热，所以燥火不只是相火发于少阳胆经，风动发于厥阴肝经，而阳明燥热致使君相不降而燔烁于上，也是风动火炎燥盛的重要因素。

温热病阳强阴涸，是因收藏之令被伤，而收藏为阴，收弱则阴虚。收敛为金，闭藏为水，水少则必燥，此即所谓阴虚化燥，不是所谓"心络郁而君火烁阴"。肺因右路初敛而为水上之源，故水上无源责于手太阴肺，下无水藏责于足少阴肾。而肾水之所以枯竭，一是金水一路敛收不足，二是耗伤于燥土，三是盗泻于风木。

2. 实火，多肝胆郁热，宜清解火郁

《重订广温热论·论燥火之症治》：初起邪在血分，当分别实火、虚燥。

实火从伏邪入血，血郁化火，火就燥而来，病势较湿火症尤急而重，用药必不可轻。如发自少阳胆经者，必相火炽而营分大热。首犯胃经血分，其舌色必鲜红起刺，或鲜红而舌根强硬，或纯红而有小黑点，或纯红而有深红星，间有红点如虫碎之状者，或纯红而苔黏有裂纹，如人字、川字、爻字不等，或裂纹如直槽者。脉息弦滑而盛躁，或右大而左弦数。神多烦躁，甚或如醉如狂，搅乱惊窜。色必面赤如朱，目白均现红丝。症必壮热而渴，不恶寒反恶热，目眩耳聋，口苦干呕，胸腹热甚，按之灼手，热汗时出，甚或发疹发斑，小便短数赤热，大便燥结。治法宜清解胆火之郁，救胃液之燥，以预防肝经风动，先用犀地桑丹汤清营透络，俾伏邪从斑疹而解，或从战汗而解；若斑疹及战汗出后，伏火犹

炽，则用犀连承气汤合更衣丸急下之，使伏火从大便而解。亦有火毒内结，清透之而斑疹不显，反从下后而斑疹始发透者；或有透发不应，只用清火解毒，如犀羚白虎汤加金汁、白颈蚯蚓、甘萝根汁，斑疹反大透，而伏火始解。解后，千金生地黄煎，清余火而复胃液；若虚羸少气，气逆欲吐，用竹叶石膏汤加鲜竹茹、鲜茅根、青蔗浆，配姜汁数点，和胃气而复清津。

本节为营郁热炽，相火升炎，进而叙述到胃腑燥热。

舌：舌鲜红或纯红是营分大热。舌面起刺是胃热燥盛。舌根强硬是营气郁甚、筋脉不灵和。红而有小黑点，黑色是肾水受灼。纯红而有深红星，间有红点如虫碎之状者，是营郁营热之中有热毒。纯红而苔黏有裂纹，如人字、川字、爻字不等，或裂纹如直槽者，是营热伤阴或燥盛。

脉：弦为木气，是阳出于阴。滑是阴有余而阳不衰。盛躁数大，为木火燎原。右大是金水难收难降，左弦数是肝热肝气有余。

神：营郁热蕴，木胎君火，火盛扰神，出现烦躁，甚或如醉如狂，扰乱惊窜。

症：阳明燥热，出现面赤如朱、壮热而渴、不恶寒反恶热、大便燥结。营热，出现目白红丝。胆胃不降，相火逆升，出现目眩耳聋、口苦干呕、胸腹热甚、按之灼手。胃腑燥热，则热汗时出，甚或发疹发斑。丙火热逼壬水，燥热伤津，致小便短数赤热。

本节所述实火不是发于少阳胆经，是由于冬水失藏，造成相火炎升。新感外郁，初起仍是营郁热燔，接着甲木相火失蛰，然后是阳明经腑积热结燥。治法也不是首先清解胆火之郁，仍是凉血滋木清风，清泻阳明经腑。

治疗：凉血滋木清风、清泻阳明经腑、清降相火、凉滋金水。

本条推荐方剂：

犀地桑丹汤：犀角，生地，丹皮，紫草，黄芩，山栀，菊花，青蒿，桑叶，玄参，连翘，知母，鲜芦根，鲜茅根，鲜竹叶，嫩桑枝煎汤代水。

犀连承气汤：犀角，黄连，大黄，厚朴，枳实，玄明粉。

更衣丸：芦荟，辰砂，代代花。

犀羚白虎汤加味方：犀角，羚羊角，生石膏，知母，生甘草，陈仓米，金汁，白颈蚯蚓，甘罗根汁。

千金生地黄煎：生地，生石膏，知母，麦冬，花粉，玉竹，地骨皮，蜜，姜汁，竹沥，茯神。

加减竹叶石膏汤：洋参，麦冬，半夏，生石膏，生甘草，加蔗浆，姜汁，鲜竹茹，鲜茅根，鲜稻穗。

本节及以下若干条文，都是将一类病的症状，通过临床对许多病人进行采集，分为舌、脉、神、症四个方面进行归纳，进而说明如何治疗，列出作者认为是适合的，有不同侧重的数个方剂。这些方剂都是当时医工的效验之方，是今日之他山之石。

而对于具体病症，可能只有部分症状，或者只有某一、二症状为重点，其余症状较轻。症状在发展，每一日都不同，因此所用方剂每日都需有明显变化。

《重订广温热论·论燥火之症治》：如发自厥阴肝经者，必肝火炽而内风煽动，最伤胃家津液，其舌色焦紫起刺如杨梅，或舌苔两旁有红紫点，或舌紫而无苔有点，或舌红无苔而胶干，或泛涨而似胶非胶，或无液而干黏带涩，脉多弦紧搏数，神多昏沉蒙闭，或如痴如醉，尸厥不语。症必热深厥深，咽干舌燥，头面动摇，口噤齿龂，腿脚挛急，时发瘛疭，甚或睾丸上升，宗筋下注，少腹里急，阴中拘挛；或肠燥拘急，有似硬梗，按之痛甚，蜷曲难伸，冲任脉失营养，当脐上下左右，按之坚硬，动跃震手，虚里穴及心房亦必动跃异常。治法宜急救血液之燥，熄风火之亢，以预防阴竭阳越。急用犀羚二鲜汤，或滋液救焚汤，重加瓜霜紫雪丹，先清其神而熄风；继用龙胆泻肝汤，或平阳清里汤，咸苦寒降以泻火，终用阿胶鸡子黄汤，或三甲复脉汤，滋阴液以镇肝阳。

本节为营热火炽，津伤筋急。

舌：舌色焦紫起刺，是营热伤阴与胃腑燥热，津伤已甚。红紫是营分郁热，无苔是心、肺、胃之阴甚弱。红紫点是热毒，胶干、泛涨而似胶非胶、无液而干黏带涩是津枯。

脉：弦紧搏数是营热营郁而不得疏泄。

神：胃腑燥热上熏，心液消耗，于是昏沉蒙闭，或如痴如醉，或尸厥不语。

症：阳郁不开，故热深厥深。火灼金燔，故咽干舌燥。木郁筋脉拘挛，故头面动摇、口噤齿齘、腿脚挛急、时发瘛疭。木郁勃于下，出现睾丸上升、宗筋下注、少腹里急、阴中拘挛。或肠燥拘急，或似硬梗，按之痛甚。津伤筋燥收缩，故蜷曲难伸。气上欲奔豚，故当脐上下左右按之坚硬，动跃震手。气上撞心，故虚里穴即心房亦动跃异常。

治疗：泻阳明经腑燥热、凉血滋木清风、清降金水。
本节推荐方剂：

犀羚二鲜汤：犀角，羚羊角，鲜生地，白薇，菊花，银花，鲜白茅根，玄参，石斛，生石膏，黄连。

滋液救焚汤：鲜生地，犀角，牛黄，阿胶，麦冬，麻仁，柏子仁，西洋参，生甘草，玄精石，紫石英。

瓜霜紫雪丹：西瓜霜，冰片，加方省庵喉科所拟紫雪丹。

龙胆泻肝汤：鲜生地，当归须，龙胆草，银柴胡，黄芩，山栀，车前子，泽泻，木通，生甘草梢。

平阳清里汤：犀角，羚羊角，黄芩，知母，黄连，生石膏，生甘草，黄柏。

阿胶鸡子黄汤：生地，阿胶，白芍，菊花，女贞子，生牡蛎，鸡子黄，童便。

三甲复脉汤：生地，阿胶，白芍，鳖甲，麦冬，麻仁，生牡蛎，龟板，炙甘草。

3. 虚燥，多肺肾阴亏，宜清金润燥

《重订广温热论·论燥火之症治》：虚燥从伏邪伤阴，阴虚生火，火就燥而成，病势较实火症似缓实重，用药必贵乎补。如发于太阴肺经者，必君火被内风相煽，蒸肺津而消胃液。其舌必嫩红而干，或绛底浮白，舌形胖嫩，甚或舌苔红中有白糜点。脉多右浮大无力，左弦数无力，甚则细劲。神多困倦，或反烦躁。症多头昏心悸，咽干喉燥，气喘咳逆，或干咳无痰。即有稀痰，亦黏着喉间，咯吐不爽，或痰中间有红丝红点，睡时不能仰卧，仰卧即气逆而咳，咳则心下煽动，或只能侧卧一边，翻身则咳不休，朝凉暮热，少气薄力。治法宜清金制木，保肺和胃为首要，如清燥救肺汤加岩制川贝，葛氏保和汤加润肺雪梨膏之类，以润燥而止咳；若燥回咳减，而发热不休者，则以青蒿鳖甲煎合顾氏清金散，以退阴分伏热，而平其气咳。大势轻减后，当以顾氏保阴煎善其后。

本节为肺热肺燥，气逆津伤，营热。

舌：舌苔浮白、白糜点、苔面干，是肺热津伤。舌红或绛，是营热较甚。舌嫩红、舌形胖嫩，是营热脾湿。

脉：右浮大无力，是肺气虚，金水不收。左弦数无力，弦为肝，数为热，无力是气虚。左关细劲是血耗风动。

神：土虚故多困倦，心火盛故烦躁。

症：君相不降故头晕心悸。肺燥津伤、肺气不降，故咽干喉燥、气喘咳逆、或干咳无痰。以及即有稀痰，亦黏着喉间，咯吐不爽。肺气逆，则睡时不能仰卧，仰卧则气逆而咳。热盛肺络伤，则痰中间有红丝红点。肺逆心火不降，故咳则心下煽动，或只能侧卧于一边。翻身相火扰动，故翻身则咳不休。气虚阴分不足，故少气薄力。午时一阴生，阴升阳降，阴弱，阳敛而不藏，故暮热。子时一阳生，阳生阴长，但因阴弱，阴虚无以随阳，致阳气散失，故早凉。

本节症状源于营热相火、胃燥津枯、火灼金燔、金水不收。治以清降肺气、凉营润木、滋阴补水。

本条推荐方剂：

清燥救肺汤：阿胶，黑芝麻，桑叶，杏仁，枇杷叶，麦冬，生石膏，西洋参，生甘草。

加减：痰多加瓜蒌仁，川贝。血枯加生地，白木耳。火旺生风加犀角，羚羊角。

葛氏保和汤：薄荷梗，当归，阿胶，天冬，麦冬，百合，川贝，知母，天花粉，杏仁，百部，紫菀，款冬，马兜铃，桔梗，苏梗，生薏仁，炙甘草。

加减：血盛加藕节，茅根。痰盛加瓜蒌仁，竹沥。喘盛加苏子，白前。热盛加生桑皮，地骨皮。

润肺雪梨膏：雪梨汁，生地，茅根，藕肉，萝卜，麦冬各取汁，加蜜，饴糖，姜汁，熬成膏，日三服。

青蒿鳖甲煎：生地，丹皮，银柴胡，鳖甲，青蒿，桑叶，地骨皮，知母。

顾氏清金散：百合，麦冬，地骨皮，鲜茅根，生桑皮，川贝，款冬花，枇杷叶，生薏仁，生甘草，生藕汁，童便。

顾氏保阴煎：生地，熟地，龙眼肉，鳖甲，天冬，麦冬，玉竹，龟板，山药，茯苓，怀牛膝。

《重订广温热论·论燥火之症治》：如发自少阴肾经者，必君火与真水不交，水愈亏则火愈旺，其舌多嫩红而燥，或舌心虽黑，无甚苔垢，或舌本枯而不甚赤。脉多右大无力，左弦细数，甚或沉细涩数，或浮大革数。神多虚烦，甚或惊悸，或极疲倦。症多梦遗精滑，或梦与鬼交，潮热盗汗，平旦病减，午后病增，口干舌燥，颧红唇赤，五心烦热，腰酸足冷，甚或骨瘘于床，气浮而咳，或气喘而促，或头晕咽痛，大便多秘，或反溏滑，小便短数，溺有余沥，或精随溺而带出。治法宜滋阴润燥，交济心肾为首要，周氏新加六味汤主之，间有可用六味加犀角汤者。若济君火，则加枸杞、元参；若输肺金，则加生脉散；火甚者，加黄柏、龟板；或专用丹溪大补阴丸，滋阴潜阳，以苦寒培生气而坚阴，较六味地黄汤更优；如小便清和，无痰气者，只须专意滋肾，张氏左归饮多服为佳。

本节是肾水枯。

舌：阴根不足，金不生水，故舌本枯、舌燥、舌无甚苔垢。营热不甚，故舌本不甚赤，或舌多嫩红。舌心黑是肾水涸、土燥。

脉：右大无力是肺气不收。左弦细数，甚或沉细涩数，或浮大革数，是肝热营亏津涸。

神：心火盛，心阴不足，故神多虚烦。胆不下根，故或惊悸。中气虚，肾水不足，故极疲倦。

症：金不生水、肾不能闭藏、乙木盗泄，男则梦遗精滑。或三焦相火不升，女则梦与鬼交。肾气不足，故腰酸膝冷、盗汗、甚或骨痿于床。津乏不润，故大便多秘。乙木盗泄，故反溏滑。相火下郁，故小便短数。肾气不收，故溺有余沥，或精随溺而带出。肾弱肺不能收降，故气浮而咳，或气喘而促。相火灼津，故口干舌燥。肾弱君相敛降不足，故颧红唇赤，或头晕咽痛。胃热不降，故五心烦热。午时一阴生，本为阴弱，难以收敛，故午后病增。经一夜的休息，阳杀阴藏，平旦稍复，故平旦病减。

治以清营热相火、清肺热肺燥、补益中气、凉收金水。

本条推荐方剂：

周氏新加六味汤：六味地黄加熟地，麦冬。咳嗽加百合，枇杷叶。痰血，加梨汁，童便。热盛，加桑皮，地骨皮。

六味加犀角汤：六味丸加犀角。

丹溪大补阴丸：熟地，知母，龟板，黄柏，猪脊髓。

左归饮：熟地，山药，山茱萸，枸杞，丹皮，炙甘草。

《重订广温热论·论燥火之症治》：总之，湿火、燥火症治最要厘清，惟湿去燥来，燥又夹湿之际，最难调治，稍一偏胜，则非液涸，即气滞矣，临症者不可不细参也。

在临床运用中，例如燥火症，有火偏盛而燥不显，或火与燥均盛。或先火后燥、或先燥后火，或湿去燥来，或燥又挟湿等，所以临床表现是复杂的。临证只能根据六气、传经与脏腑形证来逐一衡量，然后再综合判断。

第五章　湿温病

温病发则内外同病，外感与伏气各循六经交互进退，故而病情变化多端。湿温病湿遏热伏，湿则黏滞，热则炎张，其病势发展更是缠绵繁杂。然万变不离六经法度，明其主证为湿热，察其传变循六经，则随主证而立法，随传经以应变，则湿温病可治。

一、湿火症治

湿火症即湿温，与燥火相对而言，皆是俗称。

1. 总纲

湿温病邪伏膜原，中气实则热重于湿，中气虚则湿重于热。

《重订广温热论·论湿火之症治》：试先论湿火之症治。凡湿火症，发于夏至以前者，为湿温，夏至以后者为湿热，发于霜降立冬后者，为伏暑挟湿，其邪必伏于膜原。《内经》所谓横连膜原是也。（拯华注：膜原即统腹膜空隙之处，外通肌肤，内近胃肠，上连胸膈，下包两肾膀胱，中有夹缝最易藏邪，邪伏于此，症必胸腹热甚，按之灼手，小便黄赤浊热者，职是之故。故凡湿热内伏之邪，必由膜原达外）。其人中气实而热重于湿者，则发于阳明胃肠；中气虚而湿重于热者，则发于太阴肺脾。初起邪在气分，当分别湿多热多。

发于夏至以前者，为湿温，夏至以后者为湿热。因为夏至以后，气温比之前热，所以称呼上就由温变为热。学术上仍统称为湿温。

温病内有伏气，外遇新感，发而为病，是谓温病。伏气以热与燥为特征的，是谓温热病。伏气是湿热蕴阻的，是谓湿温病。

湿温伏气伏于膜原：心口下整个大腹为太阴脾土所辖，大腹内充满肠，肠内壁上布满吸收的膜，脾的吸收就是通过肠壁上的膜，将养料、水分、电解质转运出来，然后汇流、汇总，通过门静脉输进肝脏。这就是己土的左旋上奉，上归于肝。膜是吸收的源头，所以叫"膜原"。也是募集的源头，所以又称"募原"。脾土因湿阻遏，使吸收不行，致湿阻膜原。郁而生热，就形成湿热阻遏膜原。土湿木郁，使疏泄不利，进而湿盛热蒸，湿遏热伏，致整个大腹胀满发热、按之灼手、小便黄赤灼热，这就是湿热阻遏足太阴脾。

手足太阴肺脾，己土司气，而辛金从化。脾病湿，则肺气从化而为湿，湿阻使肺气不宣、不清、不降，出现胸部痞闷。这是由脾湿引起的伏气，造成湿热蕴遏手太阴肺。也可能是因外感，使肺失宣降，太阳经气不利，进而小水不利，湿气淫泆，出现湿阻胸闷。进而相火刑辛金，出现湿热阻遏手太阴肺。

"中气实而热重于湿者，则发于阳明胃肠；中气虚而湿重于热者，则发于太阴肺脾"。太阴脾与阳明胃为表里，太阴之湿与阳明之燥相互有一个动态平衡。热重，太阴之湿渐少而阳明之燥渐多；寒多，阳明之燥渐少而太阴之湿渐多。中气实而热重于湿者，阳明燥热蒸化太阴之湿，以阳明燥热为主，与蒸化之湿并结于阳明胃肠，使肠内结而不燥，或热结旁流。当遭遇新感之时，伏气每从阳明而发，被认为是发于阳明胃肠。中气虚而湿重于热者，太阴之湿多于阳明之燥，阳明之燥淹没于太阴之湿中，使肠内不爽、解不下但却多稀、多为败酱色溏粪加少量结聚。当遭遇新感之时，伏气每从太阴而发，被认为是发于太阴肺脾。

2. 湿重于热

病发太阴，治宜轻开肺气，导湿下行。

《重订广温热论·论湿火之症治》：湿多者，湿重于热也。其病多发于太阴肺脾，其舌苔必白腻，或白滑而厚，或白苔带灰，兼黏腻浮滑，或白带黑点而黏腻，或兼黑纹而黏腻，甚或舌苔满布厚如积粉，板贴不松。脉息模糊不清，或沉细似伏，断续不匀。神多沉困嗜睡，症必凛凛恶寒，甚而足冷，头目胀痛昏重，如裹如蒙，身痛不能屈伸，身重不能转侧，肢节肌肉疼而且烦，腿足痛而且酸，胸膈痞满，渴不引饮，或竟不渴。午后寒热状若阴虚，小便短涩黄热，大便溏而不爽，甚或水泻。治法以轻开肺气为主，肺主一身之气，肺气化则脾湿自化，即有兼邪亦与之俱化。用藿朴夏苓汤，体轻而味辛淡者治之，启上闸，开支河，导湿下行，以为出路，湿去气通，布津于外，自然汗解。

本节为肺气不开，脾湿不行。

舌：苔白是病在肺金。厚是湿郁较甚。黏腻滑是脾湿。带灰、带黑点、兼黑纹是肾色或寒水之色，黑而润是水寒，黑而干是津枯肾阴亏。舌苔满布，厚如积粉，是湿郁甚重。板贴不松，是因湿郁热蒸。

脉：脉息模糊不清，或沉细似伏，断续不匀，是湿阻脉道，热从内蒸。

神：沉困嗜睡，是土困多眠睡。头目胀痛昏重，如裹如蒙，是湿郁于上而不能开。

症：小便短涩黄热。一是湿阻肺气，使上源不清、敛收不利；一是己土湿热传于膀胱壬水；一是三焦相火下陷；一是土湿木郁。

通身经络之气为湿所阻，湿壅木克则痛，痛而不能屈伸。湿阻肌肉则重困，重困而不能转侧。湿碍营运，则腿足酸痛。相火不降，出现热烦、疼烦。

卫束不开则凛凛恶寒，阳气不降，甚而足冷。湿遏肺气，肺胃不降，出现胸膈痞满。湿阻肺胃，膈上有热，致渴不引饮、热微或竟不渴。午时一阴生，湿遏阳郁，于是生外寒；营郁欲发而不能，于是生内热，这就是午后寒热。脾湿肝郁不能升，肝脾双陷，致水谷莫辨，同归二肠，发为水泻。木郁不疏，则又致大便溏而不爽。

治疗：疏乙清甲、清热利湿，宣清敛降肺气。

本节推荐方剂：

藿朴夏苓汤：藿香，厚朴，姜半夏，赤苓，杏仁，生苡仁，白蔻仁，猪苓，淡香鼓，泽泻，通草。

用于湿温初起，身热恶寒，肢体困倦，胸闷口腻，舌苔薄白，脉濡缓。

藿朴夏苓汤出自《医原》，作用是宣降肺胃，燥湿利水，主治湿困手太阴，而热不显者。方中藿香泄卫散表、宣降肺气。杏仁苦泻肺气。白蔻仁芳开肃降肺气，合厚朴理降肺胃，使肺气能宣散、清热、降敛，则湿邪凝水而下。半夏燥湿降肺胃，豆豉去胸中瘀浊。茯苓、猪苓、泽泻、苡仁淡渗利湿，通草入血分利湿，共使水道畅通。在脏腑者，利其水道；在经络者，开其汗孔。二路分泻，则水湿去矣。

藿朴夏苓汤可宣降肺气，利湿降胃。但在清肺热、开太阳、清降阳明、清疏甲乙等方面似力有不及，或有空缺，临证时可灵活掌握。

（1）上蒙清窍

《重订广温热论·论湿火之症治》：若兼神烦而昏者，此由湿热郁蒸过极，内蒙清窍。前辛淡法，去蔻仁、厚朴，加细辛二三分、白芥子钱许，辛润行水开闭，再加芦根一二两、滑石四五钱，轻清甘淡，泄热导湿，蒙闭即开，屡验不爽。

"若兼神烦而昏者"，心火不降而盛于上，故烦。阳明不降，湿热上蒸，故昏。在清宣肺气、清降胃气、清热利湿的同时，加入清降心火之品，如竹叶、黄连、连翘。若胆胃不降，还应保留或添加降胆胃、利湿热、清疏甲木之品。白蔻仁清芬，秉秋令入肺，可以不去。加芦根清肺热利湿、滑石清热利湿，肺宣得清得降，阳随之而降则神可清。加细辛、白芥子，立于辛润，上焦得开，津液得下，这其实是柴胡的角色，只不过此时湿热郁蒸过极，则不宜柴胡，可再加浮萍、桑白皮。

（2）下滞大肠

《重订广温热论·论湿火之症治》：若兼大便不利者，此由湿阻气滞，或夹痰涎，前辛淡法，去藿、朴、豆豉，重用栝蒌仁、薤白、小枳实等味，或重用紫菀、苏子（捣）、郁李仁等品，此皆味辛质滑，流利气机。气机一开，大便自解，即汗亦自出。

大便不利，此因湿阻气滞、湿留生痰，导致金郁不开，当泄降肺气，并清降戊土。重用栝蒌仁、薤白、小枳实，或重用紫菀、苏子，这些都可理降肺胃之气，可开金郁、下痰。肺与大肠为表里，肺气开则大肠之气可以顺下。另外木郁不开也应考虑，可加柴胡、桃仁、海浮石等疏木下痰之品。

（3）中入肌肉，发为阴黄

《重订广温热论·论湿火之症治》：其有湿遏热伏，走入肌肉，发为阴黄，黄而昏暗，如熏黄色，而无烦渴热象，或渐次化热，舌苔黄滑，口干而不多饮。其未化火者，宜苦辛淡温法，如茵陈胃苓汤、茵陈五苓散，加除疸丸之类。已化火者，宜苦辛淡清法，如清热渗湿汤、黄连温胆汤、藿香左金汤，重加茵陈及栀、柏、绛矾丸之类。若误以脘痞等症为食滞，而消之下之，则脾阳下陷，湿浊内渍，转成洞泄、胀满诸病矣。

黄疸为土湿而感风邪。风使卫郁，湿不得外达，于是脾土堙郁，进而遏其肝木。肝脾双郁，水谷不消，谷气瘀浊，化而为热。瘀热前行，下流膀胱，使小便不利。膀胱瘀热，下无泄路，于是熏蒸淫泆，传于周身。木郁传于湿土，木主五色，入土化黄，故身现黄色也。湿在上者，阳郁而为湿热；湿在下者，阴郁而为湿寒。乙木下陷，而阳遏于阴分，亦化为湿热；甲木上逆而阴旺于阳分，亦化为湿寒。

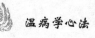

温病学心法

黄疸治法：湿淫经络，散之汗孔；湿瘀膀胱，泄之水道；近在胸膈，涌吐腐败；远在胃肠，推荡陈宿。对于湿寒，要量其寒的程度；对于湿热，也要量其热的程度，分别脏腑，各成组方。例如湿寒，有茵陈四逆、茵陈黄芽、茵陈胃苓、茵陈五苓的考虑。对于虚者，小半夏、小柴胡、小建中也可先考虑使用，以缓和局面。土薄不先用夺法，对于湿热，一般使用辛开苦降、清热利湿。即使使用下法，也可考虑使用缓下或温下。另外发病的原因即黄疸之来，也要考虑，如酒疸、谷疸、女劳疸等，原因不同，治法也不同。

"发为阴黄，黄而昏暗，如熏黄色，而无烦渴热象"，是为湿寒。虽热不显而寒亦不盛，主要是湿。因此采用茵陈五苓散，燥土疏木，发表利水。若兼胃气不降，用茵陈五苓散加平胃散，即茵陈胃苓汤，消其土郁，又两路分泄。

未化火与已化火的分法太粗，不利于分经精细打理。

当时用药之法，一般只说到辛甘苦咸淡五味，与汗吐下和温清补消八法，似有单薄。而药物有四气、五味与归经三项，病从哪儿来？向哪儿去？现在何处？所以归经很重要。四气之寒热温凉，是药物大的定性，是分水岭，所以四气也很重要。因此，用药之时只有四气、五味与归经三者同到，才能清晰、准确地组合出效方。

本节推荐方剂：

茵陈胃苓汤加除疸丸：茵陈＋五苓散＋平胃散＋除疸丸。

除疸丸：倭硫磺，净青矾。水泛为丸，姜半夏为衣。

清热渗湿汤：黄连，竹叶，黄柏，苍术，白术，茯苓，甘草梢，泽泻。

黄连温胆汤：黄连，枳实，竹茹，陈皮，半夏，茯苓，甘草。

藿香左金汤：藿香，枳壳，枇杷叶，黄连，吴萸，竹茹，陈皮，半夏，茯苓，猪苓，泽泻，车前，木通，六一散。

（4）内结于脾，成湿霍乱

《重订广温热论·论湿火之症治》：其有腹痛痞满，呕吐不纳，舌白或黄，手扪之糙，渴不引饮，大便泄泻，小溲不利或赤而短，此湿热内结于脾，而成湿霍乱也。如舌苔白腻者，宜辛开温化法，如蚕矢汤、燃照汤之类；舌苔黄滑者，宜辛开清解法，如藿香左金汤、连朴饮之类；夹食加楂、曲、青皮之类。

呕吐与下利同时出现，是谓霍乱。夏秋食寒饮冷，水谷不消，其在上脘为吐，下脘为泻，或吐或泻，不并作。但若感受风寒，外有皮毛郁闭，内有宿物菀陈，使中气盛满莫容，不能枢转，木气郁迫，而克中宫，胆木刑之则胃逆，肝木贼之则脾陷，于是吐泻并现，霍乱作也。霍乱内有宿物菀陈，吐泻使之尽去，土气渐回，阳和徐布。外有寒热表症，一般可以自解。若不能自解，可以麻、桂发之。而其内则温以理中、四逆之辈，使表邪既退，脏腑松缓，则痛泻自止。若其不能吐泻，腹痛欲死，可用大黄、附子，温药下之，使陈宿得以推荡，腹痛立即轻安。

病在火令，全属寒因，是以仲景立法，率主理中、四逆。倘泥时令，而用清凉，是粗工之下者也。

桂苓理中汤：桂枝，茯苓，人参，干姜，白术，炙甘草，砂仁，生姜。

煎大半杯，温服。

加减：吐不止，加半夏。泻不止，加肉豆蔻。外有寒热表证，加麻黄。转筋痛剧，加附子，泽泻。

本节推荐方剂：

蚕矢汤：木瓜，黄芩，山栀，大豆黄卷，半夏，黄连，吴萸，薏仁，通草，蚕沙。

燃照汤：黄芩，山栀，半夏，厚朴，滑石，白蔻，省头草，豆豉。

连朴饮：山栀，豆豉，黄连，厚朴，半夏，芦根，石菖蒲。

（5）小结：热从湿来，宣通气分，湿走热止

《重订广温热论·论湿火之症治》：总之，湿遏热伏，其热从湿中来，只要宣通气分，气分湿走热自止

矣。全在初起一二日，藿、朴、豆豉，疏中解表，使湿邪从皮腠而排泄；白蔻、四苓，芳淡渗湿，使湿邪从两肾膀胱而排泄。汗利兼行，自然湿开热透，表里双解，而伏邪自去矣。虽然，湿热自内而出，恒结于中焦而成痞满，必有痰食错杂其间，前辛淡法中，痰郁加星香导痰丸，食滞加沉香百消曲，又生莱菔汁最妙，既开湿火之郁闭，亦消痰食之停留，随症均可加入。

气分指右路，右路敛降，气行则湿行，气降则湿降。宣肺清热达表，使湿邪从皮腠而排泄。理降肺胃之气并芳淡渗湿，使湿邪从两肾膀胱而排泄。汗利兼行，自然湿开热透，表里双解。若有湿热阻遏胸肺的伏气，也会被削减。

湿热结于中焦而成痞满，痞满使胃不能和降，可用半夏、黄芩、黄连、滑石。痞满会有痰或食的积聚，辅以消食与祛痰。生莱菔汁开湿火、消痰食，可以先饮用，不解再用汤药。

本节推荐方剂：

星香导痰丸：制南星，香附，半夏，陈皮，皂角，姜汁。

沉香百消曲：沉香，香附，五灵脂，二丑。

3. 热重于湿

病发阳明，热结在里，治宜内通外达，表里两彻。

《重订广温热论·论湿火之症治》：热多者，热重于湿也。其病多发于阳明胃肠，热结在里，由中蒸上，此时气分邪热，郁遏灼津，尚未郁结血分，其舌苔必黄腻，舌之边尖红紫欠津，或底白罩黄，混浊不清，或纯黄少白，或黄色燥刺，或苔白底绛，或黄中带黑，浮滑黏腻，或白苔渐黄而灰黑。伏邪重者，苔亦厚而且满，板贴不松，脉息数滞不调。症必神烦口渴，渴不引饮，甚则耳聋干呕，面色红黄黑混，口气秽浊。余则前论诸症，或现或不现，但必胸腹热满，按之灼手，甚或按之作痛。宜用枳实、栀豉、合小陷胸汤，加连翘、茵陈之清芬，青子芩（姜水炒）木通之苦辛，内通外达，表里两彻，使伏邪从汗利而双解。渐欲化燥，渴甚脉大，气粗而逆者，重加石膏、知母，清肺气而滋化源；惟芦根、灯心尤宜多用（先煎代水），轻清甘淡，泄热化湿，下行从膀胱而解，外达从白痦而解，或斑疹齐发而解。

按：本节为湿热阻遏胸肺。

舌：舌苔黄色燥刺，或纯黄少白，是阳明热结在里。

舌苔黄腻或底白罩黄，混浊不清，或浮滑黏腻，是湿遏热伏，或有肺气不宣。

苔白而干，是蒸热灼肺伤津。舌之边尖红紫欠津，是肝肺有热，热灼伤津。

苔白底绛，是营分有热。黄中带黑，白苔渐黄而灰黑，黑是肾色，是伤及肾水。苔厚而满，板结不松，是湿遏热伏，热从内蒸。

脉：湿阻经络而热蒸之，故脉息数滞而不调。

神：湿热上蒸，心火不降，故神烦。

症：阳明热结在里，热由中蒸上，湿阻热蒸不散，延及于下，故胸腹热满，按之灼手。木郁贼土，甚或按之作痛。胃热上蒸，现面色红黄黑混，口气秽浊。蒸热刑肺灼津，于是口渴，但因湿蒸而渴不引饮。少阳逆升，故耳聋干呕。

以小陷胸汤加栀豉、枳实清泻胸膈热满痛。其中，瓜蒌开胸痹、涤痰涎、去瘀浊、清心肺。黄连清心胃之火，半夏降肺胃之气、燥湿。豆豉、栀子吐胸膈瘀浊，栀子清心火、除烦郁、泻脾土、除湿热。枳实入胃经，泻痞满、消陈宿、祛湿浊。连翘清解宣散凉膈，茵陈入乙木清热利湿，黄芩清甲木之火，木通辛散降下、利水湿。

渴甚脉大，气促而逆，是阳明热结上熏之下的肺气不降。肺燥之甚，加用石膏、知母，凉金清热、润燥生津。多用芦根清肺热、生津润燥，灯芯利湿导热下行。外达者从白痦出，甚者斑疹齐发。内下者，行于水道，从膀胱排尿而出。或将阳明积热泻出大肠，其湿热从大便而出。

《重订广温热论·论湿火之症治》：至于传变，凡胃家湿热，郁蒸肺气，致肺气不能敷布水精，外达下行，必见烦渴、多汗、斑疹、停饮、发黄等症。

胃家湿遏热伏，胃气不降则肺气不降。肺气郁蒸，只能宣散，不能收敛，于是汗多，甚至斑疹外发。心火不降则心烦，热伤肺津则口渴，渴甚多饮，出现停饮。肺气郁蒸，金不能生水，出现膀胱不利。膀胱不利，水湿不行，于是湿气淫泆，出现发黄等。

（1）肺热渴饮

《重订广温热论·论湿火之症治》：如热汗时出，大渴引饮，轻者用芦根饮子，加花粉、知母之类；重者用白虎汤，加鲜竹叶、鲜枇杷叶之类，清肺气，泄胃热；虚者，加西洋参或珠儿参。盖湿热一症，肃肺清胃，如溽暑炎蒸，凉风骤起，顷刻湿收热退，如登清凉界中矣。

热汗时出，大渴引饮，是肺热伤津，为阳明经热。轻者，以甘凉、甘寒清热生津润燥，重者用白虎汤，肃清肺热。肺得清凉，乃可肃敛。然而胃不降则肺不降，故须"肃肺清胃"同时进行。若为湿热，还需另为辅助。

本节推荐方剂：

加味芦根饮子：芦根，竹茹，天花粉，知母，粳米，鲜荷叶，生姜皮。

（2）肌肤斑疹

《重订广温热论·论湿火之症治》：其有邪走皮肤发疹，邪走肌肉发斑，隐隐不现者，用杏仁、牛蒡、木贼草、栝蒌皮、川贝、银花、连翘、鲜竹叶、通草、紫草、丹皮之类，辛凉开达，轻清透络，最忌辛燥升散，如藿香、厚朴、半夏、升麻、柴胡、川芎、葛根、苏叶、荆芥之类。斑疹已出，热重者，用白虎汤，酌加元参、银花、芦根、紫花地丁，以解毒而宣化之。

对于"其有邪走皮肤发疹，邪走肌肉发斑，隐隐不现者"，是强阳已散蕴于经络肌表，只需凉散即可自出，用浮萍、银花、连翘、杏仁、牛蒡、木贼。但温病阳强阴弱，故首要在于补阴，同时加用清营凉血与清泄肺胃，用生地、丹皮、白芍、玄参、桑皮、川贝、瓜蒌。辛燥升散会出现阳热流散，不可收拾。热重斑疹已出，只需用白虎凉泻肺金，会疹出势减热退。另外，还可辅以丹皮、银花、玄参、芦根凉营清金。

（3）饮停胸膈

《重订广温热论·论湿火之症治》：其饮停胸膈者，必见胸膈满痛，心烦干呕，渴欲饮水，水入则吐等症。斯时须辨舌苔，如舌苔白腻，则属饮重，热因饮郁而陷，宜辛淡化饮，辛能行水，辛润又不烁津，二陈加芥子最妙，重者加细辛两三分尤妙，再加淡渗如滑石、通草、茯苓、猪苓、泽泻、苡仁之类。或用五苓散加清淡，如滑石、淡竹叶、芦根之类。

如饮热并重，湿热与气液互结，舌苔黄腻，宜苦辛通降，佐以淡渗，如小陷胸汤，加枳实、厚朴、浙苓、广皮之类；半夏泻心汤去参、草、大枣，以姜汁炒芩、连代干姜，均加滑石、通草、竹沥、姜汁等味，清化湿热以通利之。便秘者，必有黏涎浊饮，互结胃肠，再加控涎丹四五分，以洗涤之。

饮停胸膈，出现胸膈满痛，心烦干呕，渴欲饮水，水入即吐。其舌苔白腻，可用二陈加瓜蒌、黄芩、黄连、生姜、杏仁、枳壳、泽泻。病痰饮者，总宜温药和之。重者用控涎丹或子龙丹涤除饮郁。

舌苔黄腻，胸膈满闷，心下满，按之痛，脉浮滑，用小陷胸加栀子、豆豉、枳实、杏仁、竹沥、姜汁。心下痞满，按之濡，脉寸浮关沉，用半夏、黄芩、黄连、竹沥、姜汁、滑石、通草。胸膈满闷而便秘，先用己椒苈黄丸，泻胸痞、利大便。胸痞开、大便利后，用猪苓汤加竹沥、姜汁利水清热除饮。对于黏痰浊饮结于胃肠的便秘，可用煅礞石末合枳实导滞丸缓泄之。

（4）瘀遏肌肉，发为阳黄

《重订广温热论·论湿火之症治》：其有湿热瘀遏肌肉，发为阳黄，黄而鲜明如橘皮色，宜苦辛佐淡渗，茵陈五苓散，加栀柏伐木丸，以通泄之。

阳黄，黄而鲜明如橘皮色，是为湿热。黄生于土湿，湿源于阳虚，湿热是黄疸的标症，湿寒是黄疸的本色。本条非为酒疸、谷疸、女劳疸，又不为阴黄，故治以燥土疏木，发表利水，用五苓散，加茵陈、栀子、黄柏，清肝脾热、清相火、利水燥湿。

伐木丸：苍术，黄酒曲，皂矾，醋。

（5）郁遏肝胆，耳聋干呕

《重订广温热论·论湿火之症治》：如湿热郁遏肝胆经脉，耳聋干呕者，宜用连茹橘半汤，加条芩、胆草、石菖蒲等，苦辛开泄。胁痛及欲痉者，重加羚角、石决明、海蛤壳、童便等，以咸降之，即能泻肝，又能化湿，两不相悖。

肝经湿热，胆气逆升，少阳主胆，其脉循胁络于耳，故胸胁痛而耳聋。胆胃不降故干呕。用柴胡、黄芩、芍药、丹皮、茵陈、豆黄卷、瓜蒌、黄连、半夏、竹茹。湿热在脾，合小量大黄、芒硝。欲痉，是肝郁筋脉不柔，用豆黄卷、生白芍、龙胆草、海蛤壳。

（6）胃肠实邪，神昏谵烦

《重订广温热论·论湿火之症治》：即邪传心经，神昏谵烦，亦须辨舌苔。如舌苔黄腻，仍属气分湿热，内蒙包络清窍，与前同一病因，宜用小陷胸汤合半夏泻心汤，去干姜、大枣、参、草，加竹沥、姜汁。或用昌阳泻心汤，辛润以达之，苦寒以降之，清淡以泄之，使湿热浊邪无地自容，其闭自开。极重者，再加太乙紫金丹，如昏蒙而厥者，可加厥症返魂丹。

又有神昏谵烦，若舌苔黄燥、黑燥而有质地，此胃肠实邪，浊气壅闭，清气因之亦闭。宜小承气汤合小陷

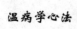

胸汤，急下其邪，以决壅闭；阴虚者，加鲜生地、元参、芦根、鲜冬瓜子等轻清滑利之品，滋燥养阴足矣。若阴柔滋腻药多，虽用大黄，亦恐不解，是滋阴转成伤阴也。

如舌苔黄厚而滑，脉息沉数，中脘按之微痛不硬，大便不解，此黏腻湿热与有形渣滓相搏，按之不硬，多败酱色溏粪，宜用小陷胸汤合朴黄丸，或枳实导滞丸等，缓化而行；重者，合神芎导水丸，或陆氏润字丸等，磨荡而行。设使大剂攻下，走而不守，则必宿垢不行，反成稀水，徒伤正气，变成坏症。

湿热浊邪蕴于胸膈使胸膈痞满，加之心下湿热痞满，阳不降则神不清，出现神昏谵烦，但胃肠未至结燥。用小陷胸合黄芩、枳实、竹沥、姜汁。昏蒙而厥，加菖蒲、胆南星。

"邪传心经"，心经属少阴。神昏谵语是由阳明腑热结实，热气上熏，心液消耗所造成的，不是传到少阴经所造成的。

若神昏谵烦、舌苔黄燥、黑燥而有质地，是胃肠湿热化燥，热邪甚重，转为阳明燥实。加之浊气壅闭，胸膈与心下痞满，以小承气汤合小陷胸汤加黄芩、竹沥、姜汁，急下其邪，以决壅闭。湿温亦阳强阴弱，攻下的同时，需佐补阴之味，可加用生地、丹皮、玄参、麦冬、冬瓜子之类。但随用攻下所佐的补阴柔滋之味，其量不可多。多用，阴主静，主守，阴柔混迹于腑结，与未尽之湿热形成黏腻之积，以至于即使使用大黄也下泻不动，或下泻稀水，但黏腻之积仍然黏在肠壁之上。腑实不动，阳强不减，必然继续伤阴。

中脘痞满，但按之微痛不硬，舌苔黄厚而滑，是湿遏热伏。脉息沉数，数为热，沉为在里。而大便不解，是湿热浊邪黏结于大肠，使得排泄物黏腻难行，大便不仅不硬，反而多为败酱色溏粪。因黏腻是其特点，设使大剂攻下，走而不守，多数必成稀水，少量宿垢反而黏留肠壁不行。因此攻之宜缓，剂型宜丸，小剂量连续使力。湿热胸闷，金郁不开，也是大便不行的原因，因此也用小陷胸汤，以汤送服下列丸剂，如陆氏润字丸或枳实导滞丸。

本节推荐方剂：

昌阳泻心汤：半夏，黄芩，黄连，厚朴，紫菀，鲜枇杷叶，苏叶，鲜菖蒲，鲜芦根，鲜竹茹。

朴黄丸：陈皮，厚朴，制大黄，木香，荷叶水泛为丸，绿豆大，每服9克，小儿减半。

枳实导滞丸：大黄，枳实，神曲，黄芩，黄连，生白术，茯苓，泽泻。

神芎导水丸：川芎，薄荷，生大黄，黄芩，黄连，炒黑丑，滑石。滴水为丸，小豆大，每服10至15丸，日三服。

陆氏润字丸：半夏，前胡，陈皮，枳实，槟榔，山楂，天花粉，白术，酒大黄。以上诸味略炒或晒干为末，姜汁打神曲为丸，梧子大，每服6至9克。

（7）湿热食滞，互结胃肠

《重订广温热论·论湿火之症治》：若舌苔黄如沉香色，或黄黑而燥，脉沉实而小，甚者沉微似伏，四肢发厥，或渴喜热饮，此皆湿热食滞互结胃肠，里气不通之象，酌用三承气汤。当脐及少腹按痛，邪在小肠；胃脘下口及脐两旁按痛，邪在大肠；热结旁流，按之硬痛，必有燥矢，均宜调胃承气汤，咸苦下之。脘腹均按痛，痞满燥实坚悉具，痞满为湿热气结，燥实坚为燥矢，甚则上蒸心包，下烁肝肾，烦躁谵语，舌卷囊缩。宜大承气汤加犀、连急下之。阴伤者，加鲜生地、元参、知母、川柏之类足矣。盖速下其邪，即所以存津液也。

"当脐及少腹按痛，邪在小肠；胃脘下口及脐两旁按痛，邪在大肠"，这些都是大小肠所处的解剖部位，按着痛有硬的感觉，是有结燥停留。热结旁流，而按之硬痛，也是有燥粪，下其燥结，用调胃承气汤。

承气证的舌苔，温热腑证与伤寒阳明腑实者多是干黄无津、老黄而燥、芒刺燥裂，舌质红。症有潮热、谵语、手足濈然汗出，脉沉实。湿温证：舌苔黄滑黏腻而厚，望似有津，扪之则粗涩、板结。也有潮热、谵语或手足汗出等症状。但因湿属阴易郁，抟而不散，故脉可能沉实而小，甚者沉微似伏。其手脚发凉，甚至渴喜热饮，是阳郁于内，逼阴远居。

脘与腹均按痛，痞塞胀满，按之有块，且较坚硬，加之潮热、谵语、手足濈然汗出，舌燥芒刺，与脉沉实等，即可断定是大承气汤证。燥实者去燥实，用硝、黄（调胃承气）；痞满者破痞满，用枳、朴（小承气）；痞满燥实皆有者，即将二者合一（大承气）。

谵语，是胃腑热实，热气上熏，心液消耗所致。舌卷是肝郁营燥而筋脉短缩，以致舌卷不能言。囊缩是温病六日厥阴受之，出现烦满囊缩。温病三日以外，其在三阴，而已入于脏者，是热邪已深。非泻其脏中之阳，则热不去，热不去则脏阴涸。因此宜大承气加鲜生地、玄参、知母、蒌实、丹皮之类。

（8）肠胃蓄血，膀胱蓄血

《重订广温热论·论湿火之症治》：少腹按痛，大便色黑如漆，反觉易行，若其人喜笑若狂，是肠胃蓄血，上干包络；小便色黑自利，是膀胱蓄血，均宜桃仁承气汤急下之，或合犀角鲜地黄汤以清包络。发黄、小便不利、腹满者，茵陈蒿汤缓下之。其间有气虚甚而邪实者，宜参黄汤；阴亏甚而邪实者，宜千金生地黄汤，去芒硝，或养荣承气汤缓下之。即虚极不任下者，宜用雪羹加鲜生地汁、鲜冬瓜汁、元参、栝蒌仁、蜂蜜、梨汁，稍加姜汁之类，咸滑以去著，辛润以清燥，慎勿当下不下，徒用滋腻，俾邪无出路，转至伤阴；亦勿迟回顾

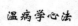

虑，致令失下。虚人尤不可失，失则邪愈盛，正愈衰，后即欲下而不可得矣。

阳明病，其人喜忘者，此必有蓄血，伤其冬藏之气，使水精失藏，致其喜忘。黑色，水气之郁，肾主水而司二便。热在血室，不及大肠，故大便反易，肾病其色必黑。

膀胱太阳之腑，膀胱不清，素有湿热，若表病不解，经热内蒸，热必传太阳之腑，于是膀胱热结。热结不解，必入血室，血热心神扰乱，会出现喜笑如狂。若瘀血自下，则热随血泄，能够不治而愈。瘀血不下，则宜攻之。表未解尚未可攻，表解，但余小腹急结，用桃核承气汤通经下瘀泻湿。结合温病阳强阴弱，相机加用生地、丹皮、玄参、知母一类。

太阳病，六七日经尽之期，有表症已无表脉，脉寸浮关沉当病结胸，今反不结胸，其人发狂者，是热在下焦。热结下焦，其少腹当硬满，若小便自利，是热结血分，下其血乃愈，用抵当汤。太阳病，身黄，脉沉结，少腹硬，小便自利，其人如狂，这是血瘀的脉证无差，用抵当汤。若发黄，小便不利，腹满者，是膀胱湿热之瘀，用茵陈五苓散清利膀胱湿热，腑实加大黄、栀子，或用茵陈蒿汤。

其间有气虚甚而邪实者，于攻下剂中加人参。温病阳强阴弱，有阴亏甚而邪实不大便者，先用鲜生地、当归、阿胶、麻仁、白蜜润下，不下者再加硝、黄。营燥阴弱而痞满者，用养荣承气汤，即以生地、当归、白芍、知母加小量小承气，缓下之。虚极不任下，即不任承气之峻者，用鲜生地汁加梨汁、瓜蒌仁、白蜜清金润肺、泻凝瘀，补阴以泻阳强。加鲜冬瓜汁利水泄热，佐姜汁散降，以滑行润燥以去著。也可以加少量酒大黄、炙甘草以助之。

（9）化燥伤阴，发痉发厥

《重订广温热论·论湿火之症治》：更有湿热化燥，伤及肾阴，旦慧夕剧，面少华色。或邪伤肝之经脉，发痉发厥。审其有热无结，则又惟有酌用阿胶鸡子黄汤，养阴熄风而已。

有热无结，发痉发厥，是肝热营燥，筋脉失滋，治宜重用甘寒滋润，清营养血。旦慧夕剧，面少华色，是阴弱又燥，用生地、熟地、丹皮、白芍、阿胶、鳖甲、玄参、天冬、麦冬、知母、石斛、生牡蛎、五味子。

（10）邪袭精窍，小便涩痛

《重订广温热论·论湿火之症治》：其或病中遗滑，湿热袭入精窍，小便涩痛者，导赤散合加味虎杖散，一面养阴通窍，一面化湿泄热，其症自愈；或用猪苓汤合猴鼠矢散，亦效，切忌用止涩药以强止之。

小便涩痛，一是膀胱湿热，可用竹叶、茯苓、猪苓、泽泻、滑石、通草。一是阴敛不足，可用六味地黄汤加玄参、麦冬、生白芍、五味子。若丙火甚强，热及壬水，用生地、竹叶、黄连、生白芍、栀子。若湿盛，小便不利，用五苓散加茵陈。阳明有热，小便不利，用猪苓汤。若阴分亏损，注意加入养阴清热之味。湿温病中遗滑，是湿热蕴而乙木郁，治以疏木清热利湿。

4. 伏暑

伏暑即湿温之秋后晚发者，湿热内伏，而秋金收敛，其势更缠绵难解。治宜解外澈内，次第分剥。

《重订广温热论·论湿火之症治》：至于伏暑，由夏令吸受之暑气与湿气蕴伏膜原，至秋后而发者是也。《内经》曰：夏伤于暑，秋必痎疟。又曰：逆夏气则伤心，秋为痎疟，奉收者少，冬至重病。此即经论伏暑晚发之明文也。就余所验，发于处暑以后者，名曰伏暑，病尚易治；发于霜降后冬至前者，名曰伏暑晚发，病最重而难治。其伏邪往往因新感而发，如叶氏云，伏暑内发，新凉外束，确多是症。

伏暑，夏伤于暑，汗多耗气伤津，以致气虚窍泄身热。一被风寒，卫闭营郁，外寒束其里热，形成伏暑。处暑以后，天渐秋凉，卫闭不甚，遇外感尚容易外发而解，故曰病尚易治。经霜降后以至冬至前，天地肃杀，履霜坚冰至，寒束卫敛愈甚，使伏气欲发而不能发，郁积于内也甚，于是病最重而难治。

（1）病状似疟，湿遏热伏

《重订广温热论·论湿火之症治》：初起恶寒发热，午后较重，状似疟疾而不分明，继而但热不寒，热甚于夜，恶心胸闷，口干不喜饮，至晨得汗，身热稍退，而胸腹之热不除，日日如是，往往五七候始解，治法须辨其舌。舌苔白腻而厚，或中虽黄黑，而边仍白滑，膜原湿遏热伏也。宜用新定达原饮加藿香、青蒿，达膜原而解外邪。

新感初遇，卫闭恶寒，营郁发热。午时一阴生，因阳强阴弱，阳杀而不敛，故午后发热较重，热重卫敛式微，故继之感觉但热不寒。入夜阳不能纳，故热甚于夜。湿热蕴遏胸肺，致肺胃不降，故胸闷恶心。湿阻致口干不欲饮。子时一阳生，至晨得汗，汗出带走表热，故身热稍退。由于湿热困于肺脾未解，故胸及腹之热未除，且日日如是。七日来复，历更五气，往往五七之候才开始减轻。

舌苔白腻而厚，是湿重。或中虽黄黑，而边仍白滑，是中虽有热，仍为湿盛。治以燥土疏木，发表利水兼清利湿热。方用新定达原饮加藿香、青蒿。青蒿清疏甲木，黄芩、山栀清甲木少阳相火、清降三焦。芦根、知母清金润燥。桔梗、枳壳、栀子、豆豉开胸闷、扫瘀浊、理降痰气。六一散清热利湿。荷叶宣通阳气，藿香降肺胃之气。藿香、青蒿、荷叶发表泄卫散湿。细辛通络，挟润味引金水下行。厚朴、槟榔、草果除己土之湿困。

本节推荐方剂：

新定达原饮：鲜荷叶，黄芩，山栀，芦根，知母，桔梗，枳壳，豆豉，细辛，六一散，厚朴，槟榔，草果。

（2）外邪一解，伏邪自现

《重订广温热论·论湿火之症治》：外邪解而热不罢，汗自出，不恶寒，反恶热，即伏邪发现矣，苔必转黄而糙，或黄厚而腻，症必胸腹痞满，按之软而作痛，大便或秘，或溏，或虽解不多，或虽多而仍觉不爽，小便必赤涩或黄浊。此由浊热黏腻之伏邪与肠中糟粕相搏，必积有溏酱粪。宜用加味小陷胸汤加陆氏润字丸缓通之。或加枳实导滞丸缓下之。往往服二三钱，大解一次，再服再解，不服不解，如此服五六次，行五六次而伏邪始尽。

新感解而内原有热外发，症现热不罢、汗自出、不恶寒、反恶热，是阳明病也。湿热困于肺脾，困于肺，胸部痞满；困于脾，腹部痞满。湿热之气与肠中糟粕互结，形成浊热黏腻之便滞于肠中，故按之软。滞而不动，按之则作痛。湿热则舌苔黄厚而腻，若胃中热盛，阳明燥增，舌苔会转黄而燥。土湿木郁，故大便或秘或溏，或虽解不多，或虽多而仍觉不爽。土湿木郁，湿热蕴蒸，故小便必赤涩或黄浊。治宜开胸痞、除瘀浊、理降肺胃之气、通大便、导溏滞、清热利湿，用小陷胸汤加陆氏润字丸，或加枳实导滞丸缓下之。

（3）里邪已尽，余热阴虚

《重订广温热论·论湿火之症治》：若里邪已尽而热仍不退者，审其舌无多胎，或苔薄而无质地，即邪少虚多，阴虚火旺矣。则一以育阴养液、肃清余热为主，如甘露饮，去熟地，加西洋参、蔗浆、梨汁之类。若虚甚而神气消索，一无实热现象者，甘凉犹不中的，宜用甘平温润之剂，如参麦六味、加减复脉之类，频进而垫托之，切勿见其无速效而中途易法，致令不救。余每见伏邪因中无砥柱，内含空虚，乘虚内陷，得育阴垫托，从中下焦血分复还气分，于胸腹、缺盆、肩、颈、肘、臂等部位，发白痦而解，若枯白无水，则又为阴涸之象，症多不治。

肠中黏腻浊热的溏酱粪已缓下尽去，胸腹痞满已除，因而舌无多苔，或苔薄而无质地。但热仍未退，是阴伤而营热相火未清、中气未复以及金水敛收不足。治以清营热相火、滋肝育阴、补益中气、清凉肺金、敛收金水。热著者，以肃清余热为主，兼以育阴，用甘露饮，以生地、黄芩、茵陈凉营滋肝，清甲乙疏木。以梨汁、茅根清肺热利湿。天冬、麦冬、枇杷叶清肺热、降肺气、凉收金水。洋参、蔗汁补中气润胃燥。无实热之象，虚甚而神气萧索者，以敛收为主，用六味地黄，加人参补五脏之阴、麦冬清润肺胃。以育阴为主，用加减复脉。使浮火尽收，中气得补，内不空虚。正气存内，邪无居处，于是余热、余湿转而出表，发白痦而解。

本节推荐方剂：

加减甘露饮：生地，洋参，天冬，麦冬，黄芩，茵陈，梨汁，蔗浆，鲜枇杷叶，鲜茅根。

参麦六味汤：党参，麦冬，熟地，山药，山茱萸，茯苓，泽泻，丹皮。

加减复脉汤：生地，阿胶，白芍，麦冬，麻仁，甘草。

（4）邪伏血分，病多凶变

《重订广温热论·论湿火之症治》：舌绛干光，或鲜红起刺，症若闷瞀厥逆，日轻夜重，烦躁不宁，左脉弦数者，必邪伏血分，深入阴经也，病多凶变。挽救之法，须审其火重而便通者宜清，石氏犀角地黄汤主之。兼神昏蒙闭者，重加瓜霜紫雪丹。以宣心脑之络热。火重而便闭者宜下，拔萃犀角地黄汤主之，兼风动痉厥者，重加羚羊角、龙胆草、清童便，以熄肝胆之风火。

大势瘥后，一以育阴潜阳为主，三甲复脉汤加减，或以叶氏加减复脉汤，育阴垫托，往往有从里达表，舌起白苔，伏邪由汗而解。将欲汗时，脉必浮缓，苔必宣松。汗解后，白舌苔有即退者，有迟一二日始退者，必得苔净，脉静，身凉，舌之两旁再生薄白新苔，方为邪尽。

厥逆是热郁于内，逼阴远居。营热肝盛，故左脉弦数。木胎君火，乙木热炽而心火盛，故烦躁不宁。阳强阴衰，故日轻夜重。舌绛是营热，舌面干光是胃阴枯而津伤甚，虽阳明热盛但胃腑未有燥结，或燥结未至成实，故只须凉血滋木清风，泻阳明燥热、滋脾肾之阴、清相火。可以重用鲜生地，或用鲜生地汁加鲜百合。兼神昏蒙蔽者，清泻阳明燥热。火重而大便闭结者，通阳明腑气，涤除燥结，在凉血滋木清风的同时，加入承气辈。兼风动痉厥者，重用清凉滋润与使用大承气。

大势瘥后，血枯须补，血燥须润，血热须清，相火须敛。肺胃须清降，中气虚须补，金与水须敛收。

本节推荐方剂：

三甲复脉汤：牡蛎，龟板，鳖甲，阿胶，芍药，麦冬，甘草，生地，麻子仁。

叶氏加减复脉汤：生地，阿胶，北沙参，枇杷叶，麦冬，南枣，人参，炙甘草，生苡仁，燕窝。

（5）伏暑初起，宣解上焦

《重订广温热论·论湿火之症治》：如伏暑初起，有因秋燥及冬温时气触引而发者，舌多燥白，或望之似润，扪之仍糙，症兼咳吐黏痰，胸部串痛，唇干齿燥，或咽干喉痛。当先以邵氏热郁汤，辛凉轻润，以宣解上焦之新邪，余可仍仿前法酌用之。

伏暑，因秋时外气，或冬时外感的风寒所诱发，新感引动伏热，发为温热病。本节所列舌象有，舌多燥白，或望之似润，扪之仍糙，是肺湿热。症兼咳吐黏痰、胸部串痛、唇干舌燥、咽干喉痛，是相火刑金、胃热肺燥津伤。治宜清甲凉乙、清泻肺胃。兼辨别时气类型，以发表润燥，泄卫疏营。

推荐的邵氏热郁汤以黄芩、栀子、薄荷、青蒿清疏甲木，郁金活血理营郁。以桔梗、甘草合瓜蒌皮泻肺之湿郁，连翘、竹叶、生甘草清心胃之火，共同开降胸膈郁痞、清胆胃不降。薄荷、青蒿表散，以宣解上焦之新邪。

本节推荐方剂：

邵氏热郁汤：郁金，黄芩，栀子，薄荷，青蒿，瓜蒌皮，桔梗，连翘，鲜竹叶，生甘草。

第六章 湿病、暑病与痉病

水盛土溃为湿，火盛金烁为暍，燥盛木枯为痉。

一、湿病

太阴以湿土主令，手太阴以辛金而化气于湿土，阳明盛则太阴化气而为燥，太阴盛则阳明化气而为湿，故太阴之经，最易病湿。

膀胱者，津液之腑，气化则能出，肺气化水，渗于膀胱，故小便清长。土湿则肺气埋郁，不能化水，膀胱闭癃，湿气浸淫，因而弥漫于周身。湿为阴邪，其性亲下，虽周遍一身，无处不到，究竟膝踝关节之地，承受为多。一遇风寒感冒，闭其皮毛，通身经络之气壅滞不行，则疼痛热烦，而皮肤熏黄。湿凌上焦，则痛在头目。湿淫下部，则痛在膝踝。湿侵肝肾，则痛在腰腹。湿遍一身，则上下表里，无处不痛，而关窍骨节，尤为剧也。

太阳病，关节疼痛而烦，脉沉而细者，此名湿痹。是土湿肺气埋郁，出现膀胱不利，一遇风寒感冒，闭其皮毛，于是通身经络之气壅滞不行。湿阻关节，故关节疼痛而烦。湿阻脉气，故脉沉而细。湿性沉滞痹着，故名湿痹。湿阻膀胱，气化不行，出现小便不利。此时前窍不通，于是湿气后行，出现小便不利，大便反快而拉稀。治当利其小便。

湿盛则气滞，不通则疼作，阳郁故发热，土郁则色黄。湿盛阳郁，发而为热，热蒸皮毛，泄而为汗。若其人但头上汗出，是阳壅遏于上，未至盛实于中也。湿在太阳之经，脉络壅阻，是以背强。阳气郁遏，不得透发，所以恶寒，以致欲得被覆或向火来取暖。此病要等到湿热内盛，才可使用下法。若下之太早，则胃败气逆，哕而胸满，小便不利，舌上如苔。因为太阴土湿，木气不达，肝脾郁陷，而生下热，是热在丹田。此时胸中无热，惟有湿寒。虽渴欲得水，却不能饮，只是口燥，是因为阳郁于上，故头汗口渴。阳虚火败，肺津不布，凝郁心宫，故舌上如苔，不是因热盛而生苔。

湿家病，湿阻经络，故身疼身重。头中寒湿，故头疼。阳郁于经，故发热、脉大。湿盛气滞，肺金不清，故咳喘鼻塞声重。湿气在表，不关中焦，故腹中和，自能饮食。

风湿相抟，一身尽痛，治当汗出而解。湿本为阳虚，治风湿若发汗太大，会出现风去阳亡，而阴显湿增。又值阴雨湿盛之时，所以湿气仍在。此当微汗以泻之，风与湿俱去也。

平时汗出当风，使汗液郁遏，流溢经隧，阻碍气道，致使经气不利，故一身尽疼、发热。足阳明与足太阴为表里，日晡时分，阳明当令，足太阴司湿欲左旋上奉，因土湿木郁而不得，此时阳明当令，欲发散其湿，故一身尽疼与发热症状，明显剧烈。用茵陈五苓散，多饮热汤，取汗。若发热恶寒，是表气郁闭，加苏叶、青萍以发其汗。

湿旺足太阴脾郁，手太阴肺气壅遏而生上热，小便黄涩，治宜清金利水，以泻湿热，用玄滑苓甘散（玄明粉，滑石，茯苓，生甘草）。若湿邪在胸，肺气壅滞，以致头疼鼻塞，声音重浊，神气郁烦，当于发汗利水剂中，加橘皮、杏仁以泻肺气。

湿家小腹胀满，小便黄涩，是木郁而生下热，用茵栀苓甘汤（茵陈，栀子，茯苓，生甘草），加入栀子，是清膀胱热。若湿热在脾，加大黄、芒硝，清肝热、泻阳明、滑肠道，以解左旋上奉之困。如湿热但在肝家，而脾肾寒湿，用茵、栀泻肝家湿热，苓甘燥土，再加干姜、附子暖脾肾。若膀胱无热，但用猪苓汤利其小便。

湿家之症不可下，下之中败。中败若气脱于上，则额上汗出，微喘。若气脱于下，则小便利，下利不止。上下俱脱，则危殆。

湿有内外之殊，外感则入经络而流关节，内伤则由脏腑而归脾肾，湿为土气，土居水火之中，水阴而火阳，阴阳交感，水火相蒸，则生湿气。火盛则为湿热，水盛则为湿寒。湿热者，治以燥凉，湿寒者，治以燥温。在脏腑者，利其水道，在经络者，开其汗孔。

二、暑病

暑病者，暑热而感风寒也。热则伤气，寒则伤形，寒性闭敛，寒闭其形而皮毛不开，是以气盛而身寒。暑性疏泄，暑泄其气而皮毛不阖，是以气虚而身热。暑病是先伤于暑，于其体内形成气虚身热，而后，又外伤于寒，可见"气虚身热"可以作为伏气看待。

盛暑汗流，元气蒸泄，浴寒水而被清风，玄府骤闭，里热不宣。表闭阳遏，故发热恶寒。阳明不降，故口渴齿燥。表郁湿壅，故身重疼痛。营卫虚涩，故脉细芤迟。盖气不郁则不病，虽毒热挥汗，表里燔蒸，筋力懈惰，精神萎顿。而新秋变序，暑退凉生，肺腑清爽，精力如初也。不遇风寒，未尝为病，及至热伤于内，寒伤于外，腠理忽闭，气耗热郁，于是暑病作也。

汗之愈泄其气，则恶寒益甚。温之愈助其火，发热倍增。下之愈亡其阳，则湿动木郁，淋涩愈加。法宜补耗散之元气而不至于助火，清烦郁之暑热而不至于伐阳。治以清金泻热，益气生津，用人参白虎汤。

人参白虎汤：人参，知母，粳米，生甘草，生石膏

米熟汤成，取大半杯，热服。

暑病状况较多，治当内度本气之虚实，不宜外泥时令之热寒。

三、痉病

痉病者，汗亡津血而感风寒也。太阳之脉，从头下项，行身之背，发汗太多，伤其津血，筋脉失滋，复感风寒，使筋脉挛缩，故颈项强急、头摇口噤、脊背反折也。《素问·诊要经终论》："太阳之脉，其终也，戴眼，反折，瘛疭"，即痉病之谓。以背脊之筋，枯硬而紧急故也。

病人身热足寒、颈项强急、恶寒头热、面赤目赤、头摇口噤、脊背反张者，是痉病。筋司于肝，营司于肝，汗亡津血，营亏血枯，木燥筋缩。而太阳膀胱是津液之府，故汗出津乏致太阳经脉失滋。太阳寒水之经，起目内眦，上额交巅，下项挟脊，抵腰走足。外感风寒，阻遏太阳下行之路，使太阳经气上郁，出现头热身热，面赤目赤，足寒恶寒。太阳之部的经郁筋缩，致太阳之经出现筋脉拘牵、头摇口噤、颈项强急、脊背反折。

太阳以寒水主令，而实化于丙火。清阳左旋，癸水升而化丁火；浊阴右转，丙火降而化寒水。汗亡津血，

阴虚燥动，则丙火不化寒水而生上热，是以身首发热而面目皆赤也。寒水绝其上源，故小便不利反少。背者，胸之府，肺位于胸，壬水生化之源也。肺气清降，氤氲和洽，蒸为雨露，自太阳之经注于膀胱，则胸膈清空而不滞。太阳不降，肺气壅郁，故浊气上冲于胸膈也。太阳之经，兼统营卫，风寒伤人，营卫攸分。其发热汗出，不恶寒者，名曰柔痉，风伤卫也，用瓜蒌桂枝汤。其发热无汗，反恶寒者，是太阳表寒束逼阳明，名曰刚痉，寒伤营也，用葛根汤。

瓜蒌桂枝汤：天花粉，桂枝，芍药，生姜，生甘草，大枣。

煎大半杯，热服，覆衣，饮热稀粥，取微汗。

治风伤卫气，发热汗出者。

葛根汤：麻黄，葛根，桂枝，芍药，生姜，炙甘草，大枣。

煎大半杯，热服，覆衣，取微汗。

治寒伤营血，发热无汗者。

在太阳经，一是太阳病，发热汗出，不恶寒者，为柔痉，用瓜蒌桂枝汤。二是太阳病，颈项强急、发热、恶寒、汗出，中风之证具备。而身体强硬，几几不柔，脉反沉迟，亦为柔痉，用瓜蒌桂枝汤。三是太阳病，发热无汗，反恶寒者，名为刚痉，用葛根汤。四是太阳病，无汗而小便反少，气上冲胸，口噤不得语，欲作刚痉，也用葛根汤。

在阳明经，因为胃土燥热，汗出蒸蒸，加之营郁热蒸，会使筋脉焦枯而缩急。所以在治疗中，要重用清凉滋润之味，不可拘于上两方所述之太阳经法。土燥胃逆，病在阳明，阳明上逆，而为刚痉，故甚者可用大承气汤泻阳明燥热。阳明腑热结燥成实，须用大承气汤泻其燥热、破其壅塞。所以痉病有太阳经者、有阳明经者、有太阳连阳明经者、还有阳明经连腑者，务必给予注意。

痉病若发其汗，会致阳亡火败，里气已亏，表气又虚，会恶寒甚。发其汗已，筋脉枯槁。脉失和缓从容，直上下行，按之紧如弦。

太阳病，发汗太多，亡其津血，筋脉失养，感于风寒，因成痉病。

风病木枯血燥，使用下法，会使津血内亡，出现痉病。若再发其汗，使津血外亡，必苦拘急。

疮家脓血失亡，筋脉不荣，虽感风寒身疼痛，而不可发汗，汗出血枯，筋脉焦缩，会成痉病。

痉病有灸疮，难治。因灸疮艾火燔灼，焦骨伤筋，津血消烁，未易卒复。

痉病，或缘于伤寒之多汗，或缘于产后之亡血。筋脉焦枯，固属阴虚，而汗血失后，实为阳弱。切当照顾中气，不可恣用阴凉，因为汗血亡失，虚者十九也。

下篇选取有代表性的温病学著作，节选分析，去芜存精，融会贯通温学心法。

第一章 《四圣悬枢》

黄坤载著（节选）

温病能按岐伯热病六经辨证提纲而辨治处方者，首推黄元御先生《四圣悬枢》一书，故下篇诸章，先解此书，以正视听。为适应当代读者，对黄坤载原文的个别地方进行了通俗性改写。

1. 太阳经证

太阳经证：发热作渴，不恶寒，头项痛，腰脊强。

太阳一经，足太阳以寒水司气，手太阳以丙火化气，阴盛则壬水司气而为寒，阳盛则丙火化气而为热。温热病内原有热，火旺水亏，故病感一日，营郁热隆金燥，即"发热作渴"。热从内发，阴弱水亏，卫敛甚弱，故"不恶寒"。

太阳为人体之藩篱，故感之先病。太阳一经，自头下项，行身之背，故病感即现头项痛而腰脊强。

一日太阳之治，凉金补水，以助其金水收藏，而收藏为阴，可以改善阴弱水亏。营郁热隆，当清营热，以消其火旺。而开其皮毛，在太阳之表，使之凉宣，一则有助于左路泻营热相火，又可在右路散泻肺热，以成就卫气清凉收敛。

玄霜丹：浮萍 10g，麦冬 10g，元参 10g，丹皮 10g，芍药 10g，炙甘草 6g，生姜两片，大枣一枚。

流水五杯，煎大半杯，热服，覆衣，饮热稀粥，取少汗。

治一日太阳温热病，发热作渴，头项痛，腰脊强。

2. 阳明经证

阳明经证：胸燥口渴，目痛鼻干，身热不得卧。

阳明以燥金主令，足阳明以戊土而化气于燥金，太阴胜则阳明化气而为湿，阳明胜则太阴化气而为燥。故阳明之经，易于病燥。

温热病冬水失藏，相火升炎，胃津既涸，脾精亦亡，太阴之湿，久化阳明之燥。春夏新感，卫阳遏闭，营热郁发，土燥金燔，燥气愈甚，故"胸燥口渴"。阳明经挟鼻络目，行身之前，故"目痛鼻干"。阳明燥热，使阳不能入阴，则不能寐，故"身热不得卧"。

温热病二日，方传阳明之经，腑热未作，法宜清热而发表。热甚者，必伤肺气，当用人参白虎汤，清金泄热，益气生津。

素雪丹：芍药 10g，丹皮 10g，浮萍 10g，玄参 10g，

麦冬 10g，生石膏 10g，葛根 10g，生姜 10g，炙甘草 6g。

流水六杯，粳米半杯，煎大半杯，去渣，热服，覆衣，饮热稀粥，取少汗。

治二日阳明温热病，身热目痛，鼻干不卧，胸燥口渴者。呕者，加半夏 10g。

人参白虎汤：生石膏 15g，知母 10g，粳米半杯，生甘草 6g，生晒参 10g，生姜 10g。

阳莫盛于阳明，燥热在经，不得泄散，迟则胃腑积热。因表郁而又内应，腑热一作，脏阴渐枯，便伏异日死机。故于其腑热未动之前，凉泻经络，以清其热，则后患绝矣。

3. 少阳经证

少阳经证：胸胁疼痛，耳聋口苦，咽干作渴。

少阳以相火主令，足少阳以甲木而化气于相火，顺则下蛰而温肾水，逆则上炎而刑辛金，故少阳之经，最易病火。

温病寒水失藏，相火炎蒸。春夏新感，卫闭营郁，内外合邪，必热盛火发。少阳有二阳在表，三阴在里，在伤寒则三阴经气为寒，故有寒热之往来。但温病之三阴经气，此时却从阳而化热。所以温热病少阳但热而无寒。少阳一经，络耳循胁，行身之侧，故病胸胁痛而耳聋。火曰炎上，故咽干口苦作渴。

红雨丹：柴胡 12g，黄芩 10g，芍药 10g，丹皮 10g，玄参 10g，生石膏 10g，生姜 10g，生甘草 10g。

流水煎大半杯，热服，覆衣，饮热稀粥，取微汗。

治三日少阳温热病，胸胁疼痛，耳聋口苦，咽干作渴者。

相火内郁，则肺金受刑。甲木内郁，则刑胃土。热外无泄路，势必焦土流金，而入阳明。当及时清凉和解少阳，散其炎烈。

4. 三阳经汗法

三阳经络，皆受其病，而未入于脏腑者，皆可汗之而解。但温热病的汗法与伤寒、中风的汗法完全不同。伤寒、中风是内原无热，绝大多数患者阴分不弱，因而可用麻黄、桂枝、羌活等辛温发汗以解表。即使是阴分弱者，也可以通过加用熟地、阿胶、大枣等补肝血、益脾精，仍可使用麻黄、桂枝以发汗。

温热病是内原有热兼有阴弱甚至阴涸，阳盛阴虚，津血枯槁，最忌汗下火攻。若发汗则亡阴，使身热如灼。其阳亢阴绝，使脉尺寸俱浮。毛蒸理泄，故常自汗出。清气消亡，身体重浊。胆热传胃，土困则多眠睡。肺热鼻息粗重，故必多鼾声。上窍机关燥涩，故语言难出。是皆因不能发汗而发汗，造成变症丛生也。

但病在三阳之经可以汗解，既然温热病是阳有余而阴不足，那就先补其阴。阳加于阴谓之汗，若阴弱，阳无阴可加，热不能达外，就只能干烧。其在三阳，未入于脏者，是热邪尚浅，补其经中之阴，补之则汗出，汗出则热退。

温热之病，阳强阴弱。岐伯立法，则曰汗泻，仲景垂戒，则戒汗下，何也？岐伯之示汗泻，补弱阴以泻阳强；仲景之戒汗下，泻强阳必亡弱阴也。

5. 三阳传胃

温热病内热素积。病由外感，表热先发，三阳传经，经热郁隆而外无泄路，必入阳明胃腑，使腑热郁积。因此胃热大作，是在三日之后。

其在三日之内者，表邪郁迫，里热方生，但当发表，未可攻里，表气疏泄，里气自平。若三日之外，腑热已作，则攻腑之法，乃可续用。

胃土燥热，必烁脏阴，其肺脾津液，肝肾精血，久为相火煎熬，又为燥热燔蒸，因而脏阴渐枯。治宜滋其脏阴，泻其腑热，阻止阳亢而阴涸。

白英丹：生大黄15g，芒硝10g，炒枳实6g，炒厚朴10g，炙甘草3g，丹皮10g，芍药10g，生地10g，玄参10g，麦冬24g。

流水煎大半杯，热服。

6. 三阴入脏及治法

温热病内热蓄积，新感诱发，内热郁隆。三日之外，则必入于脏，既入于脏，则无不入腑。新感三日之内，病在三阳，阳盛于外，但是经热，未入于腑，故曰可汗。三日之外，病入三阴，脏阴消烁，是以可泻。

阳明戊土，位居三阳之长，阳盛之极，必皆归向阳明，而入胃腑。温病三日之外，三阴脏病，悉以胃热为根本，虽曰五脏六腑皆受病，而阳明胃腑实是其纲领也。其里热发作，不拘在何脏腑，总以泻胃为主，而兼清本部之气。

肠胃未至燥结，则第滋阴，不须承气。即燥结未甚，亦当俟之六日经尽之后，腑邪内实，用泻热滋阴之法，一下而清矣。若燥热隆盛，则三四五日之内，俱可泻下，急下之。

7. 太阴经证

太阴经证：腹满嗌干，发热作渴。

太阴以湿土主令，手太阴以辛金而化气于湿土，阳明盛则太阴化气而为燥，太阴盛则阳明化气而为湿，故太阴之经，最易病湿。外感风寒以及内伤百病，其在太阴，无不是湿。而唯温热之在太阴，则化湿为燥，因其冬水失藏，相火升泄而脾阴被烁也。温热营郁热旺，相火灼津，湿气被耗，太阴一经布胃络嗌，故腹满而嗌干。

阳明之燥劫夺太阴之湿，于是脾阴枯槁。肺胃津液，肝肾精血，俱以难保。治宜清散皮毛，泻阳明之燥，滋太阴之湿。

黄酥丹：浮萍 10g，生姜 10g，炙甘草 6g，生地 12g，丹皮 10g，芍药 10g。

流水煎大半杯，热服，覆衣。

治四日太阴温热病，腹满嗌干，发热作渴者。

8. 少阴经证

少阴经证：舌干口燥，发热发渴。

少阴以君火主令，足少阴以癸水而化气于丁火，阳盛则丁火司权而化热，阴盛则癸水违令而生寒。故少阴以君火之经，而最易病寒。外感风寒以及内伤百病，其在少阴，无不是寒。而唯温热之在少阴，则化寒为热。以其冬不藏精，水亏火泄，春夏病感，又更值火旺水虚之时。

其经贯肾络肺，而系舌本，故口燥舌干而渴。治宜清散皮毛，泻君火之亢，益肾水之枯。

紫玉丹：浮萍 10g，生姜 10g，炙甘草 6g，生地 12g，玄参 10g，知母 10g，天冬 10g。

流水煎大半杯，热服，覆衣。

治五日少阴温热病，口燥舌干，发热作渴者。

9. 厥阴经证

厥阴经证：烦满囊缩，发热作渴。

厥阴以风木主令，手厥阴以相火而化气于风木，直则木达而化温，曲则火郁而生热。以厥阴乙木，原胎丁火，故厥阴之经，最易病热。

温热病卫闭而遏营血，营郁是以发热。而营藏于肝，故温热病之来，实受于厥阴。隆冬火泄，营血腾沸，春夏新感，卫闭营遏，血热自当加剧。其经循阴器而络肝，故病现烦满而囊缩。治宜清散皮毛，泻相火之炎，滋风木之燥。

苍霖丹：浮萍 10g，生姜 10g，生甘草 6g，生地 12g，丹皮 10g，生白芍 10g，当归 10g。

流水煎大半杯，热服，覆衣。

治六日厥阴温热病，烦满囊缩，发热作渴者。

10. 脏腑治法

脏以太阴为主，所谓脾者，"孤脏以灌溉四旁也"。腑以阳明为主，所谓阳明者，五脏六腑之海，十二经脉之长也。足太阴以湿土主令，足阳明从燥金化气。温热病阳明之燥劫夺太阴之湿，滋太阴之湿泻阳明之燥故已，而推原太阴土湿之所由来，实源于水。而肾水之所以枯槁，一是耗伤于燥土，二是盗泄于风木。所以脏腑治法是：以麦冬润阳明之燥，以地黄滋太阴之湿，以玄参、天冬、知母清金而壮少阴之水，以当归、丹皮、白芍润木而息厥阴之风。而地黄之性，滋湿清风，兼而能之，故三阴并宜。

总结温热病治法，不离汗泻两意，但须清凉滋润而已，这是大法。会岐伯、仲景之义，于《伤寒论》《金匮要略》之113方之中，汗法范方有人参白虎汤，泻法范方有百合地黄汤。由此二范方而通变之，则方剂无穷矣。

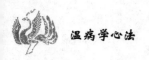

第二章 《湿热病篇》

薛生白著（节选）

全书共46节，1至38节的行文前面均先说是湿热证，至于湿热证的概念是什么，以及在本节构成湿热证的表现症状，都没有先予交代。在述说湿热证三字后，或补上部分症状，或干脆没有说明。由于行文过于简略，无法进行较为准确地判断。为了便于分析与解释，以图充分利用此文的遗存价值，这里有以下几点说明：

本章所述湿热证有一部分是内有伏气的湿温证，按湿温治疗。另外的部分则内无伏气，它们或湿多热少，或热多湿少，或仅是湿气或寒湿，则按伤寒治疗。

凡有可能是湿温证者，先依湿温证概念对所述症状进行分析，然后作出判断。凡明显不是湿温证者，即作出说明说本节不是湿温证，并对节文进行分析。

本书采用人民卫生出版社出版的影印同治二年（1863）的《温热经纬》，载有薛生白的《湿热病篇》，共1到46条[①]，为博采众说，本章采用全部46条。

---

① 46条依据《医道传承丛书》对比。

1. 湿热证，始恶寒，后但热不寒，汗出胸痞，舌白或黄，口渴不引饮。

湿蕴伏太阴肺，肺气不得宣降，阳为湿遏而内热。又新感外有卫闭，故初起恶寒。随着营郁发热，湿热蕴蒸，君相不降，热从内向外表达，以至卫开而为汗，所以汗出。汗出卫开，但营郁未尽泄，所以但热不寒。肺因湿热蕴蒸，而现胸痞闷、苔白。肺热伤津，出现口渴，复因湿气蕴遏，而不引饮。这一节说的是湿温证。

2. 湿热证，恶寒无汗，身重，头痛，湿在表分，宜藿香、香薷、羌活、苍术皮、薄荷、大力子等味，头不痛者去羌活。

卫闭不开故无汗，卫束在表故恶寒。湿困经络，则身重。湿阻太阳不降，故头痛。

在本节运用中，羌活入肝经，疏营郁，泻湿除风发表，其取舍应该看脉。若左关有力似滞，虽不头痛，也可使用羌活。若已现头痛，左寸已大，此时贸然使用羌活，必会致升过，出现头胀、目赤、甚至不能眠睡等情况。这一节说的是湿在表分，还构不成湿温证。

本节治疗，用苍术燥湿运脾，用羌活疏升肝脾胜湿，以薄荷泻散皮毛、发表退热。以牛蒡子发散风湿、清热利咽以凉降肺气，以藿香降胃气。实现肝脾左升，肺胃右降。肺气在宣发中得以敛降，使湿气从汗、尿两路分泄而去。

苍术，味甘微辛，入脾、胃经，燥土利水，泻饮消痰，走而不守，开郁除满。

薄荷，辛凉，入肺经，善泻皮毛，发表退热。

牛蒡子（大力子），苦平，入肺经，发散风湿，清热利咽，表隐疹郁蒸，泻气鼓水胀，散湿气历节肿痛。

羌活，苦平，入肝经，发表泻湿除风。通关逐痹，治中风痿痹，关节挛痛，皮肤瘙痒。

藿香，辛，微温，入脾、胃经，辛温下气，善治霍乱呕吐，心腹胀满，降逆止呕，开胃下食。

香薷，辛，微温，入胃、膀胱经，温胃调中，止呕断利。利水泻湿，利小便，消水肿。治霍乱腹痛吐利之证。

3. 湿热证，汗出恶寒发热，身重，关节疼痛，湿在肌肉，不为汗解。宜滑石、大豆黄卷、茯苓皮、苍术皮、藿香叶、鲜荷叶、白通草、桔梗等味。不恶寒者去苍术皮。

湿在肌肉，经行湿困，故"身重"。湿流关节，经气壅阻，故"关节疼痛"。湿阻营郁，湿热蕴蒸，故发热。阳郁不达，外为卫束，故恶寒。汗出仅能外解经络之湿，而肌肉之湿，初汗难以尽泄，尚需运用清热利湿之法从膀胱而出，所以不为汗解。本节为外湿入经络而流关节，还构不成湿温证。

不恶寒，去苍术皮，或是畏其燥。关节疼痛是湿流关节而致经气壅阻，身重是湿在肌肉，肌肉属脾而脾司湿，因此运脾行湿是必须的。苍术微辛而燥，走而不守，其运行脾湿，可以不去。若脾湿热，或畏其燥，可伍以黄柏。

　　湿在经络，开其汗孔；湿在脏腑，利其水道。本节针对"恶寒发热，身重关节疼痛，且不为汗解"。以苍术燥湿运脾，茯苓利湿燥土，助己土左旋。以荷叶、大豆黄卷疏甲乙木、利湿破瘀，使乙升木荣。荷叶、藿香发表，以出汗散其湿气。桔梗泻肺，藿香降胃，滑石、茯苓、通草利水、泄热、破瘀，使脏腑之湿，通过利尿排出。

　　滑石，甘，微寒，入膀胱经，利水清热。滑窍隧而开凝郁，清膀胱而通淋涩。用于脉浮发热，渴欲饮水，小水不利，以其渗膀胱而泻湿热。用于下伤中气，湿动胃逆，肺郁生热，以其利水泻湿，导热下行。用于身热泄澼，女子乳难，通利小便，荡胃中积聚寒热。

　　大豆黄卷，甘平，利水泻湿，达木舒筋。泻水湿，达木郁，通腠理，逐湿痹，行经脉，破血癥。治水郁腹胀，筋挛膝痛。黑大豆长于利水行血，及其芽生，则更能破瘀而舒筋。

　　茯苓，甘平，入胃、脾、肾、膀胱经，利水燥土，泻饮消痰，安悸动，豁郁满，除汗下之烦躁，止水饮之燥渴。

　　荷叶，辛平，入肝经，舒阳郁，能达巅顶。

　　通草，味辛，入肝、心、膀胱经，长于泻水，治经络结涩，行血脉之瘀塞，行水道之淋癃。

4. 湿热证，三四日即口噤，四肢牵引拘急，甚则角弓反张，此湿热侵入经络脉隧中，宜鲜地龙、秦艽、威灵仙、滑石、苍耳子、丝瓜藤、海风藤、酒炒川连等味。

《伤寒论》：太阳表病不解，表寒束逼阳明，使阳明经气郁遏不得顺降，逆则致项背壅阻，愈格太阳下行之路，甚则致牵引拘急，甚至角弓反张。阳明经气郁而不舒则紧，阳明经行环口，甚则出现口噤。

己土湿热，克壬水而侮乙木。乙郁营郁，外被客寒，出现筋脉郁紧。壬水湿热，小便短涩不利，湿无泄路，致湿气淫泆，流溢经络脉隧，出现身体酸困、肤热不扬，致使太阳经气下行受阻。外被客寒，头痛项强。湿遏卫闭，肺气不宣，再阻太阳之降。于是出现足太阳筋脉郁紧，现牵引拘急，甚则角弓反张。太阳经气束逼阳明，致阳明经气郁满而紧急，于是出现口噤。

5. 湿热证，壮热，口渴，舌黄或焦红，发痉，神昏，谵语或笑，邪灼心包，营血已耗。宜犀角、羚羊角、连翘、生地、元参、钩藤、银花露、鲜菖蒲、至宝丹等味。

壮热口渴、神昏谵语、舌苔干黄、或舌面焦红，是阳明经腑积热。营热甚，出现舌焦红。心火旺，出现笑妄。营热筋脉焦枯，出现发痉。治以泻阳明经腑积热，加用凉血滋木清风、凉收金水。

6. 湿热证，发痉，神昏，笑妄，脉洪数有力，开泄不效者，湿热蕴结胸膈，宜仿凉膈散。若大便数日不通者，热邪闭结肠胃，宜仿承气微下之例。

阳明经热，脉洪数有力，热无泄路，君相不降而盛于上，于是出现神昏。营热盛而心火亢，于是出现笑妄。阳明经热，汗出蒸蒸，多汗伤津，筋脉焦枯，于是发痉。治以泻阳明经热并清营热、清心火。若开泄无效，是因湿热蕴结胸膈。用凉膈散清热通腑、除湿下浊，也可考虑用小陷胸汤加黄芩、连翘、大黄、枳实。

若大便数日不通，是热邪闭结肠胃。若阳明为燥热结滞，则使用承气辈涤腑，同时加用小量清凉滋润之味。若大便为溏酱粪，胸腹热灼，则用小陷胸加枳实导滞丸缓下之。

7. 湿热证，壮热烦渴，舌焦红或缩，斑疹，胸痞，自利，神昏，痉厥，热邪充斥表里三焦。宜大剂犀角、羚羊角、生地、元参、银花露、紫草、丹皮、连翘、鲜菖蒲等味。

先湿郁太阴，出现甲逆肺郁胸痞、乙郁脾陷自利。继之营郁热蕴变盛，营热舌焦红。郁热外现，出现斑疹。阳明积热、君相不降，出现壮热烦渴神昏。营热灼津、筋脉焦枯，出现发痉。阳郁不展，出现生厥。太阴阴涸，故舌萎缩。

治疗上，使用凉血润木清风、清甲木、泻阳明、滋脾阴。考虑胸痞，加用小陷胸汤，或多饮鲜生地加鲜瓜蒌汁，以泻胸腹及阳明积热。本节是湿温证，湿温发于阳明胃肠。

犀角，苦酸寒，入肝、胆、心经。泻热除烦。

羚羊角，苦咸微寒，入肝经。清散肝火，明目舒筋，破瘀行血，消胀止痛。

生地，甘微苦，入脾、肝经。凉血滋肝，润木清风，泽燥金，润脾阴，开约闭。

玄参，甘微苦，入肺、肾经。清肺金，生肾水。涤心胸烦热，凉头目郁蒸。

紫草，苦寒，入肝经。清肝凉血。

丹皮，苦辛微寒，入肝经。行瘀血，泻郁热。

连翘，苦凉，入脾、膀胱经。清心火除郁热，利水泻湿开癃。能行血通经，凉营散结，消肿排脓。

8. 湿热证，寒热如疟，湿热阻遏膜原，宜柴胡、厚朴、槟榔、草果、藿香、六一散、苍术、半夏、干菖蒲等味。

寒热如疟，是说寒热往来，象疟而非疟。湿热阻遏膜原的解释已如前所述，兹不赘叙。

暑日汗出冒雨、汗出涉水、汗出沐浴等，在汗孔大开之时，水湿乘虚而入。再遇凉风，卫闭不开，若胃阳不强，水湿则留于表肤之下、腠理之旁而不能外泄。"三焦腠理，乃元真通会之处"。外湿内郁，使三焦少阳郁而不疏。少阳者，位居两阳之内，三阴之外，即所谓半表半里。少阳不疏，于是外发因营郁则热，内敛因卫束则寒，出现寒热往来，如疟之状。

本节内有，湿热阻遏膜原是伏气；外有，寒热往来是新感。若发展必里应外合，成为湿温，属于湿温发于太阴肺脾。

本节所列柴胡、厚朴、槟榔、草果、藿香、苍术、半夏、干菖蒲、六一散等味，用于脾湿或湿重于热且阴分不亏者。以柴胡疏降少阳，以半夏、藿香、厚朴、菖蒲、六一散降肺胃，清热利湿。以苍术、草果运脾温寒祛湿，槟榔破滞祛湿，推陈降浊，行气消满。

柴胡，苦微寒，入胆经，左疏右降，主心腹胃肠中结气，饮食积聚，寒热邪气，推陈致新。清胆经郁火，泻心家烦热，降胆胃之逆，升肝脾之陷。行经于表里阴阳之间，治往来寒热，胸胁硬满，眼红耳热，口苦咽干，胃口痞痛，头目晕眩。血室郁热，瘰疬痔陷。

半夏，辛平，入肺、胃经。降肺胃之气。下冲逆而止咳嗽，降浊阴而止呕吐。排水饮，清涎沫。开胸膈胀满，消咽喉肿痛。平头上眩晕，泻心下痞满。治反胃，安惊悸。半夏与清敛同用，不惧在上火金之旺。

厚朴，苦辛微温，入胃经，破壅塞而泻胀满，行滞涩而止疼痛，下冲逆而平喘嗽。用于泻满消胀，泻满降逆，泻满攻里。行滞降浊，行滞止痛与降逆平喘止咳。

治反胃呕吐，肠滑泄利，宿食停水，泄秽吞酸，腹肠雷鸣。

草果，味微苦，气温，入脾、胃经。燥湿除寒。用于化食滞，祛痰饮，消痞满。治脘腹冷痛、反胃、呕吐、泻利、食积、疟疾。

槟榔，味苦辛，气温，性涩，入脾、胃经。降浊下气，破郁消满。化水谷陈宿，行痰饮停留。下气破滞，磨坚行瘀。若气虚作胀，则会损正。

菖蒲，味辛，气平，入心经，下气行郁，开心益智。其气辛烈疏通，开隧窍瘀阻，除神志迷塞，消心下伏梁，逐经络湿痹。

六一散，滑石与生甘草，组成为六比一。用于暑日受湿，身热烦渴，小便不利，或泄泻。方中滑石甘淡性寒，体滑质重，既可清解暑热，以治暑热烦渴，又可通利水道，使三焦湿热从小便而泄，以除暑湿所致的小便不利及泄泻。生甘草甘平偏凉，能清热泻火，益气和中，与滑石相伍，一可甘寒生津，使利小便而津液不伤；二可防滑石寒滑重坠以碍胃。二药合用，清热利湿，能使三焦湿热从下焦渗泄，则热、渴、淋、泻诸症可愈。

9. 湿热证，数日后脘中微闷，知饥不食，湿邪蒙绕三焦，宜藿香叶、薄荷叶、鲜荷叶、枇杷叶、佩兰叶、芦尖、冬瓜仁等味。

脘中微闷，是胃气不降，甲木碍胃则不欲食，相火不降则易饥。脘闷胃气不降则肺气不降，于是水上绝源，三焦不利，小便黄涩。治宜清疏甲木，发表散湿，清降肺胃，清热利湿。本例为湿蕴中焦，胆胃不降，应该不是湿温证。

10. 湿热证，初起发热，汗出胸痞，口渴舌白，湿伏中焦，宜藿梗、蔻仁、杏仁、枳壳、桔梗、郁金、苍术、厚朴、草果、半夏、干菖蒲、六一散、佩兰叶等味。

湿蕴胸肺则胸痞，肺不能宣降，卫司于肺，卫束营郁，湿蕴阳遏，则发热、汗出。相火灼津，则口渴。病在肺金，故舌苔白。若湿伏中焦，应该有明显的胃湿或脾湿，胃湿则苔腻，有欲呕、口干不欲饮、舌苔黄。脾湿亦苔腻，有食不下、腹满或泄利。本节是湿温证初起，属于湿蕴胸肺。

藿梗，藿香之梗，藿香辛温下气，降逆止呕，梗长于行气，治心腹胀满。

白蔻仁，辛香，入肺、胃经，清降肺胃。降肺胃冲逆，止呕吐下食。开胸膈郁满，消腹中胀痛。白蔻秉金秋之气，若秋金之清敛收炎夏之热腾，嚼之辛凉清肃，肺腑郁烦，应时开爽。

杏仁，味甘、苦，入肺经。降冲逆而开痹塞，泻壅阻而平喘嗽，消皮腠之浮肿，润肺肠之枯燥。

桔梗，苦辛，入肺经。散结滞而消肿硬，化凝郁而排脓血，疗咽痛如神，治肺痈至妙，善下冲逆，最开壅塞。苦泻辛通，降逆疏壅，用于清头面，治目痛，通鼻塞，疗口疮，止气喘，平腹胀，调痢疾，破血瘀。

枳壳，微辛，微苦，入肺、胃经。收于金秋，理降肺胃之气。

郁金，辛苦微寒，入肺经。降肺气，泻心火，破结行瘀，止吐衄便溺诸血，消经产心腹诸痛。

佩兰叶，辛平，入肺经，散湿气。

11. 湿热证，数日后自利，溺赤，口渴，湿流下焦，宜滑石、猪苓、茯苓、泽泻、萆薢、通草等味。

脾湿郁遏肝木，肝脾双郁，会使水谷不消。若谷气瘀浊，则易化为热。瘀热前行，下流膀胱，会使小便黄赤不利。若水谷不别，尽入二肠，下行则变为自泄利。大便水泄则小便量少，会出现尿赤涩不利。治宜疏木清相火、清热利湿，利小便则实大便，大便实则自利愈。

猪苓，甘平，入肾、膀胱经。开汗孔泻湿，清膀胱通淋，泻饮消痰，利水燥土。

泽泻，咸微寒，入肾、膀胱经。利水通淋，泻湿燥土。除饮家眩冒，疗湿病燥渴。

萆薢，苦平，入膀胱经。疏泄水道，驱经络关节之湿，能舒筋壮骨。

12. 湿热证，舌遍体白，口渴，湿滞阳明，宜用辛开，如厚朴、草果、半夏、干菖蒲等味。

太阴司湿，太阴湿盛，阳明无力，胆木不降，湿浊全升，致舌遍体白。湿阻津行，故口渴。用黄芽汤加苏叶、杏仁、白蔻、清半夏、厚朴。注意是否有易怒、咽干、目眩，以及脘闷、欲呕等症状。

13. 湿热证，舌根白，舌尖红，湿渐化热，余湿犹滞，宜辛泄佐清热，如蔻仁、半夏、干菖蒲、大豆黄卷、六一散、连翘、绿豆壳等味。

"舌尖红"，君火不降。舌根白，中下有湿而无热。治以泻散湿气，佐以清降君相之火。

14. 湿热证，初起即胸闷不知人，瞀乱大叫痛，湿热阻闭中上二焦。宜草果、槟榔、鲜菖蒲、六一散、芫荽，各重用，或加皂角，地浆水煎。

湿气阻肺，使肺不能宣降，湿气外无泄路，内不能向下渗利，因而胸闷。湿阻阳郁神昏，故不知人，甲木不降，甚则瞀乱。辛金不降，木气郁勃，肝胆之经布于胸胁，冲击故大叫痛。治宜小陷胸加黄芩、栀子、豆豉、桔梗、枳壳、豆黄卷、草果、菖蒲、六一散。

芫荽，辛微温，入肺经，发表散湿。

皂角，辛苦涩，入肺经。降逆气，开壅塞，止咳喘，化痰涎，涤垢浊，通关窍。

15. 湿热证，四五日，口大渴，胸闷欲绝，干呕不止，脉细数，舌光如镜，胃液受劫，胆火上冲，宜西瓜汁、金汁、鲜生地汁、甘蔗汁，磨服郁金、木香、香附、

乌药等味。

壮火灼津，故口大渴。营热津乏，故脉细数。胃阴近涸，故舌光如镜。胆胃不降，故干呕不止。治以生地汁为首，滋胃燥，润脾阴，同时凉血滋木清风。西瓜汁滋肺阴、生肾水，甘蔗汁补胃津，润中缓急。

湿热阻遏胸膈，出现胸闷，加之干呕胃逆，气升不降，故使胸闷欲绝。胸闷、干呕可配服小陷胸汤加竹茹、黄芩、旋覆花。

16. 湿热证，呕吐清水，或痰多，湿热内留，木火上逆。宜温胆汤加瓜蒌、碧玉散等味。

"呕吐清水"，是胆胃不降，可用柴芍二陈加黄连、黄芩、吴萸。"或痰多"，可用温胆汤加瓜蒌、杏仁、黄连清泄肺气下痰，再加碧玉散清热利湿。若风木盗泄，呕吐清水，或痰多，可考虑金水六君煎，或六味地黄丸加黄柏、苍术。若为饮症，可用小青龙加生石膏、生姜，或苓桂术甘加瓜蒌、杏仁、半夏、厚朴、竹沥、姜汁。

17. 湿热证，呕恶不止，昼夜不差，欲死者，肺胃不和，胃热移肺，肺不受邪也，宜用川连三四分，苏叶二三分，两味煎汤，呷下即止。

"呕恶不止，昼夜不差，欲死"，说明呕哕势盛，已历昼夜而不止，患者自我感觉上是极其痛苦。呕是胃逆，能造成胃逆的因素很多，须对症治疗，用苏叶、川连有止呕作用。

胃热不一定呕逆，"胃热移肺"，胃不降则肺不降，胃热上熏与君相之火不降，会出现肺热。说"肺不受邪"，在上述情况下，肺不可能不受邪热。肺胃不和，不会引起呕恶，呕恶在于胃逆，或胆胃不降。

18. 湿热证，咳嗽，昼夜不安，甚至喘不得眠者，暑邪入于肺络。宜葶苈、六一散、枇杷叶等味。

"咳嗽，昼夜不安，甚至喘不得卧者"，治宜宣、清、泄、降肺气，兼疏清甲乙、降胃气。暑日得之，若内原无热，可用麻黄宣泄皮毛。若内原有热，可换用辛寒浮萍。用生石膏、麦冬清肺，用苦杏仁、桔梗泄降肺气，以清半夏、厚朴降胃气。清利湿热可用滑石、茯苓、猪苓。不是暑邪入于肺络，它进不来。

19. 湿热证，十余日，大势已退，惟口渴，汗出，骨节痛，余邪留滞经络，宜元米汤泡于术，隔一宿去术煎饮。

汗出湿退，残余之湿，流散于节，阻遏经气，故骨节痛。生白术疗口渴之湿，主风寒湿痹，粳米补中气、利尿退热、生津止渴。

20. 湿热证，数日后，汗出热不除，或痉，忽头痛不止者，营液大亏，厥阴风火上升，宜羚羊角、蔓荆子、钩藤、元参、生地、女贞子等味。

"汗出热不除"是营郁未解。汗出津伤，筋脉枯燥，出现柔痉。乙郁甲逆，少阳逆升，冲击头首，故出现"忽头痛不止"。以羚羊角清肝热，以生地、女贞凉血滋木清风，玄参清头眩之热、生肾水。可加丹皮、黄芩、生牡蛎、天花粉、知母。

21. 湿热证，胸痞发热，肌肉微疼，始终无汗者，腠理暑邪内闭，宜六一散一两，薄荷叶三四分，泡汤调下即汗解。

暑日汗出遇水，汗孔大开，水气乘虚而入。再遇凉风，卫闭无汗，营郁发热，肺不宣不降而感胸痞。湿阻经络，肌肉微疼。以薄荷叶凉散皮毛，一散营热相火、二宣肺气之郁、三清肺气之热。以六一散清热利湿，使湿热从汗尿而解。泡服，发散之力更大。

22. 湿热证，按法治之数日后，忽吐下一时并至者，中气亏损，升降悖逆，宜生谷芽、莲心、扁豆、米仁、半夏、甘草、茯苓等味，甚者用理中法。

吐下一时并至，则湿热所致腑满基本可除。吐下并至，则中气必伤。若吐下未止，用桂苓理中加半夏、生姜。若吐下已止，用六君子丸。

23. 湿热证，十余日后，左关弦数，腹时痛，时圊血，肛门热痛，血液内燥，热邪传入厥阴之证，宜仿白头翁法。

血液内燥，是血还是液？意思是血热营伤。左关脉以候肝，数为阳，弦数阳进，是厥阴阳复太过。余热伤阴，郁蒸营分，出现肛门热痛。风木摧剥，致使大便下血。乙木克贼己土致腹时痛，用白头翁汤。

24. 湿热证，十余日后，尺脉数，下利，或咽痛，口渴，心烦，下泉不足，热邪直犯少阴之证，宜仿猪肤汤凉润法。

湿热肺胃不降，十余日后，三焦相火不升，致尺脉数。肺为水之上源，肺热不降，水上乏源，出现下泉不足。君火不降则心烦，火逆于咽则咽痛、口渴。肝脾郁陷，则下利。症状下轻而上重，可用桔梗、生甘草、玄参、黄芩、黄连、柴胡、生白芍、栀子。不是什么热邪直犯少阴之证。

25. 湿热证，身冷，脉细，汗泄，胸痞，口渴，舌白，湿中少阴之阳，宜人参、白术、附子、茯苓、益智等味。

汗出伤阳，多汗亡阳，以致身冷、脉细、舌苔白。浊气上僭则胸痞，多汗伤津则口渴。用理中汤加清半夏、厚朴、砂仁、附子，不是什么"湿中少阴之阳"。

26. 暑月病初起，但恶寒，面黄，口不渴，神倦，四肢懒，脉沉弱，腹痛下利，湿困太阴之阳，宜仿缩脾饮，甚则大顺散、来复丹等法。

太阴证，中虚脾弱，故"面黄、神倦、四肢懒、脉沉弱"。脾湿口满津，故不渴。土湿木贼，故"腹痛下利"。"初起但恶寒"，是中阳不足。病发值火令，实质乃中寒，用理中汤。

27. 湿热证，按法治之，诸症皆退，惟目瞑则惊悸梦惕，余邪内留，胆气不舒，宜酒浸郁李仁，姜汁炒枣仁，猪胆皮等味。

"目瞑"当阳气入阴。少阳根于癸水，若胆木失根，则为"惊悸梦惕"。不是胆气不舒，是不能根下。治宜补中，温下元敛降，使相火归根。用柴胡、生龙骨、生牡蛎、清半夏、黄芩、党参、生姜、茯苓、炙甘草、附子。

28. 湿热证，曾开泄下夺，恶候皆平，独神思不清，倦语不思食，溺数，唇齿干，胃气不输，肺气不布，元神大亏。宜人参、麦冬、生谷芽、川石斛、木瓜、生甘草、鲜莲子等味。

"开泄下夺"，损津伤气，重者伤阳。中气虚弱，故"倦语不思食"。其左旋上奉，阳升火化为弱，故"神思不清"。枢转不足阳弱，水气下趋，故"溺数"。水上奉者少，肺胃为燥，故"唇齿干"。以人参、甘草、鲜莲子润补中气，谷芽健脾，麦冬、石斛清润肺胃、益肾水，生草清热。木瓜敛疏泄，以止溺数。

29. 湿热证，四五日，忽大汗出，手足冷，脉细如丝或绝，口渴，茎痛，而起坐自如，神清语亮，乃汗出过多，卫外之阳暂亡，湿热之邪仍结，一时表里不通，脉故伏，非真阳外脱也，宜五苓散去术，加滑石、酒炒川连、生地、芪皮等味。

大汗伤阳，汗出过多，几近亡阳，出现手足冷，脉细如丝或欲绝，这伤的是中阳与肝脾生发，非仅卫外之阳。汗出过多，以致津涸，出现口渴、茎中痛。汗后应神疲倦怠，但汗后若不甚疲倦，考虑脉伏，寻至筋骨部位反而不弱，必是内有湿热结聚，抟而不散在支持。但不至于有"神清语亮，起坐自如"那样好的状态。对其内伏湿热治以发表燥土，清热利湿。考虑益肺气固表，用黄芪。因有小便不利，内有湿阻，汗后阳衰，可以使用五苓散。因为左脉弱细如丝，用桂枝可以疏营起脉，但桂较辛燥，又考虑阴伤，可伍以熟地、制首乌、阿胶。用二苓、泽泻加滑石，清里热、利内湿，利水以退热。黄连苦燥，可以不用。结热明显可去白术，不明显不去术反而有益。

30. 湿热证，发痉，神昏，独足冷，阴缩，下体外受客寒，仍宜从湿热治，只用辛温之品，煎汤熏洗。

下体外受客寒，逼使阳气在上，湿阻阳降，上而不下，故上部热。湿热交蒸，甚至神昏。津乏筋脉失滋，故发痉。下部冷，足冷阴缩，治以仅温下部之寒，而不助上部之热，故仅以辛温之品煎汤外洗下部，将下部之客寒向外疏解。下部温暖了，上部之热就可下来，上热下行，上部也就不会过热了。

31. 湿热证，初起壮热，口渴，脘闷懊憹，眼欲闭，

时谵语，浊邪蒙闭上焦，宜涌泄。用枳壳、桔梗、淡豆豉、生山栀，无汗者加干葛。

阳明湿热，蒸热不泄，故壮热口渴、时谵语。肺胃不降，君相在上，造成痰热滞塞，故脘闷胸痞。痞闷热蒸，故心情懊恼。阳郁不开，则目欲闭。在上者引而越之，用栀豉汤。豆豉调中气、吐瘀浊而开窒塞，栀子清烦热。加桔梗开泄在上之凝郁滞涩，加枳壳宽胸、理降肺胃之气，使浊邪移动，得吐而去，然后不碍君相下降。若无汗是卫气外束，愈格太阳下行之路，使阳明经气郁满，加葛根疏降阳明郁满之气。

32. 湿热证，经水适来，壮热口渴，谵语神昏，胸腹痛，或舌无苔，脉滑数，邪陷营分，宜大剂犀角、紫草、茜根、贯众、连翘、银花露、鲜菖蒲等味。

"壮热口渴、谵语神昏、脉滑数"，这本是阳明经腑积热症状。今经水适来，血室开放，引起热入血室，致使营分热盛，这是阳明经腑积热又加营血热盛。舌无苔是燥热盛而胃阴涸，胸腹痛是甲乙郁勃不宁。用大剂鲜生地，滋胃燥、润脾阴、补肾水、凉血滋木清风。辅以丹皮、白芍清营热，加天冬、知母、玄参，清肺金、益胃阴、生肾水，以生石膏、麦冬清润肺胃之燥。若阳明腑燥结已成，则应加用生大黄或用承气汤。

33. 湿热证，上下失血或汗血，毒邪深入营分，走窜欲泄，宜大剂犀角、生地、丹皮、赤芍、连翘、紫草、

茜根、银花等味。

向下失血，宜清乙固中气。向上失血，宜清降肺胃之气，佐以清甲木、凉营。若先有胃腑积热，则清泄阳明积热当在首先，或白虎、或承气、或百合地黄等。若营热甚重，血热妄行，以致"上下失血"与"汗血"，治以凉血，佐以清泻肺胃。"汗血"，即皮肤出血，又称肌衄，直接清营、凉散发表，并清泻肺胃。

34. 湿热证，七八日，口不渴，声不出，与饮食亦不却，默默不语，神识昏迷，进辛香凉泄，芳香逐秽俱不效。此邪入厥阴，主客浑受。宜仿吴又可三甲散、醉地鳖虫、醋炒鳖甲、土炒穿山甲、生天虫、柴胡、桃仁泥等味。

"口不渴"，是无热气伤津，阳不盛。与"饮食亦不却、默默不语，声不出，神识昏迷"，是土虚湿郁，阳不得开，阳并不盛却不得开，是因甲乙之郁。需用柴胡疏甲乙之郁，炒鳖甲破结，穿山甲破结行瘀，土元、桃仁活血逐瘀，生僵蚕破除肝郁。还可加补中燥土利湿之味。

35. 湿热证，口渴，苔黄起刺，脉弦缓，囊缩舌硬，谵语，昏不知人，两手撮搦，津枯邪滞，宜鲜生地、芦根、生首乌、鲜稻根等味，若脉有力，大便不通者，大黄亦可加入。

"囊缩"是温热病传厥阴症状，肝主筋，"舌硬"是津涸筋缩。"脉弦缓","两手撮搦",弦为肝,撮搦是动风,是病现肝经,乙郁营伤风动。

"苔黄起刺"、"谵语、昏不知人",是阳明胃腑热结。方其大便结燥未实,在承气之先,可考虑先用大剂鲜生地凉血滋木清风,以解乙木症状。并辅以芦根、玄参、生白芍、丹皮、天花粉清肺润燥疗口渴,使其腑气顺行。大便仍不通,加生大黄清血热、通腑气。

36. 湿热证,发痉,撮空,神昏笑妄,舌苔干黄起刺,或转黑色,大便不通者,热邪闭结胃腑,宜用承气汤下之。

阳明胃腑热结,热无泄路,向上熏蒸,致心液消耗,出现神昏谵语。营热内燔,木炽火炎,出现"笑妄"。木枯风动,"发痉撮空"。胃腑燥热,"舌苔干黄起刺"、"大便不通"。"转黑色"是肾水近涸。用大承气汤加鲜生地、生白芍下之。

37. 湿热证,壮热口渴,自汗身重,胸痞,脉洪大而长者,此太阴之湿与阳明之热相合,宜白虎加苍术汤。

"壮热口渴",自汗出,"脉洪大而长者",是阳明经热不泄,迟则胃腑积热。胸痞是手太阴肺为湿热阻遏,使肺气不宣、不清、不降而痞塞。湿走肌肉,故"身重",而肌肉属脾。治当清阳明经壮热,祛手足太阴之湿并运脾。用白虎汤加苍术,合小陷胸加枳实。

38. 湿热证,湿热伤气,四肢困倦,精神减少,身

热气高，心烦溺黄，口渴自汗，脉虚者，用东垣清暑益气汤主治。

肺为水之上源，上焦开发，宣五谷味，熏肤充身泽毛，如雾露之溉。气清则凝化津水，津旺则金润，水利则土燥。水愈利则土愈燥而气愈清，气愈清则津愈旺而水愈利。故生津止汗之法在于益气清金，清金之法在于利水燥土。非气清则水不能化津，非津凝则不能生水。水非气清则不利，气非土燥则不清，土非水利则不燥。欲燥其土，必利其水，欲利其水，必清其气，欲清其气，必燥其土。

本条病机是，金不清而水上乏源，土已燥而中气虚馁，可以使用清金益气、补中滋降、发表利尿之法，用竹叶、人参、麦冬、生石膏、粳米、生甘草、滑石、桑叶。

39. 暑月热伤元气，气短倦怠，口渴多汗，肺虚而咳者，宜人参、麦冬、五味子等味。

暑日受热，汗出窍泄，气虚身热。多汗伤津则口渴，多汗伤气，热亦伤气，则气短怠倦。肺气虚不收不降则虚咳。治以清金泄热、补肺生津、清降敛收金水。轻者可用玄参、北沙参、生晒参、麦冬、煅牡蛎、五味子。热气稍重，则要用白虎加人参汤。

40. 暑月乘凉饮冷，阳气为阴寒所遏，皮肤蒸热，凛凛畏寒，头痛头重，自汗烦渴，或腹痛吐泻者，宜香

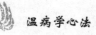

蕾、厚朴、扁豆等味。

暑月乘凉，寒凉之气外感。当此盛暑汗流，元气蒸泄之际，忽然汗孔阖闭，致使里热不宣，出现"皮肤蒸热，凛凛畏寒，头痛头重，自汗烦渴"。用人参白虎汤。

暑月饮冷，寒凉之饮入胃，出现"腹痛吐泻"，是太阴证，用理中汤。

暑月既乘凉又饮冷，外有"皮肤蒸热，凛凛畏寒，头痛头重，自汗烦渴"，内有"腹痛吐泻"，先用桂苓理中温其内寒，去除腹痛吐泻，而后解表。

41. 湿热内滞太阴，郁久而为滞下，其证胸痞腹痛，下坠窘迫，脓血稠黏，里急后重，脉软数者，宜厚朴、黄芩、神曲、广皮、木香、槟榔、柴胡、煨葛根、银花炭、荆芥炭等味。

湿热内滞太阴，手太阴湿热遏阻致成胸痞，足太阴湿困有一种结果就是，乙木庚金郁陷。前为金郁不开，后为木郁不开，都有可能出现滞下。金愈郁愈敛，使气滞而不通。木愈郁愈泄，使血脱而不藏。下不能下，又必须下，于是形成滞下，出现"腹痛""下坠窘迫""里急后重"的症状。风木摧剥血络，出现"脓血黏稠"。以桂枝、芍药、丹皮疏木凉血清营热，以茯苓、泽泻、甘草利湿燥土，以橘皮理降肺胃之气，以杏仁、半夏、瓜蒌、黄连、藿香宣泄肺郁，以肉苁蓉滋肝滑肠、荡涤陈宿。热重直接用白头翁汤。

42. 痢久伤阳，脉虚滑脱者，真人养脏汤加甘草、当归、白芍。

痢疾总归于太阴之湿，水病则生寒，木病则生热。土湿水侮，则郁而为湿寒；土湿木克，则郁而为湿热。湿寒用桃花汤，温燥己土；湿热用白头翁汤，凉泻肝脾。

虽痢疾日久，但疏木燥土利湿，视情况或不可废。再量其气损是否补气，量其营伤是否养血，肝脾双陷，自要升提，以回滑脱。

若痢疾日久，变为脉虚、大便滑脱易行，是已无每次量少、频繁如厕、腹痛里急后重的乙木郁于庚金之象，表明此症现已不是痢疾，而应归属于泄泻。泄泻伤阳脉虚，用桂苓肉蔻理中汤加赤石脂。

43. 痢久伤阴，虚坐努责者，宜用熟地炭、炒当归、炒白芍、炙甘草、广皮之属。

大便时"虚坐努责"，便不出来，使劲也出不来，只有继续力等，而出来的大便并不干涩、不干硬者，并未有腹痛里急后重，是金郁或气虚。对于完犹未完，尽犹未尽，只有再延长时间来以求多便，但延长也效果不显，是木郁或血虚。

本节用归、地、芍滋木养营，橘皮理降肺胃之气，甘草补中。对于尽犹未尽者，有一定缓解作用。

44. 暑湿内袭，腹痛吐利，胸痞脉缓者，湿浊内阻太阴，宜缩脾饮。

没有内袭之说。脉缓、无显热，是暑微湿盛。湿盛胃逆则吐，湿困手太阴则胸痞。湿困足太阴致乙木郁，乙郁克己土，则会出现腹痛、泄利。本节所述是太阴证，可用半夏、藿香、杏仁、厚朴、防风、苍术、薏仁加黄芽汤。

45. 暑月饮冷过多，寒湿内留，水谷不分，上吐下泻，肢冷脉伏者，宜大顺散。

"暑月饮冷过多"，伤及中阳，出现"水谷不分"，下泄为利。土湿胃逆，兼而为吐。"肢冷脉伏者"，是中阳已衰。用茯苓四逆汤，加半夏、生姜、桂枝、草果。

46. 腹痛下利，胸痞，烦躁，口渴，脉数大，按之豁然空者，宜冷香饮子。

脉大，"按之豁然空者"，是肺气虚损甚。肺虚气不能收，使脉气浮散，故按之豁然空。"数大"是君相之火亦不能收，火在上，故而烦躁口渴。湿困足太阴，土湿木克，"腹痛下利"。湿困手太阴，胸满痞塞不舒。用生黄芪、白蔻、黄连、玄参、麦冬、五味子、茯苓、滑石、泽泻、桂枝、生白芍、党参、炙甘草。

第三章 《温热论》

叶天士著（节选）

1. 温邪上受，首先犯肺，逆传心包。肺主气属卫，心主血属营。辨营卫气血，虽与伤寒同，若论治法，则与伤寒大异。

所谓的温邪是指在人类活动中，直接感受暑气，如暑天户外徒步或工作。长时间面对高温，如炼铁、炼钢炉前工、其他高温炉窑工。其它如沙漠晴日长时间野外行走等。"温邪上受"，顾名思义是指外来的热气感了人，使感受者从其上部被迫接受了这些热气，并且立即就病了。但许多温热病患者发病之前并没有直接感受热气，相反，温热病之发，几乎都是因为外感风或寒。这是怎么一回事呢？这是因为，温热病是新感引动伏气，伏气为内原有热，新感则多为风寒外气。内原无热的发病，不能算是温热病。内原无热的人，若外感温邪，也只能算是普通的热伤风，很快就会好。所以，内原无热外感温邪直接发病，与内原有热的温热病是两码事，绝对不能扯在一起。

外邪感人，必首传太阳，并波及全身，不是仅在上部受病。温热病是新感引动内里伏热，不是首先在上部受病。新感是营卫受病，也不是仅在上部感受。

感证是首先犯太阳，因为太阳一经是人体之藩篱，外气只能感之，感之使太阳受病，不可能直接进入人体。太阳不解，也只是经气内传，根本谈不上是直接犯。太阳一经包括营与卫，太阳感之受病首先是营与卫受病，而不是肺。卫司于肺，由卫才能到肺，所以不是首先犯肺。

没有"逆传"一说，外感内传，是一日太阳、二日阳明、三日少阳，再入太阴、少阴、厥阴，再回到太阳，这是有着严格的顺序与条件的。外感不可能不传、也不可能隔经传、不可能逆传或直中。伏气发作，是病则传其所胜。

"逆传心包"只是作者的猜想。心包是手厥阴心包经，手厥阴或因表里，从化于手少阳三焦相火为火；或因同经，从化于足厥阴肝经为风。至于是化风还是化火，这要看临证的条件。化火，表现为相火的症状；化风，表现为木郁风动的症状，但它们都不含有神志方面的症状。例如神昏谵语是因阳明腑热结燥，燥热上熏，心液消耗所致，而与心包无涉。可为什么会扯上心包并说是逆传呢？是因为心主神，神志方面的症状理应属于心。可心为君，不能说君王有病，这是犯上，大不敬，会杀头的，但又离不开心，所以就只能说到心包头上。可这种说法违反了传经顺序，于是就说是逆传。

"肺主气属卫，心主血属营"。是卫司于肺，不是肺属卫。心主血脉运行，肝主藏血，肝主疏泄，因而肝藏营，不是心主血属营。

"辨营卫气血虽与伤寒同，若论治法，则与伤寒大异"，辨卫气营血与辨伤寒没有一点相同，因为卫气营血之论，概念模糊，无法运用。而《伤寒论》依据六经，概念准确，条理分明，经受过千年临床考验，怎么能说与伤寒同呢？若论治法，则万病治则都不出《伤寒论》，也包括温病在内。卫气营血之法若想成立，必须合于伤寒之法，因有待定夺，又怎能进行比较呢？

气在经络曰卫，在脏腑曰气；血在经络曰营，在脏腑曰血。营与卫在太阳一经，是在巡行细处。营行脉中，卫行脉外，营卫相随而根本无法分开。感证营病卫必病，卫病营必病，因为营与卫都统于太阳，其病都属于在表或表病。叶天士却将营分病排到气分病之后，而将营与卫分割开来，使议表之时缺了营分，让卫单腿走路。又将营向后挪，排在血分之前，实际上营血是一个东西，根本不需要另立山头，重叠叙述。

叶天士所列的营分与血分症状就是肝经营血症状这一个东西，主要是因为肝郁不疏，温气郁遏，出现痛热风燥、克土耗水、伤血动风等。其次还兼有阳明经腑症

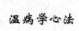

状，以及金水不收、相火升炎等。

伤寒有五就包括温病，《伤寒论》就是对应伤寒有五，温病治疗离不开伤寒六经。《伤寒论》既是治寒之祖，也是治温之祖，既是治湿之祖，也是治燥之祖，更是治风之祖。叶天士企图离开伤寒六经理论，离开岐伯热病六经提纲，自己净身出户，建立一套完全独立于伤寒之外，而属于自己的分析与治疗理论体系，欲另立方便法门，让大家都来学习。可现在看，这项工程还远未竣工。

2. 盖伤寒之邪留恋在表，然后化热入里；温邪则热变最速，未传心包，邪尚在肺。肺合皮毛而主气，故云在表。初用辛凉轻剂。挟风加薄荷、牛蒡之属；挟湿加芦根、滑石之流。或透风于热外，或渗湿于热下，不与热相搏，势必孤矣。

"留恋在表"，"故云在表"，这些字样说明本节说的就是太阳经的事情。

"伤寒之邪留恋在表，然后化热入里"，伤寒之邪是指风寒暑湿燥火，主要是风与寒。是感之，外感风或寒，感之使体表出现卫闭营郁。感后外气即发生变化，不是伤寒之邪原样不变地一直留恋在表。不是化热，是感之出现营郁，营中含有温气，营郁使温气郁遏而发热。不是化热入里，是太阳一经若不解，经气会传入阳明，向里走要有个明确的方向，不能模糊地只说入里，那是漫无边际。

"未传心包"，还传不到心包，因为心包属于手厥阴，厥阴一经是在一轮传经之末，现正在太阳还远得很呢。叶天士在此处提到"未传心包"，是暗指还未发生神昏谵语等神志症状，因为心主神，神志症状理应属心。可心为君，不能说君王（过去的皇帝）有病，但发生神志症状又不能离开心，于是就拉心包来顶岗。

"邪尚在肺，肺合皮毛而主气，故云在表"。感之之初，邪不在肺，感之使营郁卫闭，营司于肝而卫司于肺，因卫闭而感于肺，这中间还隔着呢。说故云在表，即因此而在表，说感于肺，再由肺及卫，卫为表，故云在表，这样绕了一圈说了个表，让人糊涂。

温病新感之时有一分恶寒即有一分卫闭，卫闭可能是外为寒束，可能是阳郁不达，也可能是肺郁不宣。

"初用辛凉轻剂，挟风加薄荷、牛蒡之属……"。若只发热而不恶寒，在表初用辛凉开散是正确的。因为在左路，营郁热发，相火升炎，火郁用辛可发，辛发凉散可以泄热，也可助右路卫气清凉收敛。

使用轻剂，什么是轻剂？是分量上轻，还是只用花叶而不用根茎？如麻杏石甘、大小青龙、千金苇茎等既不是份量上轻，也不是只用花叶不用根茎，又都是用于治上治肺治表的上佳之剂。这里的核心缺陷是不要药物的四气、五味与归经。

温病是内原有热，左路木火欲发，右路阳强阴涸致使卫气不能清凉收敛，所以是只发热不恶寒。温病发病的诱因是外感风或寒，外感风寒必有营郁卫闭，此时有一份恶寒，就可用一份温散，不是上来就根据名称概念悉用辛凉。大青龙之与温病，就是用麻黄辛温散表之恶寒，用生石膏辛凉以宣解肺热，此时若肺热大还要重用生石膏，所以不可胶固于轻剂辛凉透邪之说。为什么温病初时在表也会有使用麻黄辛温散表的例子呢？这是因为营郁与相火升炎有轻重不同，太阳蛰藏之令被伤的情况也大小不一。当外感风寒诱发温病之时，对于卫气初时处于收敛状态，例如冷温，卫闭时会出现恶寒，所以此时要使用辛温之品才能透表。而当卫气不能收敛之时，是只发热而不恶寒，此时就需用辛凉甚至辛寒来进行在表凉宣，在表凉宣使用辛凉甚至辛寒重剂，例如使用浮萍来辛寒透表。至于剂量的大小则依据病情来确定。所以不要不看病机，而一味地主观决定要用辛凉轻剂。

在表使用辛凉，若胃热不著即使使用重剂透宣也不会出现大汗。这是因为汗出之力在于胃阳，以及外在是否捂汗、啜粥以助汗等，原因在里而不在表。抛开在里的原因，以为使用轻剂解表就是小汗，使用重剂透宣就是大汗，这是直观逻辑式猜想，是忘却出汗的力量是来自阳明。"不可过用寒凉"，是的，什么时候都不可过用药量，不能高射炮打蚊子，包括一切疾病。药物剂量的大小是根据病情以及给药方式来决定的。

至于是用花叶还是用根茎，是由药物的归经以及药物的四气、五味来决定的，药物的比重以及饮片采用的部位只能作为比类来进行想象，不要把重力场的效应，过分地想象到中药配伍之中。《素问·阴阳应象大论》："辛甘发散为阳，酸苦涌泄为阴。"《神农本草经》之中就没有轻清羽浮之说，药物的属性只是归经与四气、五味而已。

挟风、挟湿之说。风不可能挟，风邪外感，风气伤卫而病在营，风已经变了，变得没有了，变出新状态，如伤卫、营病以及卫气郁勃等。挟湿？湿挟不住，在表之湿只要出汗随时都会被赶出去。汗出遇水又受凉风，会使毛窍闭合而致湿留于表肤之下。若胃阳不强不能排汗，湿气会郁于表。

"或透风于热外，或渗湿于热下"，没有透风一说，风感营卫，出现营郁卫闭，风已经没了，变了，变为卫闭营郁，又如何透风于热外呢？"渗湿于热下"，是湿与热一块走，或清热利湿，或利水时带走其热。利湿时可利用其热能进行推动，不然不好单渗利，也不好单清热。湿去热留会使热无羁绊，致使烁津生燥。

3. 不尔，风挟温热而燥生，清窍必干，谓水主之气不能上荣，两阳相劫也。湿与温合，蒸郁而蒙蔽于上，清窍为之壅塞，浊邪害清也。其病有类伤寒，其验之之

法，伤寒多有变证，温热虽久，总在一经为辨。

风为厥阴风木之气，风邪外感必引动厥阴风木经气，经郁而生风燥，使目窍干。相火升炎，肺胃之津燔烁，致口鼻耳窍干。不是风夹温热而燥生，那样太笼统了。

"谓水主之气不能上荣"，肾者主水，是因燥生窍干，肺津燔烁，上源不足而肾水涸。肾者主水，水涸而不能上荣。

"两阳相劫"，是哪两阳呢？是指风与热吗？风不可能进入人体，外风感厥阴风木之经，使厥阴出现风燥。相火炎升会使在上之清窍燥干，水上之源不足，会使主水之肾气不能上润。另外一阳，即外来之热，则不会有所作为，这是因为没有伏气。

"湿与温合，蒸郁而蒙蔽于上，清窍为之壅塞，浊邪害清也"。湿热蒸郁于上，肺气不宣、不清、不降，形成胸痞。浊邪在上，致使清窍壅塞。这几句说的是湿热蕴遏胸肺。

"其病有类伤寒"。温病类于伤寒，只是类似，但它不是伤寒。正如《素问·热论》所说："黄帝问曰，今夫热病者，皆伤寒之类也。"

"伤寒多有变证"，因伤寒内原无热，一日一经，阳盛则传阳明之腑，阴盛则传太阴之脏，汗下、温针、误治在三阳又多有坏病，所以本节说伤寒多有变证。

温热病内原有热，营郁热蕴，相火炎升，久而弥盛，金水蛰藏之令被伤而出现阳强阴弱。温热病的这种内在格局，作为伏气是一种状况，它横跨诸经，不是在一经不移。发作后，新感引动伏气，新感传经有六经变化，伏气外发也有六经形证，是内外皆动，每日都有明显变化。

4. 前言辛凉散风，甘淡驱湿，若病仍不解，是渐欲入营也。营分受热，则血液受劫，心神不安，夜甚无寐，或斑点隐隐，即撤去气药。如从风热陷入者，用犀角、竹叶之属；如从湿热陷入者，用犀角、花露之品，参入凉血清热方中。若加烦躁、大便不通，金汁亦可加入。老年及平素有寒者，以人中黄代之，急速透斑为要。

只因表证不解，就渐欲入营，这只能是内原有热的温热病了。因为温热之来，实受于厥阴，方其冬伤于寒，伤其太阳蛰藏之令，营郁热蕴就形成了。若内原无热，太阳不解，应传阳明、少阳，而不应该是表不解即渐欲入营。

没有风热这一回事。汉代《伤寒论》中有中风与伤寒的概念，明清温病学家在讨论中风与伤寒时，将风与寒并称，说是外感风寒。实际上风为阳邪，寒为阴邪，病机不同，是根本不能合并在一起称呼的。既有外感风寒，根据二元对举，那想必一定也有风热，于是外感风热一词应运而生。临证中，在面临一堆发热的表证时，凡用外感风寒套不进去的，就都归为外感风热证。其实这些症状，其内原无热者，分别属于伤寒太阳中风、伤寒阳明经证以及少量少阳证。其内原有热者，应按温病对待。

风与热没有陷入，风邪外感，风气伤卫而病在营，风已经变了，变得没有了，变出新状态，如伤卫、营病以及卫气郁勃等。热感皮肤后，外热没有了，出现营热或汗出。湿与热没有陷入，在胃阳不强之时，对于汗出入水，又感凉风，因而出现湿气留表，阻遏营卫者。若再出汗，这些湿气随时都会被赶出去。

陷入只有营陷与卫陷。太阳一经不解，营郁热积，营热阳胜，随经内传阳明，可出现白虎、承气证，此为营陷。太阳一经不解，阴盛卫敛生寒，随经内传而入太阴，可能出现理中与四逆汤证，此为卫陷。

"若加烦躁，大便不通"，营郁热蕴，木胎君火，心火炽盛，故而烦躁。阳明燥气不降，肠道失滋，因此大便不通。治宜清泻阳明、凉血滋木。若阴亏津乏，则滋阴补水。

表病不解，渐欲入营，出现斑点隐隐。斑出有可能是疫病，不可全认作是温病。

5. 若斑出热不解者，胃津亡也，主以甘寒，重则如玉女煎，轻则梨皮、蔗浆之类。或其人肾水素亏，病虽未及下焦，每多先自彷徨，此必验之于舌，如甘寒之中

加入咸寒，务在先安未受邪之地，恐其陷入耳。

"斑出热不解"，是阴津不足，无以为汗，阳加于阴谓之汗，阳无阴可加，不能为汗，汗不出则热不解。治以甘寒滋润，补阴以泻阳强。

"或其人肾水素亏"，甘寒清润，咸可入肾。但肾水不足，需要从右路敛收金水，使如湖如海汇为肾水，不是仅甘寒之中加入咸寒就可以了事的。天一生水，除根据病情调整整个右路之外，还要看左路甲乙的情况，使其不要盗泻肾水。

其验于舌，营分热而胃津亡失者，舌红绛而干光，治以白虎加生地、丹皮、玄参、麦冬。营分热而肾水不足者，舌红绛而干枯或有裂纹，治以生地、丹皮、玄参、知母、天冬、龟胶等，另可辅以饮生梨汁或生蔗汁以补胃津。

"先安未受邪之地"。"斑出热不解"与"胃津亡"等，说明是肾水不足，并已受煎熬。肾者主水，为五脏六腑而藏精，此时肾不是未受邪之地。

后世归纳营分证的主要表现是，心神不定，夜甚无寐，斑点隐隐，还有身热夜甚，口不甚渴，时有谵语，舌质红绛，脉细数。其中以舌质红绛，身热夜甚，心烦不寐为主要特征。

舌质红绛是营热，营热迫血速行致脉数。营热炽盛，内迫血流，从腠理向外膨泛，但因热盛而不畅，致出现斑点隐隐。寐时因阳强阴弱，阳不能尽敛入阴，出现夜不能寐。营热炽盛，心火亢，出现心烦、心神不定。热伤营阴致脉细，蒸于营而营属阴，所以口不甚渴。入夜阳降，阴乏阳集，出现身热夜甚。时有谵语是阳明热结。

6. 若其邪始终在气分流连者，可冀其战汗透邪，法宜益胃。令邪与汗并，热达腠开，邪从汗出。解后胃气空虚，当肤冷一昼夜，待气还自温暖如常矣。盖战汗而解，邪退正虚，阳从汗泄，故渐肤冷，未必即成脱证。此时宜安舒静卧以养阳气来复，旁人切勿惊惶，频频呼唤，扰其元神。但诊其脉，若虚软和缓，虽倦卧不语，汗出肤冷，却非脱证；若脉急疾，躁扰不卧，肤冷汗出，便为气脱之证矣。更有邪盛正虚，不能一战而解，停一二日再战汗而愈者，不可不知。

温热病邪在三阳，汗之可也。但若阴弱，强阳无阴可加，便不能为汗，无汗则热不能随汗带走，仍是发热。因此，退热的方法是补阴，补之则汗出，汗出则热退。当然这是在没有胃腑积热的情况下，若阳明经热隆盛，当投白虎；若胃腑燥热结滞，当用承气；阴弱则加滋阴补水之品，同时凉营滋肝。

出汗之力，在于胃阳。若胃阳不足，汗虽当出却不会出。稍时阳气汇集，出现颤栗，继而汗出，是为战汗。汗后热退，以身凉、脉静、人安为顺。出现战汗是因先前胃阳不足，或有胃气虚或脾阴弱。因胃阳不足而鼓舞不力，或脾阴弱而输送不足，因而不能为汗。待阳与阴聚齐，当发未发，一定会出现战汗。将战之时，可多啜稀稠适中的热小米粥，以其汤之热鼓舞胃阳，以其汤之液增输脾阴。汗后若"脉急疾，躁扰不卧，肤冷汗出"，是阴涸阳气浮越，急用独参汤固之。

本条所包括的范围很广，凡不在卫表，又未及营血的病症都被划在气分范围。也就是说，不要经络分界、不要脏腑划分，将这一大段一股脑儿都包括进来。诸多症状混杂，不知它们是从何而来，也不知它们是向何而去，这样就给求证分析以及归经用药带来困难。实际上，温热不及营血是不可能的，温热首先是营郁，只是营郁热蕴的强弱程度不同而已。所用方剂中即使没有血药，也会体现出对营郁以及相火的考虑。因为疾病是整体失调，不可能是这样斩头去尾的一大堆。

温病学后人总结出流连气分的征象是：发热稽留不退、不恶寒反恶热、心烦口渴、小便短赤、舌苔白中带黄、脉滑数。实际是已入阳明、燥热在经之象。

7. 再论气病有不传血分，而邪留三焦，犹之伤寒中少阳病也。彼则和解表里之半，此则分消上下之势。随证变法，如近时杏、朴、苓等类，或如温胆汤之走泄。因其仍在气分，犹有战汗之门户，转疟之机括也。

营郁热蕴是温热病的肇源，温热病一开始就有营郁热蕴，只是程度轻重不同而已。对于温热病来说，不是气分病传不传血分，若营郁热蕴症状显著，表现出血分症，就认为是传血分；若营郁热蕴症状不显，未表现出明显血分症状，则认为是不传血分，这是未搞清楚温热病的发病机理。

湿温病主要是湿热阻遏胸肺与湿热阻遏于脾，都有营郁，但主要表现是在右路，即气分证。在其早期，湿蕴经络太阳不利，痰湿阻肺不能宣降，痰热塞胸肺胃不降，土湿木郁的肝脾陷泄，其营热与相火则更不明显。

若气病有不传血分，由以上分析可知，只能是内原无热的外感病。内原无热，则一律可按伤寒处理。

邪留三焦，上焦如雾，中焦如沤，下焦如渎，是在气分。上焦宣清降敛肺气，连带降胃清热清相火。中焦枢转与化湿利水，同时疏清甲木，因为胆不降则胃不降。下焦要疏乙木、利水湿，因为肝主疏泄，只有乙木行，才有水湿行。这不是分消上下之势，是根据三焦运行以及有关脏腑的特性来进行调治。治疗的结果是，或出太阳之经或三阳之经而为汗、或出太阳之腑而为尿，或出少阳之经而为疟，或经手阳明之腑而为利，是出三阳而愈。

温病学后人总结邪留三焦的征象是：寒热起伏、胸满腹胀、尿短、苔腻。三焦为少阳，少阳在三阳为枢，枢机不利，开合受阻，会有寒热往来。甲木不降则肺胃不降，会出现胸满、苔腻。乙木不升，土湿木郁，会出现腹胀、自下利。

8. 大凡看法，卫之后方言气，营之后方言血。在卫汗之可也，到气才宜清气，乍入营血，犹可透热，仍转气分而解，如犀角、元参、羚羊等物是也。至入于血，则恐耗血动血，直须凉血散血，如生地、丹皮、阿胶、赤芍等物是也。若不循缓急之法，虑其动手便错耳。

先说温热病治法，岐伯曰汗泻，仲景戒汗下，二者似乎有所冲突，但其实道理是一致的。岐伯曰汗泻，是补阴以泻阳；仲景戒汗下，是担心泻阳而亡阴。后世谨记先贤教导，于汗法易麻桂之温燥，而汗之以清凉之剂；于泻法易承气之荡涤，而泻之以滋润之品。使壮火既清，微阴续存。所以温热病治法，不离汗泻两意，但须清凉滋润而已。《伤寒论》中有治温汗法举例，例如暑温中有人参白虎汤。《金匮要略》中有治温泻法举例，百合病中有百合地黄汤。由此二法变通，则方剂无穷也。

卫是什么？需要首先对概念进行界定。可叶天士在这里没说，只说在卫汗之可也。连卫是什么、在哪里、有何特性都不交代，又如何汗之呢？《素问·热论》："三阳经络皆受其病，而未入于脏者，故可汗而已。"这里就交待得很明白，是说在三阳经络而未入于脏，六经的三阳，仅在经络，不在脏腑。叶天士这里只说在卫，概念没有界定，既无经络交代，又无脏腑说明，而且卫的概念与三阳经络概念肯定不同。三阳经络，其感证症状与用药各不相同，因此汗法也各有所异，不是一句"在卫汗之可也"这样模糊笼统就可以对付得了的。因此只说在卫，会使人无所适从。

对于没有伏气的新感，确实是在三阳经表汗之可也。但不能包括温热与湿温，对于其内原有阴虚或金水不收的新感，也要小心应对。

什么叫"气"？什么叫"到气"？气分一说在经典中医中是指右路，右路为气分，包括卫之收敛、肺气、胃气、丙火、庚金、三焦以及肾与膀胱之气。这么多经络脏腑，会有很多症状，仅说到气，怎么算是到？又如何清之？估计叶天士所说的气可能不是指这些，那又能是指什么呢？从后面的流连气分、邪留三焦、里结阳明与论述湿邪中，仿佛是指足阳明加三焦。但还是无法确定叶天士所说的气分到底应该是个什么概念，可见其立意模糊，模糊到无法下手。

热到气分只有清法吗？不是，清法只是右路治热法其中的一种，对于热可以直接使用寒凉以清热，也可以采用凉散，以泄散于皮毛，还可以使用利尿以带走热量之法。对于热结需要采用苦泻之法。对于伴随的燥需要采用润法，不润则热不除。对于伴随的湿采用渗利之法，不渗利则热不下。对于阳明腑热燥实需要使用涤府泻热之法。另外，最重要的还有补阴以泻阳强之法。

"乍入营血，犹可透热转气分而解"，这里说的"营"是什么？是太阳经的营吗？如果是，那应该与卫分一起解决。如果是与血分相连的营，那应该合并营血一起讨论。在逆传营血一节中，叶天士说："若病仍不解，是渐欲入营也。营分受热，则血液受劫，心神不安，夜甚无寐，或斑点隐隐，即撤去气药。"造成心神不安的原因是心火亢，心火亢一是源于营郁热蕴，二是相火炎升，三是阳明燥热。出现夜甚无寐的原因有：一是阳明燥热，经云胃不和则卧不安；二是相火炎升，是阳浮在上，不能入阴。三是营郁热扰，阳不能降。若出现斑点隐隐，则是血热甚，使血腾流溢，直须凉血滋木、清降金水。由以上分析可知，所谓透热转气实际是疏营郁、降相火与清解阳明燥热。抛弃伤寒论，凭空搞出一个入营分与透热转气，实在是没有必要。

"入血就恐耗血动血，直须凉血散血"。应该是没有入血这一说法，因为温热病之来，实源于营郁热蕴，怎么可能是半路入血呢？温气郁遏，经腑必现风燥，所以耗血是一直有的。动血是血热妄行，出现聚集或离经，是营郁热积的进一步表现。实际自营郁出现以后，就会有一系列的营血症状，不止是所谓的耗血动血，其对应治法也就不止是凉血散血。

温病学后世书籍关于演变的过程是这样说的：

（1）由表入里、由浅入深，沿卫气营血路线，是一切新感温病的演变路线。

（2）由里出表，由营血而后达卫气的演变路线，被命名为伏气温病。

温热病是新感引动伏热，是表里都动，相互感应，分进合击，怎么会是单程呢？这是将一个东西劈成两半了。上述分法不讲六经，而是采用分堆分段的囫囵方法。不管这一堆一段之内都有些什么，不管是狼是羊，只要你在这一堆一段之内，就是我说的这个治法，就用我推荐的这个方剂。放着明白的六经不用，而进行这样的模糊处理，是既粗糙，又麻烦了。

后世温病学著作对叶天士论述的几点总结：

（1）在卫辛平表散，微汗微透，不可辛温发汗，过伤津液。不可过用寒凉，使表邪郁闭。即使表热很重，只可辛凉轻剂，透汗清解。忌辛温、忌寒凉。

（2）入气分，表邪已解，里热已炽，运用辛寒清气与苦寒泻火清泄气分热，但用药不可过于苦寒。另外表邪未解，而气热不盛者，早用清气会导致冰伏不解，病邪内闭。治气时，反对早用、过用寒凉沉降之品。

（3）入营在清营药中伍以轻清透泄之品，以为透热转气，使热转出气分而解，不可纯予清热凉血。

（4）热入血分，应用凉血散血之品，不忘散血祛瘀。使热清不妄行，流畅不留瘀。

章虚谷跟随叶天士观点的简单分法：温病初感，发热而微恶寒者，邪在卫分；不恶寒而恶热，小便色黄，为已入气分；若脉数舌绛，邪入营分；舌深绛，烦扰不寐，或夜有谵语，已入血分。邪在卫分汗之，宜辛平表散，不可用凉；清气热不可寒滞，反使邪不外达而内闭；虽入营，犹可开达转出气分而解。

由以上两段所述可以看出，当碰到内有伏热的外感时，由于不知就里，其误踩地雷的经历已使他们变得小心谨慎，其谆谆告诫如何处理，是因为充满惨痛教训。

9. 且吾吴湿邪害人最多，如面色白者，须要顾其阳气，湿胜则阳微也。如法应清凉，用到十分之六七，即不可过凉，盖恐湿热一去，阳亦衰微也。面色苍者，须要顾其津液，清凉到十分之六七，往往热减身寒者，不可便云虚寒而投补剂。恐炉烟虽息，灰中有火也，须细察精详，方少少与之，慎不可漫然而进也。

又有酒客，里湿素盛，外邪入里，与之相抟。在阳旺之躯，胃湿恒多。在阴盛之体，脾湿亦不少，然其化热则一。热病救阴犹易，通阳最难。救阴不在补血，而在养津与测汗；通阳不在温，而在利小便。较之杂症，有不同也。

湿胜不一定阳微，因为脾司湿，土湿会造成乙木郁，乙郁会出现甲逆，此时肝经会有痛热风燥，胆经会有相火逆升，所以不能说湿胜阳就会微弱，要分经具体来看。

面白不渴，畏寒，易乏力，是阳气不足，治以补肝脾。面白而干，是肝血不足、中气虚弱以及肺胃津乏，治需力培中宫、滋补肝血、清润肺胃、益气生津。

　　面色苍者，有苍而润与苍而燥两类，苍而润是水寒，苍而燥是火炙。对于火炙之苍，因为肾色黑，是肾水亏而相火盛。治用补益中气、滋养清润肝血、清润肺胃、清下陷之相火、凉降右路以敛收，使天一之降，最后归于肾水，不是仅顾津液，也不能简单使用清凉之法。

　　治疗湿热，因脾司湿，应首先考虑中土枢转，再就是肝脾之升与肺胃之降。在经络者开其汗孔，在脏腑者利其水道，运用汗、尿、便、吐之法，使从四路分泄而去。

　　"酒客"，数杯下肚，相火因酒提而宣散，致使胃中留下寒水，形成相火在上而胃中水停。常年多饮啤酒，致脾不化湿，就形成湿浊堆积在大腹之上。

　　"热病救阴犹易，通阳最难"。若不使用六经，热病救阴还确实不易。例如温热在太阳一经，太阳病，发热而渴，不恶寒，如何救阴呢？病在阳明与三阳入胃，有的是可汗而有的是可下，何时为可汗而何时又为可下？下又如何下？下而不知审时度势，又如何能救阴呢？

　　经常见到治疗热病是不分三七二十一，一阵凉药先砸下去，还未满周岁，中药就是清热泻火、清热凉血。西药就先上头孢加激素。后来的后来，不热了，阳气都给砸趴下去了，所以此时通阳最难。

"救阴不在补血，而在养津与测汗"。说救阴不在血或补血是片面了，因为温热之来，实受于厥阴，营郁热蕴，因此疏营郁、清营热、滋肝血、清相火是重要的。对于左路甲乙，凉血滋木、清风润燥、清甲木相火炎升与三焦相火下陷亦为救阴，是救肝肾之阴，而肝主营血，所以还不能说救阴"不在血或补血"。

说救阴是在养津与测汗，养津是一个罕见的提法，如果说生津，则耳熟。仅是养津还不能救阴，例如滋阴、滋润、润补、补水等都是养津，但凉血清风、清相火炎升、涤阳明腑实，以及在表凉宣等都是比滋阴润养还要重要的手法。救阴，对于下法是苦寒急下以救阴，或润燥缓下以存阴。润燥除滋润肺胃之津以外，还应再普泻六腑之热，滋充五脏之阴。脏阴就包括精、津、血、液的贮藏与濡润，所以仅说救阴在于养津就不全面了。

测汗，估计是指测量汗出的有无、多少、早晚、部位以及频度等，测量汗出的物理指标，会与救阴有关联，不是完全没关联，但远不能说是"在于"。

《温热论》另外版本的这段话没有"测"字，也没有"养"与"补"字，全句是，救阴不在血，而在津与汗。这样的表述明显要比多出三个字的上句要直接、要通顺得多。

"通阳不在温，而在利小便"。通阳，辛甘发散为阳，肝脾上升为阳，这是以辛通来实现阳。当有寒湿时，需要使用辛温、辛热来驱散寒湿，这是以温通来实现阳。通阳还有一个含义，就是当阳分布不均时，通过使用或通络、或活血、或降火、或利尿的方法来使阳热移动以求均布。利水以通阳，例如五苓散，例如粳米的使用。

"利小便"，当膀胱蓄热时，膀胱癃闭小便不利，需要清热疏木利小便。当膀胱蓄尿时，水聚液留而排尿不利，利小便会使太阳气行，利小便可以布津。而当小便顺利，没有脾肾寒湿之时，就不应该再采用利尿的手法，因为小便本来就是利的，再利也不会更顺利，量也多不了。若脾肾寒湿，可采用温阳的手法使小便的量多起来，但这就变成了利小便在于温阳，这对于叶天士的理论来说又是悖论。肝脾左升为阳，补益中气，暖水燥土疏木，阳气就起来了，不是在于"利小便"。

温病较杂病只是病机不一样，治疗所用法则是一样的。温热、湿温不同，杂病内伤也各不相同，但它们同样都适合运用伤寒六经理论。

10. 再论三焦不从外解，必致里结，里结于何？在阳明胃与肠也。亦须用下法，不可以气血之分，谓其不可下也。惟伤寒热邪在里，劫烁津液，下之宜猛；此多湿热内抟，下之宜轻。伤寒大便溏，为邪已尽，不可再

下；湿温病大便溏，为邪未尽，必大便硬，慎不可再攻也，以粪燥无湿矣。

温热病三日之外，腑热已作，则用攻泻。里结阳明，更需攻下。三日之外，当为三阴受病，而脏阴被烁，三阴受伤，是皆因胃热为祸之根本，因此三日之外的治法是：不拘在何脏腑，总以泻胃为根本，而兼清本部之气。其泻法可分为三层考虑：（1）胃肠未至燥结，但用滋阴，不需承气。（2）腑有燥结但其未实，可一边观察，一边继续使用清凉滋润，以待腑邪内实，而不急用下法。（3）若燥热隆盛，则当急下，即在感之三、四、五日之内急下之，急下以救阴。

对于温热，里结阳明是燥实，需用承气攻逐泻下。对于湿温，里结阳明是溏酱粪，攻之易成稀水，反留黏滞不下，因此需用缓下。治以小陷胸汤加陆氏润字丸或枳实导滞丸，小剂量多次缓推。温热者大便从燥实变溏为实已尽，湿温者大便从溏酱粪变为成形较硬为实已尽。

11. 再人之体，脘在腹上，其位居中，按之痛，或自痛，或痞胀，当用苦泄，以其入腹近也。必验之于舌，或黄或浊，可与小陷胸汤或泻心汤，随证治之。若白不燥，或黄白相兼，或灰白不渴，慎不可乱投苦泄。其中有外邪未解，里先结者，或邪郁未伸，或素属中冷者，虽有脘中痞闷，宜从开泄，宣通气滞以达归于肺，如近世之杏、蔻、橘、桔等，轻苦微辛，具流动之品可耳。

小结胸证是心下按之痛，不按不痛，其脉浮滑，舌或黄或浊，是痰热，治以小陷胸汤。"或痞胀"，依据脉证，可考虑使用各泻心汤。"脘部自痛"，是甲木克戊土，可考虑用小建中或柴胡桂枝汤加活血之品缓解木气。

舌苔或白不燥是无热。或黄白相兼，心液郁于金则白，郁于土则黄，只要舌面不燥，苔不板结、粗涩，也是无热。或灰白不渴更是无热而是有寒。以上都是湿浊蕴肺，肺主皮毛，肺气不宣，会有类似外感的症状，应注意与真的外感相区分。

胸闷而津随之停留，表现为湿阻肺气不降。只要没有心下痞满，就可投以杏仁、桔梗开泄肺气，白蔻清芬凉降、橘皮苦温以理降肺胃之气。再酌加发表利湿，降气运脾，使湿气下行，胸次开通。无须使用苦泄，否则伤阳。

杏、蔻、橘、桔可以下气降痰舒胸闷，但需没有脘痞阻碍。若脘中痞闷则会使胃气不降，胃气不降则肺气不降。若此时使用开泄，只会使气滞向上宣散，向上宣达，而出现嗳喘痰嗽。脘痞未除，向下不通，所以此时不宜达归于肺。

"其中有外邪未解，里先结者"，解表通里一起进行。"或邪郁未伸"，解表舒降里气。"或素属中冷"，用半夏、厚朴、吴萸、苍术、干姜苦温降泄。若脘中痞闷，相火不降，使用半夏泻心。

本节叙述湿气与里热相结，气机不利，出现湿热蕴结。加之新感，使胸膈胃脘痞闷、气机不利，所以用小陷胸与泻心之类从肺降胃降方向泄下。

12. 又有舌上白苔黏腻，吐出浊厚涎沫者，其口必甜，此为脾瘅。乃湿热气聚与谷气相搏，土有余也，盈满则上泛，当用佩兰叶，芳香辛散以逐之。若舌上苔如碱者，胃中宿滞，挟浊秽郁伏，当急急开泄，否则闭结中焦，不能从膜原达出矣。

脾为己土，其味为甘，其液为涎。中土湿盛则舌苔厚腻，甲木克戊土，相火炎升则舌苔黏、口涎浊。木郁于土，宣动脾湿上泛而吐浊厚涎沫。涎为脾液，脾味甘，故口甜。

土湿而感受风邪。卫气闭阖，湿不外达，遏其肝木。若水谷不消，谷气埋结，肝脾双郁，会化而为热。湿热谷气相抟，加重了土郁，而出现白苔黏腻，吐出浊厚涎沫的情况。

若舌上苔微黄，舌苔板结层脆，若碱片状，是胃中痰热宿滞胶结煎熬的体现，治以涤腑。

13. 再舌苔白腻而干燥者，此胃燥气伤也，滋润药中加甘草，令甘守津还之意。舌白而薄者，外感风寒

也，当疏散之。若薄白而干者，肺液伤也，加麦冬、花露、芦根汁等轻清之品，为上者上之也；若苔白而底绛者，湿遏热伏也，当先泄湿透热，防其即干也，此可勿忧，再从里而透于外，则变润矣。初病舌即干，神不昏者，宜急养正，微加透邪之药；若神已昏，此内匮，不可救药矣。

舌苔白腻是湿，白腻而干燥是肺湿遏热伏。若为胃燥，则舌苔必黄且不会腻。湿热伤气则气伤。甘草，国老，补中土以协四象，将其加入滋润药中，甘守却不能津还，是因肺湿热造成肺不能宣肃清降，上焦不开，津液不下。应宣清降敛肺气，辅以下痰湿、理降胃气。外感风伤卫或寒伤营，营郁卫闭。卫司于肺，肺气郁，君降初阻，故苔薄白。苔薄白而干，是肺燥津伤。苔白底绛，是营分蕴热，治以清营热。初病舌即干，会有各种情况，随证治之。

14. 前云舌黄或浊，当用陷胸、泻心，须要有地之黄。若光滑者，乃无形湿热，已有中虚之象，大忌前法。其脐以上为大腹，或满、或胀、或痛，此必邪已入里，表证必无，或存十之一二。亦须验之于舌。或黄甚，或如沉香色，或如灰黄色，或老黄色，或中有断纹，皆当下之，如小承气汤，用槟榔、青皮、枳实、元明粉、生首乌等皆可。若未现此等舌，不宜用此等药，恐其中有湿聚太阴为满，或寒湿错杂为痛，或气壅为胀，又当以别法治之矣。

舌苔黄或浊，根于底不燥，是胃湿浊生。若有胸痞或脘闷，可用陷胸或泻心。若底部光滑，是胃阴甚弱。若胃湿浊生，可以苦泻。但肺胃之阴不足，不可以苦泻，治以甘平、甘凉或甘寒润养肺胃之阴并降气利湿。

脐上为大腹之位，其胀、满、疼痛拒按，舌苔表现为或黄甚、或如沉香色、或如灰黄色、或老黄色、或中有断纹，是腑有燥结成实，所以皆当下之。因有胀满可先用小承气汤试通腑气。若燥结胀满不甚，可用槟榔、青皮、枳实、元明粉、生首乌等消胀除燥通大便。

不表现为燥舌，舌苔不是老黄、芒刺燥裂，而是或黄滑，或黄浊不干，是因土湿木郁，致成湿阻气郁，会形成腹部满、胀或痛。但此时腹部的满、胀或痛，都不拒按，或按之濡，大便也不燥。此时不可下，下之伤阳则胸下结硬。

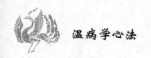

第四章 《陆懋修医学全书》

陆九芝著（节选）

一、节选文

1.《陆懋修医学全书·温热病说一》：伤寒、温病何以辨之？则仍辨以《伤寒论》太阳、阳明两经之证。以经言之，太阳在外，阳明在内；以证言之，太阳为表、阳明为里。伤寒由表入里，其始仅为太阳证，温热由里出表，其始即为阳明证。苟非能识伤寒，何由而识温热？苟非能识伤寒之治，何由而识温热之治？人苟于太阳、阳明之部位，既从两经历历辨之，再勘定其人之所病，或仅在于太阳，或已在于阳明，而寒与温之分途，自截然而不爽。故必能识伤寒，而后能识温热也。

伤寒、温热何以辨之？伤寒内原无热，温热内原有热。温热先内有伏气，后遇新感，伏气为新感所诱发，内外呼应，发为温热病。温热病新感自表传经入里，伏气自里外发。温病分为温热证与湿温证，又称"温热病"与"湿温病"。温热病是热与燥，多源于冬不藏精。湿温病是湿遏热伏，湿热蕴于太阴肺脾。

伤寒与温热，其在太阳经的症状各有不同。伤寒已如仲景六经提纲所述。而对于温热病，仲景有云："太阳病，发热而渴，不恶寒"，是温（热）病。阳明经的症状表现也各有不同，这可从上述两个六经提纲中看到。温热其始也有太阳经证，但温热病因内原有热，初始太阳经证不显或一带而过，随即普现阳明经证。

温热病，一曰太阳之治，凉金补水，以助收藏，可治阴弱。营热郁隆，则清营热，可消火旺。而使用辛凉，散其皮毛，是在太阳之表使其凉宣，一是有助于泻散左路营热、相火，一是有助于泻散右路肺热，可使肺气、卫气清凉收敛。在表凉散，对于温热病有一个左右承转的关系，不是所谓的解表。

伤寒汗法是发表开散卫闭，以泄卫疏营来解表。温病的汗法是补阴，补之则汗出。

2. 《陆懋修医学全书·温热病说一》：用药之法，伤寒起自太阳，惟辛温始可散邪，不得早用辛凉；温热起自阳明，唯辛凉始可达邪，不得仍用辛温。寒与温皆称汗病，病之初皆当汗解。而辛温之与辛凉则有一定之分际，而不可混者。**故必能识伤寒之治，而后能识温热之治也。**

伤寒太阳病卫闭恶寒，治以辛温，是以辛开表、以温暖寒。当然不用辛凉，不是不得早用的问题。只有伤寒变成温热，在表才可议用辛凉，但此时的辛凉不是用于解表，因卫未闭不需开解。辛温是用于开恶寒之表，温热病之中的所谓冷温，其卫闭寒束也可以使用辛温解表。当然白虎证的肢厥、背微恶寒，以及阳气郁格之脉浮滑，皆是内热逼阴远居，不在此列。

温热病没有恶寒者也在表使用辛凉，是以辛开之法，凉散其内热，而不是解表。温热不是起自阳明，是起于营郁热蕴。营郁热蕴加金水敛收不足，而出现阳强阴弱的内部局面，所以笼统称为内原有热。在大多数温热病的初期及随后，阳明证都表现得非常明显，此时清阳明之经，其效果又立竿见影，所以，说"温热起自阳明"，对于只善于简单对号入座的医工来说，是具有指导意义的。

寒与温皆称汗病，是因为病之初皆要从太阳用出汗方法来解，所以俗称汗病。

为什么陆九芝将温热病与阳明证拉得这么紧呢？

这是因为温热病冬水失藏，相火升炎，致胃津几槁，脾精近亡，太阴化气为阳明之燥。又加此时病感，其表卫阳遏闭，营热郁发，其内土燥金燔，致使燥气愈甚。阳明燥热在经，迟则胃腑积热。腑热一作，脏阴渐枯，即埋下异日死机。所以三日之内，于其腑热未动之前，要及时凉泻阳明之经。

温热病原有内热，其内热素积，不得外泄，必会传于胃而使胃腑积热。三日之外，当为三阴受病，而脏阴被烁，三阴受伤，是皆因胃热为祸之根本，故五脏六腑皆受病，而阳明胃腑燥热实为疾病之总纲领也。温热病是阳明之燥，劫夺太阴之湿，所以温热病治法的总则是，泻阳明之燥，滋太阴之湿。

盯住阳明是九芝慧眼，这比其他人不知高明了多少倍，所以于当时多疗效惊世。因哀黎庶不幸，在他将其他庸医骂得无地自容之时，其他人没词回话，只能说他是个妄人，因为其他人根本批不倒他。

但是，说温热之病为阳明病，将温热病全圈在阳明经腑证之内，方法上是简单了些。为了教育愚顽，说辞上也是有些过激了。这就像一位急性子老师在督导一群差生：记住！烧红的铁一定不能用手去拿。

3.《陆懋修医学全书·温热病说一》：且夫《伤寒论》之有青龙、白虎也，盖因伤寒初起，失用温散，寒邪内传，便成温热。治必改就寒凉，故两方并用石膏，而其分则在一用桂、麻，一不用桂、麻。有桂、麻者，不可用于温热病专属阳明之候，但可用于伤寒病欲转阳明之候。无桂、麻者，则既可用于伤寒病已入阳明之候，又可用于温热病发自阳明之候。盖其时阴为热伤，伤津伤液，惟寒凉之撤热力始足以救阴。热之不撤，阴即有不克保者。所以芩、连、膏、黄，皆以治温，非以

治寒。只除去起首桂、麻二物，则《伤寒论》中方大半皆治温治热方矣。

大青龙证：

（1）"太阳中风，脉浮紧、发热、恶寒、身疼痛、不汗出而烦躁者，大青龙汤主之"。太阳病，营郁发热，卫闭恶寒，营欲发而寒闭之，故脉紧而无汗。营郁致经气不舒，故身疼痛。卫气遏闭，营郁热甚，故见烦躁。此卫阳素旺，气闭血不能泄也。以麻、桂泄其营卫之郁闭，生石膏清神气之烦躁。

（2）"太阳伤寒，脉但浮缓而不紧，身不疼但觉体重，而且乍有轻时"。此不是外寒之微，而是里热隆盛，里热化脉紧为脉缓，化体疼为但重。大青龙汤主之。

阳盛之人，表寒里热，故用大青龙。表寒解而里热盛，于是有白虎清金之法。

白虎汤有以下几种运用：

（1）四肢厥逆而脉滑，是里有热也。是燥热内郁，侵夺阴位，阴气远退，外居肢节。外居故厥逆，内郁故脉滑。以生石膏清金退热，知母润燥泻火，粳米、甘草补中化气，生津止渴。

（2）脉滑里有热，厥者表有寒。若不言厥，而诊脉浮滑，浮滑者，是阳气郁格之象，是表寒外束，里热内郁。此之表寒，乃阴气之外浮，非寒邪之外淫。若里热外发，则脉变实缓，不复浮滑也。

（3）胃阳素盛之人，阴虚火旺，一被感伤，经热内蒸，津液消烁，即成阳明下证。而胃火未盛，肺津先伤，是以一见渴证，先以白虎凉金泄热，滋水涤烦。

（4）服桂枝汤后，汗出表解。然大汗之后，津液亡而里热增，津亡大渴，热增大烦，是以大烦渴不解。亡津气泄热增，是以脉洪大，用白虎汤。

（5）吐下之后，气夺津伤，七八日不解，燥热内盛而自里达表，表里俱热，热蒸窍泄，时时恶风，舌上干燥而心内焦烦，欲饮水数升之多，投以人参白虎，清金泄热，益气生津。

伤寒，脉浮，发热，无汗，是表未解也。此合用大青龙双解表里，不可与白虎汤但清其里。

白虎证，即将来之大承气证而里热未实，从前之大青龙证而表寒已解。表寒已解，故不用麻、桂，里热未实，故不用硝、黄。

不是"寒邪内传，便成温热"，寒邪它进不来，是感之，感后卫闭营郁，若太阳一经不解，而后则经气内传。

"而其分则在一用桂、麻，一不用桂、麻"。"而其分"则在于：一有卫气郁勃而致营血遏郁，或寒伤营而致卫闭，一是无此类症状。有者用麻、桂解表，无者则不需用麻、桂，这是实质。

"所以芩、连、膏、黄，皆以治温，非以治寒"。热者寒之，芩、连、膏、黄性寒凉，所以用于治温。但对于一些上热下寒症候，欲治下寒，也用芩、连、石膏清降上热，甚至用大黄破阳明腑滞，以使阳明顺降。阳明降则上热得降，中下得温，下寒得愈。

4.《陆懋修医学全书·温热病说一》：凡伤寒发热者不渴，如服桂枝汤已而渴，服柴胡汤已而渴，不恶寒反恶热，始初恶寒，一热而不复恶寒。凡伤寒欲解时，寒去热亦罢。若寒去热不罢，汗出仍热而脉躁疾，皆温病之的候也。

凡伤寒发热者不渴，是病在太阳而津未伤。服桂枝汤已是表示太阳经经证已解，服柴胡汤已，是表示少阳经经证已解。而渴是里有热，里热烁肺伤津。不恶寒是卫闭已解，反恶热是表解里有热。始初恶寒是有卫闭，一热而不复恶寒，是表解而里有热。伤寒欲解时，应表解、热去、身凉、脉静，现在却是"寒去而热不罢，汗出仍热而脉躁疾"，是因为内原有热从内而发，这时候温热病的面貌就浮现出来了。

5.《陆懋修医学全书·温热病说一》：病之始自阳明者为温，即始自太阳而已入阳明者亦为温，是故太阳病发热而渴，不恶寒者为温病。此一条本以"太阳病发热"五字为句，以"而渴不恶寒者"六字为句。盖上五字为太阳，而下之"渴不恶寒"即阳明也。

温热病内原有热，温热病发病，是新感入里引动伏气外发，内外合邪。新感有传经形证，伏气也有六经形证，因而有太阳经表现，也会有阳明经表现。

"太阳病，发热而渴，不恶寒，为温病"，这是仲景的原话。太阳病，营郁热发出现发热。相火升炎，烁肺伤津，出现口渴。胃热蕴蒸，卫敛不行，而不恶寒。阳强阴衰，内原有热，这就是温热病了。

6.《陆懋修医学全书·温热病说三》：温热之屡变而乱其真也。由于伤寒之一变而失其传，风寒诸病由太阳入阳明者，有《伤寒论》在，尚且各自为说。至温热，而漫以为仲景所未言，更不妨别出己见。每先将温病移入他经，或且移作他证，如弈棋然，直无一局之同者。若喻嘉言移其病于少阴肾，周禹载移其病于少阳胆，舒驰远移其病于太阴脾，顾景文移其病于太阴肺，遂移其病于厥阴心包，秦皇士移其病于南方，吴鞠通移其病于上焦，陈素中、杨栗山移其病为杂气，章虚谷、王孟英移其病为外感。尤其甚者，则张介宾、张石顽、以及戴天章辈，皆移其病为瘟疫，而石顽又移其病为夹阴。娓娓动听，亦若各有一理也者。而不知阳明为成温之薮，古来皆无异说，皆以《伤寒论》阳明方为治。

温病学百载乱局，至此一言而终也。

二、陆九芝为温热病选方

《陆懋修医学全书·温热病选方》：此余二十余年酌

用之方，病无不愈。不敢自私，以贡病家。

　　葛根黄芩黄连汤（仲景方）：葛根，黄芩，黄连，炙甘草（此为阳明主方，不专为下利设）。

　　白虎汤（仲景方）：石膏，知母，炙甘草，粳米。

　　大承气汤（仲景方）：大黄，芒硝，厚朴，枳实（诸承气法酌用）。

　　五苓散（仲景方）：茯苓，猪苓，泽泻（原方去桂术）。

　　黄芩汤（仲景方）：黄芩，赤芍，大枣，炙甘草。

　　大黄黄连泻心汤（仲景方）：大黄，黄连（温热之用泻心法者，只用此一方）。

　　茵陈蒿汤（仲景方）：茵陈，大黄，栀子。

　　栀子豉汤（仲景方）：生栀子，豆豉（诸栀豉法酌用）。

　　四逆散（仲景方）：柴胡，枳实，赤芍，炙甘草。

　　白头翁汤（仲景方）：秦皮，白头翁，黄连，黄柏。

　　升麻葛根汤（河间方）：升麻，葛根，赤芍，炙甘草。

　　凉膈散（河间方）：连翘，薄荷，黄芩，栀子，大黄，芒硝，炙甘草。

　　天水散（河间方）：滑石，生甘草。

　　葱豉汤（肘后）：葱白，豆豉。

　　葛根葱白汤（肘后）去姜：葛根，葱白，知母，川芎，赤芍。

柴葛解肌汤（陶节庵方）：原方去姜枣。

柴胡，葛根，白芷，羌活，石膏，黄芩，赤芍，桔梗，生甘草。

柴葛升麻汤（局方）：原方去姜。

柴胡，葛根，升麻，荆芥，前胡，石膏，黄芩，赤芍，桑白皮，豆豉。

羌活冲和汤：生地、生姜酌用。

羌活，生地，川芎，防风，黄芩，白芷，苍术，葱白，生姜，炙甘草。

荆防败毒散：荆芥，防风，羌活，独活，柴胡，前胡，川芎，桔梗，枳壳，薄荷，茯苓，炙甘草，人参（人参酌用）。

黄连解毒汤：黄芩，黄连，黄柏，栀子，大黄。

三黄石膏汤：黄芩，黄连，黄柏，栀子，生石膏，豆豉。

苍术白虎汤：苍术，生石膏，知母，粳米，炙甘草。

三、陆九芝《不谢方》选录

1. 风寒温散

此即俗所称小伤风也，其冬月正伤寒须用桂、麻、青龙者，不在此列，切忌早用寒凉。

防风，荆芥穗，苏叶，桔梗，枳壳，姜半夏，陈皮，炙甘草，生姜。头痛甚加藁本，蔓荆子。

2. 风温轻者

凡羌、独、柴、前、芎、芷、升、葛，随证可加。病与风寒无大异，独不得用桂、麻。

防风，荆芥，生山栀，薄荷，霜桑叶，淡竹叶，桔梗，枳壳，连翘，橘红，炙甘草。加连须葱白头。

3. 风寒挟食

甚者须用硝、黄，不在此列。凡有感冒，胃肠即不健运，非必伤于食也。

防风，荆芥，桔梗，苏梗，焦谷麦芽，神曲，山楂炭，莱菔子。

或加鸡内金，或加槟榔、枳实。酒客加葛花、枳椇子。

4. 风寒挟痰

寒水为病，水即痰也。故有感冒，每涉于痰。甚则须用胆星、竹沥、葶苈之属。

防风，荆芥，苏子，白芥子，莱菔子，陈皮，半夏，茯苓，炙甘草，枳实，竹茹。

便溏，苏子易苏梗。

5. 风寒挟湿

寒湿之病，上甚为热。无论何病，有此三挟，皆可检用三方之药。

防风，羌活，独活，藿香，木香，厚朴，苍术，茯苓，猪苓，泽泻。或加汉防己。

6. 伤寒成温

寒一化热，便忌桂、麻，甚则须用膏、黄。大忌滋腻等药及珠、黄、冰、麝，凡在温热病皆然。

丹皮，赤芍，葛根，黄芩，黄连，栀子，豆豉，桔梗，生草，牛蒡，连翘。或加葱白头。

7. 冬温

冬月病热，即是冬温。不可用正伤寒之桂、麻，甚则亦有须用芩、连、膏、黄者。

丹皮，赤芍，山栀，白薇，桑白皮，杏仁，桔梗，生草，知母，玉竹。

8. 春温

春月病热，即是春温。宜忌与冬温同。

丹皮，赤芍，山栀，柴胡，薄荷，桑叶，黄芩，黄连，葛根，连翘，生草。

肝、肾热加羚羊角、龙胆草、黄柏、知母。

9. 风温

春为风，风温在春为多，凡目赤、颐肿、牙痛、喉痧，皆是其微者。

川芎，防风，薄荷，秦艽，桑叶，淡竹叶，银花，连翘，桔梗，生草，射干，马勃。

咳加杏仁、橘红。

10. 湿温

此症多见于首夏、初秋，甚者用苍术白虎汤。凡一人独病之温，通不得谓为瘟疫。

川楝子，白芷，厚朴，苍术，黄柏，苡仁，茯苓，猪苓，泽泻。

或用茵陈蒿，或加牛膝、车前、草薢。

11. 夏暑

暑即热也，亦曰中暍。其别有乘凉饮冷而病者，为寒霍乱，须用理中、四逆及诸辛热方者，不在此例。

木瓜，青蒿，藿香，香薷，苏叶，厚朴，黄连，扁豆衣，茯苓，泽泻。

酌加诸六一散，热甚不禁西瓜。

12. 秋燥

此症最多咳逆，不用桂、麻，甚者须用石膏，其阳明燥金重候不在此例。

薄荷，桑叶，杏仁，瓜蒌，花粉，桔梗，生草，川贝，牛蒡。

可加枇杷叶，喉痛加射干、马勃。

13. 湿痰

随症可加胆星、枳实、竹沥之属。其土弱木强可用香砂六君、归芍六君者不在此例。

陈皮，半夏，茯苓，枳实，竹茹，苏梗，白芥子，莱菔子，藿梗，厚朴。

或加砂仁、豆蔻，呕加生姜。

14. 燥痰

痰在脾为湿，在肺为燥。治脾宜燥，治肺宜润。其痰一也，而经病不同。

杏仁，橘红，紫菀，款冬，枇杷叶，旋复花，天花粉，冬瓜子，知母，贝母。

或加马兜铃、海蛤壳、青黛、海浮石。

15. 寒饮

此为寒水之病，《金匮》详言之法宜温中。甚者须用小青龙、理中、四逆、真武诸方。

半夏，陈皮，茯苓，甘草，白术，枳实，干姜，附子。

气滞甚加厚朴，胃寒甚加公丁香、吴茱萸、草果、益智仁。

16. 结胸

此证详见《伤寒论》，与痞相似。不痛为痞，痛者结胸。有大小之别。治不外和胃解结，开通上下。

半夏，陈皮，茯苓，甘草，瓜蒌，厚朴，枳实，黄芩，黄连，干姜。

寒实去芩、连，加薤白。水结胸加附子。

17. 耳聋

此症每属少阳，而疟后尤多，其为肾虚之宜磁朱丸者，不在此例。耳鸣亦然。

川芎，柴胡，黄芩，赤芍，半夏，陈皮，茯苓，甘草，枳壳，竹茹，厚朴。

风热加牛蒡子，湿热加苍术。

第五章 《温热逢源》

柳宝诒著（节选）

一、论温病与伤寒病情不同治法各异

1.《温热逢源·论温病与伤寒病情不同治法各异》：冬月伤寒，邪由皮毛而入，从表入里，初见三阳经证，如太阳病，则头项强痛而恶寒之类。三阳不解，渐次传入三阴。其中有留于三阳，而不入三阴者；有结于胃腑，而不涉他经者；亦有不必假道三阳，而直中三阴者。凡此伤寒之症，初起悉系寒邪见象。迨发作之后，渐次化热内传，始有热象。故初起治法，必以通阳祛寒为主。及化热之后，始有泄热之法。此伤寒病之大较也。

伤寒，邪不可能从表入里，是感之，感之出现太阳经卫闭营郁。邪传三阳要么从表而出，要么传入三阴，没有留于三阳经者，只有阳明腑证除外。没有直中一说，可能是对内外呼应的一种误解。伤寒初起，不是悉系寒邪见象，桂枝证有发热汗出，麻黄证有已发热或未发热，未发热是接下来可能发热但现在没发。初起治法，不是必以通阳祛寒为主，而是解卫闭营郁。

2.《温热逢源·论温病与伤寒病情不同治法各异》：若夫温病，乃冬时寒邪，伏于少阴。迨春夏阳气内动，伏邪化而为热，由少阴而外出。如邪出太阳，亦见太阳经证，其头项强痛等象，亦与伤寒同。但伤寒里无郁热，故恶寒不渴，溲清无内热。温邪则标见于外，而热郁于内，虽外有表证，而里热先盛。口渴溲黄、尺肤热、骨节疼，种种内热之象，皆非伤寒所有。其见阳明、少阳，见证亦然。

冬伤于寒，是伤其太阳蛰藏之令，不是冬时寒邪伏于少阴。春必病温，是至春天地回暖，本来冬时收藏之令受伤，已致去冬阳气敛收不足，现气令又由闭藏转为疏泄，致去冬未能尽敛之阳转为舒发。未敛之阳不知何经之动，所以不是伏邪化而为热由少阴而外出。伏气外发，有六经形证。其外至太阳一经，就是见有太阳经证。

伤寒内原无热，所以初起恶寒、口不渴、尿液清而不黄。温热病内原有热，所以虽外有表证，而里热先盛，故初发即有口渴、溲黄、尺肤热、骨节疼等种种内热之象，还可能见到阳明、少阳证。

3.《温热逢源·论温病与伤寒病情不同治法各异》：初起治法，即以清泄里热、导邪外达为主。与伤寒用药，一温一凉，却为对待。盖感寒随时即发，则为伤寒，其病由表而渐传入里。寒邪郁久，化热而发，则为温病，其病由里而郁蒸外达。伤寒初起，决无里热见证。温邪初起，无不见里热之证。此伤寒、温病分证用药之大关键。临证时能从此推想，自然头头是道矣。

伤寒内原无热，所以"伤寒初起，决无里热见证"。温病内原有热，所以"温邪初起，无不见里热之证"。温病初起治法，即以表现出的六经形证为据，以清泄里热、导邪外达为主。伤寒则按中风、伤寒治法与传经过程进行处理。

二、论伏气发温与暴感风温病原不同治法各异

1. 《温热逢源·论伏气发温与暴感风温病原不同治法各异》：冬时伏邪，郁伏至春夏，阳气内动，化热外达，此伏气所发之温病也。《内经》云：冬伤于寒，春必病温。又云：凡病伤寒而成温者，先夏至日为病温，后夏至日为病暑。《难经》云：伤寒有五，有温病，有热病。《伤寒论》云：太阳病，发热而渴，不恶寒者为温病。凡此皆指伏邪所发之温病言也。

温热病是新感引动伏气，伏气作为一种状况，因冬伤于寒而致阳不能敛藏，遇春随气令转为疏泄欲外发。偶遇新感，内外合邪，发而为病，是谓温病。先夏至日病温热，后夏至日病暑热，暑天高温蒸发出现高湿，暑

湿随之又来，于是又有喝病及湿温。

2.《温热逢源·论伏气发温与暴感风温病原不同治法各异》：另有一种风温之邪，当春夏间感受温风，邪郁于肺，咳嗽发热，甚则发为痧疹。《内经》所谓风淫于内治以辛凉，叶氏《温热论》所谓温邪上受，首先犯肺者，皆指此一种暴感风温而言也。伏气由内而发，治之者以清泄里热为主。其见证至繁且杂，须兼视六经形证，乃可随机立法。暴感风温，其邪专在于肺，以辛凉清散为主。热重者，兼用甘寒清化。其病与伏温病之表里出入，路径各殊。其治法之轻重深浅，亦属迥异。

"当春夏间感受温风，邪郁于肺，咳嗽发热，甚则发为痧疹……叶氏《温热论》所谓温邪上受，首先犯肺者，皆指此一种暴感风温而言也"。这就是俗称的热伤风，纯新感，小小的，因其内原无热，所以易治，就是不治也很快能好。

温热病因伏热从内而发，其治疗必以清泻里热为主。由于见症至繁且杂，治温热病必须兼看六经形证，对各经腑脏症状进行分析定夺，每日诊别，尔后才可随机立法。新感热伤风则要简单得多，由于其内无伏热，故只需考虑在表的太阳一经，治法也是以辛凉清散为主，热显者兼用甘寒清化就行了。温热病与新感热伤风是两码事。

3.《温热逢源·论伏气发温与暴感风温病原不同治

法各异》：近人专宗叶氏，将伏气发温之病，置之不讲。每遇温邪，无论暴感伏气，概用叶氏辛凉轻浅之法，银翘、桑菊，随手立方。医家病家，取其简便，无不乐从。设有以伏气之说进者，彼且视为异说，茫然不知伏气为何病。嗟乎！伏温是外感中常有之病，南方尤多，非怪证也。其病载在《内经》《难经》《伤寒论》诸书，非异说也。临证者，竟至茫然莫辨，门径全无，医事尚堪问哉？

近现代中医医工，由于不能深研伤寒，不能将六经理论熟练地运用于临床，因而很难发现内有伏热的外感。伏热对于医工来说，好比前面路上有一块牌子，上写"此处有地雷"。而近人专宗叶氏，将可能有地雷这件事置之不理，而将各种发热放在一起，不管是新感热伤风还是温热，在其初起之时一概使用叶氏的辛凉轻浅之法。此时若有人说，要注意地雷，被认为是胡说，因为他们茫然不知地雷是个什么东西以及如何辨别。

三、论伏邪外发须辨六经形证

1. 《温热逢源·论伏邪外发须辨六经形证》：伤寒绪论曰：初发病时，头项痛，腰脊强，恶寒，足太阳也；发热面赤，恶风，手太阳也；目疼，鼻干，不得卧，足阳明也；蒸热而渴，手阳明也；胸胁满痛，口苦，足少阳也；耳聋，及病寒热往来，手少阳也；腹满，自利而吐，足太阴也；口干，津不到咽，手太阴也；脉沉细，口燥渴，足少阴也；舌干，不得卧，手少阴也；耳聋，囊缩，不知人事，足厥阴也；烦满，厥逆，手厥阴也。

手足之经，有司气与化气之分。而化气者，又会因表里关系而另有从化的可能。如手阳明大肠燥金司气，足阳明胃从令而化燥。但胃与脾为表里，而脾司湿。当阳明之燥不敌太阴之湿时，胃则从脾而化湿。但在温热病中，太阴之湿又会从阳明而化燥。每一经与所连脏或腑都有自己的特性，但它们的表现又会随着周围条件的变化而出现变化。将同一经症状，分别摊在手足两经，既没有必要，也缺乏考证。

2.《温热逢源·论伏邪外发须辨六经形证》： 医略曰：太阳之脉上连风府，循腰脊，故头项痛，腰脊强；阳明之脉，挟鼻络于目，故身热，目痛，鼻干，不得卧；少阳之脉，循胁，络于耳，故胸胁痛而耳聋；太阴脉布胃中，络于嗌，故腹满而嗌干；少阴脉贯肾，络于肺，系舌本，故口燥舌干而渴；厥阴脉循阴器，而络于肝，故烦满而囊缩。

重申《素问》经文所叙述的六经形证以及解释，这是热病六经纲目。

3.《温热逢源·论伏邪外发须辨六经形证》： 凡外感病，无论暴感伏气，或由外而入内，则由三阳而传入三阴；或由内而达外，则由三阴而外出三阳。六经各有见证，即各有界限可凭。治病者指其见证，即可知其病之浅深。问其前见何证，今见何证，即可知病之传变。伤寒如此，温病何独不热。《素问》热病论，仲景伤寒论均以此立法，圣人复起，莫此易也。

六经各有形证，以六经来分析见证，则各有界限可凭。对病之所在、去来传变与深浅缓急，其条分缕析，一目了然。几千年来，圣贤均以六经立法。临床它法虽层出不穷，但大浪淘沙，都经不起时间考验而灰飞烟灭。唯有六经立法，历经千年，颠扑不破。故曰，六经立法，莫此易也。

4.《温热逢源·论伏邪外发须辨六经形证》：近贤叶氏，始有伤寒分六经，温病分三焦之论，谓出河间。其实温热病之法，至河间始详。至温病分三焦之论，河间并无此说，其书具在，可复按也。厥后吴鞠通著《温病条辨》，遂专主三焦，废六经而不论。殊不知人身经络，有内外浅深之别，而不欲使上下之截然不通也。其上焦篇提纲云：凡温病者，始于上焦，在手太阴。试观温邪初发者，其果悉见上焦肺经之见证乎？即或见上焦之证，其果中下焦能丝毫无病乎？鞠通苟虚心诊视，应亦自知其说之不可通矣。况伤寒温热，为病不同，而六经之见证则同；用药不同，而六经之立法则同。治温病者，乌可舍六经而不讲者哉？

柳宝诒慧眼，指出温病分三焦之论是不通的。

《温热逢源·论伏邪外发须辨六经形证》：附录医悟：

表证：发热，恶寒，身痛，四肢拘急，喘。

太阳经证：头痛，项脊强，脉浮，脉伏。

太阳府证：口渴，溺赤。

阳明经证：目痛，鼻干，唇焦，漱水不欲咽，尺寸俱长。

阳明府证：潮热，谵语，狂乱，不得眠，自汗，手足汗，便闭。

少阳经证：耳聋，胸满，胁痛，口苦，苔滑，目眩，脉弦。

半表里证：呕吐，寒热往来，头汗，盗汗。

太阴经证：腹微满，脉沉实，自利。

少阴经证：口燥咽干而渴，咽痛，下利清水，目不明。

厥阴经证：少腹痛，囊缩，舌卷，厥逆，消渴。

以上六经分证，丰富了岐伯热病六经提纲，但症状分配是否全部合理，还存有进一步探讨的余地。

四、论温病初发脉象舌苔本无一定

1. 《温热逢源·论温病初发脉象舌苔本无一定》：温病之脉，前人谓右脉反大于左，此指邪热之达于肺、胃者言也。尝有伏温初发，其邪热郁于少阴，或连及厥阴，而弦数之脉，遂见于左手关尺两部者甚多。更有邪机深伏，郁湮不达，病象颇深，而脉象转见细弱不鼓之象。逮托邪化热，脉始渐见浮硬。此由肾气先亏，不能鼓邪外达，故脉象如此，其证必非轻浅。总之，伏温外发，必从经气之虚处而出，初无一定路径，所谓邪之所凑，其气必虚也。《难经》云：温邪行在诸经，不知何经之动。此语空灵活泼，最合病情。盖其行动，初无一定之径，外见无一定之证，故其脉亦无一定之脉。

"温热从中道而出，一二日脉多沉，迨自里出表，脉始不沉而数，或兼弦，或兼大，然总不浮，其至数则模糊而不清楚。凡初起脉沉迟，勿认作阴症，沉者邪在里，迟者邪在脏也。脉象同于阴寒，而气、色、舌、苔、神情，依前诸法辨之，自有不同者。或数而无力，亦勿作虚视，因其热蒸气散，脉自不能鼓指，但当解热，不当补气"。以上论述，摘自戴天章《重订广温热论》，还是比较公允的。

本节共列举三种温热病脉象：

1）"右脉反大于左"。右路阳杀阴藏，太阳蛰藏之令被伤，因而右寸关大。胃气不降、肺气不降，致使金水不收，也会出现右寸关脉大。肾不藏精，会使右关尺或虚大、或虚濡。

2）"连及厥阴，而弦数之脉，遂见于左手关尺两部者甚多",弦为肝脉,而数为热,营郁热蕴,于是左关弦数。木生于水,营之郁热疏泄不及,于是左尺亦数。

3)"更有邪机深伏,郁湮不达,病象颇深,而脉象转见细弱不鼓之象",不是邪机深伏,而是肾气衰弱。伏气只是一种状况,它见于诸经,发时不知何经之动,不是郁湮在少阴,因肾气弱,因而两尺细弱不鼓。不能想象成有一物因虚而陷,掉进去了,因而郁湮不达,表现为病象颇深。"逮托邪化热,脉始渐见浮硬"。当气令由闭藏转为疏泄,未敛之阳回望欲动,及新感外郁,相火即升,脉遂转浮。硬是部分伏气外发尚不流利。

"伏温外发,必从经气之虚处而出,初无一定路径,所谓邪之所凑,其气必虚也"。伏气外发有六经形证,其外发而出,病则传其所胜,是沿所胜链路而行进,至三阳之经则出。说从虚处而出,仿佛是有一个东西沿着虚处,左右转弯,溜缝而出。这是实相论,忘记了生克乘侮是气化运行的规律。

伏温外发,主要表现是,营郁热蒸动风生燥、相火炎升、阳明经腑燥热、焦土流金、肾水涸竭。

2.《温热逢源·论温病初发脉象舌苔本无一定》: 至舌苔之色,必邪在胃中蒸郁,其浊气乃上熏而生苔。若邪伏阴经,不涉胃府,则虽邪热已剧,仍不见有舌苔也。舌本为心、脾营气所结,故营分有热,舌底必绛。

心火亢盛，舌尖必红。然邪深伏下焦，而舌底不见紫绛者，间亦有之。迨邪热郁极而发，脉之细弱者，忽变而浮大弦数。舌之淡白者，倏变而灰黑干绛，则势已燎原，不可响迩。至此而始图挽救，恐热邪炽盛，脏腑枯烂，虽有焦头烂额之客，而已无及矣。故视病者，必细察见证，再合之色脉，乃有把握。若徒执脉象、舌苔，而求病之寒热、浅深，则误者多矣。诒阅历多年，确知伏温初起，凡病邪极深者，脉与证较多不合。其故皆由邪气深伏，不易表见于外。视病者为其所惑，必多误治。故特表而出之，庶学者知所审择焉。

阳气下降为顺，火降则通顺，不降则湮郁。君火郁则心液瘀结，舌为心之苗，心液瘀结则舌苔生。火郁于土则苔黄，郁于金则苔白。"邪在胃中蒸郁，其浊气乃上熏而生苔"，是仅言郁于土。若"邪伏阴经，不涉胃府"，是胃气下降仍顺，则君相可降，君火不郁，所以虽邪热已盛，仍然不见有舌苔积累。

营分有热，是血热充盈，故舌体颜色必深红。心火亢盛，舌尖属心，故舌尖必红。"邪深伏下焦"。就是伏气未动，还没扩散，营热未甚，故也有不见紫绛色的。

伏温初起，右尺脉细弱、沉弱、沉微，是肾水甚弱。脉之细弱者，忽变浮大弦数，是先现于左部寸关之脉，表现为肝热已炽。舌之淡白者，倏变而灰黑干绛，是营热甚而肾水涸，阳明之经热势燎原。温热病之伏热初起，外多似于平常而没有特异之征，但由于癸水敛藏不足，右尺会有浮虚不敛或极弱。症候上会有低热、不怕冷、不恶风寒、色苍腰热、骨节烦疼，口渴少汗、小便短黄等情况出现。遇到上述情况，要注意是否存有伏气。

3. 《温热逢源·论温病初发脉象舌苔本无一定》：周禹载曰：温病热病之脉，或见浮紧者，乃重感不正之暴寒。寒邪束于外，热邪蕴于内，故其脉外则绷急，内则洪盛也。又或不识脉形，但见弦脉，便呼为紧，而妄治之。盖脉之盛而有力者，每每兼弦，岂可错认为紧，而断以为寒乎？夫温病热病之脉，多在肌肉之分而不甚浮，且右手反盛于左手，诚由怫郁在内故也。其左手盛或浮者，必有重感风寒。否则非温病热病，自是非时暴寒耳。

温热病之脉，伏气外发，还未达表，故不甚浮。太阳蛰藏之令被伤，使金水敛收不足，降不下来，因此右手脉多反盛于左手脉。其左手盛或浮者，左示外感，是有外感风或寒。若见脉浮紧，寒主收引，必是感受外寒所致。若按之洪盛，是表寒内热，是"寒邪束于外，热邪蕴于内"。另外脉盛而有力，有一定速度，其流淌奔行，直线而有力度，给人以弦的感觉，但此时之弦伴随着盛大有力，是有热，绝非是寒。因为寒主收引，寒性敛束，脉有紧、硬之感。

五、伏温从少阴初发证治

1.《温热逢源·伏温从少阴初发证治》：经云：冬伤于寒，春必病温。又曰：冬不藏精，春必病温。分而言之，则一言其邪之实，一言其正之虚。合而言之，则惟其冬不藏精而肾气先虚，寒邪乃得而伤之。语势虽若两平，其义原归于一贯也。喻氏以冬伤于寒，与冬不藏精，又以既不藏精更伤于寒，分立三纲，各为证治。试思如果冬不藏精，别无受寒之事，则其病为纯虚，与温病何涉。盖喻氏只顾作文之排场，而不自觉其言之不切于病情也。

冬伤于寒，是伤其太阳蛰藏之令，金水不行，君相之火不能下行而归藏于癸水，这因不能藏而出现了冬不藏精。不是"一言其邪之实，一言其正之虚"。也不是"惟其冬不藏精而肾气先虚，寒邪乃得而伤之"。冬不藏精，君相之火不能闭藏于癸水，寒邪反而不易"得而伤之"，不容易患受寒感冒，但此时温热病的种子也就埋下了。

2.《温热逢源·伏温从少阴初发证治》：原其邪之初受，盖以肾气先虚，故邪乃凑之而伏于少阴。逮春时阳气内动，则寒邪化热而出。其发也，有因阳气内动而发者，亦有时邪外感引动而发者。凡阳气内动，寒邪化

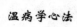

热而发之证，外虽微有形寒，而里热炽甚，不恶风寒，骨节烦疼，渴热少汗（初起少阴至阳明即多汗矣）。用药宜助阴气，以托邪外达，勿任留恋。其为时邪引动而发者，须辨其所挟何邪，或风温，或暴寒，或暑热。当于前法中，参入疏解新邪之意。再看其兼挟之邪，轻重如何。轻者可以兼治，重者即当在初起时，着意先撤新邪；俟新邪既解，再治伏邪，方不碍手。此须权其轻重缓急，以定其治法，不可豫设成见也。

"其邪之初受，盖以肾气先虚，故邪乃凑之而伏于少阴"。不是这样的，是冬伤于寒，伤其寒水收藏之令，出现了肾不能敛藏。但阳因不能尽敛却相对阳张，阳张则不易感寒。"好像里面有一间房子是空虚的，没人，我就从外面闯进去住进房内，并伏在房中"。想象有空位，因而一个实物可以进去，可实际是根本进不去。

"逮春时阳气内动，则寒邪化热而出"。当气令由闭藏转为疏泄，未敛之阳化为相火，遇新感郁其里气而发，病则传其所胜，不是寒邪化热。

"有因阳气内动而发者，亦有时邪外感引动而发者"，温热之发，都有外感，新感外郁，引动伏邪。新感有微甚不同，其内伏热，也有分经不同、轻重不一。新感有风、寒、暑、湿之气，各自有别。伏热初动有营郁热蕴、相火不位、阳明经阳素盛、肺燥津枯、金水不收、肾气虚而肾水涸等，亦各不相同。

3.《温热逢源·伏温从少阴初发证治》：寒邪潜伏少阴，寒必伤阳。肾阳既弱，则不能蒸化而鼓动之。每见有温邪初发，而肾阳先馁，因之邪机冰伏，欲达不达，展转之间，邪即内陷，不可挽救，此最难着手之危证。

寒邪潜不到少阴。肾元既弱，不能生木，因此外发艰难。治以补肾培元、润升乙木、补益中气、凉降敛收金水。此时若伏气在里，亦会部分被化解。

4.《温热逢源·伏温从少阴初发证治》：其或邪已化热，则邪热燎原，最易灼伤阴液，阴液一伤，变证蜂起，故治伏温病，当步步顾其阴液。当初起时，其外达之路，或出三阳，或由肺胃，尚未有定程，其邪仍在少阴界内。

温病治法，是泻阳明之燥，滋太阴之阴，其不离汗泻两意，但须清凉滋润而已。其初起时，脏阴不足，伏气外发，或出三阳，或入胃腑，未有定程。不是"其邪仍在少阴界内"，是因肾气虚馁，生木无力。

5.《温热逢源·伏温从少阴初发证治》：前人治温病之法：如千金用阳旦汤，则偏于太阳；陆九芝用葛根芩连汤，则偏于阳明；张石顽用小柴胡汤，则偏于少阳；至喻嘉言之麻附细辛，则过于猛悍矣；叶香岩之辛凉清解，则失之肤浅矣。愚意不若用黄芩汤加豆豉、元参，为至当不易之法。盖黄芩汤为清泄里热之专剂，加以豆豉为黑豆所造，本入肾经，又蒸罨而成，与伏邪之蒸郁而发相同，且性味和平，无逼汗耗阴之弊，故豆豉为宣发少阴伏邪的对之药。再加元参以补肾阴。一面泄热，一面透邪。凡温邪初起，邪热未离少阴者，其治法不外是矣。至兼挟别项外感，或兼内伤，或邪虽未脱少阴，而已兼有三阳见证者，均宜临证参酌施治，故非可刻舟以求剑矣。

温热病是新感引起伏热外发，三日之内，三阳经络，历受其病，而未入于脏腑者，皆可汗之而解，其汗法是补阴，补之则汗出。千金用阳旦，首顾其营，但桂枝性温不宜。九芝用葛根芩连，凉降肺胃之经，但芩连性燥。石顽用小柴胡，疏解少阳、降胆胃、推陈致新，但仅合于少阳一证初起而未顾及阴液。喻嘉言之用麻附辛，使人突兀，伤寒少阴之麻附辛证，是肾水寒冱，但欲寐，脉微细，尺有紧象，故需用附子温寒开散，需麻黄由少阴到太阳出表，需细辛温通经络，由肺温降及肾。冬不藏精的情况，恰与此相反。叶天士的方法是，将没有伏气的新感热伤风与内有伏热的温病混在一起，不看差别，在它们初起之时，一律使用辛凉清解。而当使用发表碰到伏热外发，火烈风生，因而无法收拾之时，他们就要求医工用药要轻、要清、要小量、要小心等等。柳宝诒的豆豉、玄参、黄芩汤，仅在少阳一经着力，并以玄参、豆豉轻降右路。实际上对于温热初起，

发热而不恶寒，对少阳一经着力不如对阳明经着力效果
更好。以上诸贤的意图是，欲对温热初起的纷繁复杂局
面，总以一方了之。因为温热初发，其脉象、舌象就无
一定，因此对他们的说法也就姑妄听之吧。

六、伏温由少阴外达三阳证治

1.《温热逢源·伏温由少阴外达三阳证治》：寒邪
潜伏少阴，得阳气鼓动而化热。苟肾气不至虚馁，则邪
不能容而外达。其最顺者，邪不留恋于阴，而径出于三
阳，则见三阳经证。太阳则恶寒发热，头项疼，腰脊
强，治宜豉、芩，合阳旦汤。阳明则壮热，鼻干，不得
卧，治宜豉、芩，合葛根、知母等味。少阳则寒热往来，
口苦胁痛，治宜芩、豉，合柴胡、山栀等味。其邪初出
三阳，或兼新感，外有恶寒无汗等证，则桂、葛、柴胡，
自当参用。若里热已甚则不宜桂枝。壮热汗多则不宜葛
根。内风易动则不宜柴胡。此则又在临时之化裁矣。

《难经》曰：温邪行在诸经，不知何经之动也。故
其发也，本无定处，大略乘经气之虚，或挟别邪而发。
如太阳虚则发于太阳，阴气虚则恋于阴分。其有温邪化
热已出三阳，而未尽之邪尚有伏于少阴而未化者（此肾
气不充，宜兼温托）。即或全数化热，而其热有半出于
阳，半恋于阴者（此阴气不足，不能托邪，当兼养阴）。

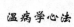

用药总宜随证化裁，活泼泼地，方能应手取效也。

温热病是冬伤于寒，致不能藏，其肾阴弱。温热之来，实受于厥阴，其肝阴弱。温热病阳明经腑燥热，以至于治疗是总以泻胃为主。阳明之燥劫夺太阴之湿，其脾阴弱，温热病总体阳强阴弱。

完全没有寒邪潜伏少阴这回事，是因冬伤于寒，阳不能潜藏。因而也就没有，"得阳气鼓动而化热。苟肾气不至虚馁，则邪不能容而外达"。

其见三阳经证是怎么一回事呢？新感传经入里，一日太阳，二日阳明，三日少阳，再传入太阴、少阴、厥阴。这样新感就有了太阳经见证、阳明经腑见证、少阳经见证等六经腑脏见证。六经各有界限可凭，这个界限的条文就是岐伯热病六经提纲。伏气由里出表，必然是跨过六经，每历经一经，就有一经的形证，这样新感与伏气的交织，全都表现在六经之上。

病感一日，在太阳一经。因火旺水亏，故营郁热隆金燥，即发热作渴。热从内发，阴弱水亏，卫敛甚弱，故不恶寒。太阳经自头下项，行身之背，故病感即现头项痛而腰脊强。营郁有热不用阳旦，因为桂枝辛温疏营郁，用之会使热散燎原，可用丹皮、生白芍、生姜、甘草、大枣加玄参、麦冬、浮萍。头项疼、腰脊强可加葛根疏降阳明经气。

病感二日，方传阳明之经，因相火升炎，使胃津涸与脾精亡，太阴之湿也化为阳明之燥。新感卫遏，营热郁发，土燥金燔，燥气愈甚，故胸燥口渴。阳明经挟鼻络目，行身之前，故目痛鼻干。阳明燥热，使阳不能入阴，故身热不得卧。若腑热未作，用芍药、丹皮、浮萍、玄参、麦冬、生石膏、葛根、生姜、炙甘草清热发表。热甚者，必伤肺气，用人参白虎汤加生姜。

病感三日，方传少阳之经，因相火炎蒸，新感卫遏，内外合邪，必热盛火发。少阳有二阳在表，三阴在里，因三阴阴涸，使其寒热往来多变为但热不寒。少阳一经，络耳循胁，行身之侧，故病胸胁痛而耳聋。火曰炎上，故咽干口苦作渴。用柴胡、黄芩、芍药、丹皮、玄参、生石膏、生姜、生甘草。

外感暴寒，营虽郁而无舌红、口渴，可以考虑用小量桂枝。左寸较大，有甲木相火可考虑加用柴胡，右关大可考虑用葛根疏降阳明经气郁满。恶寒无汗，卫气束闭，而阳明有热不甚，还可考虑用一煎麻黄、生石膏、杏仁以泄肺卫，如大青龙汤。

若营热较甚，则不可用桂枝，因为桂枝温疏乙木，会将热势宣大。壮热汗多，急需清金泄热，要用生石膏、知母，而不可用葛根疏散。营热甚而风欲动，直须凉血清热，而不可用柴胡，因为柴胡也散。

其肾气不充，宜兼温托，补肾培元。三阴不足，不能托举进入三阳之经，当用补阴。

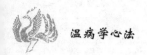

七、伏温热结胃腑证治

1.《温热逢源·伏温热结胃腑证治》：伏温化热而达，其证由少阴而出三阳者，于法为顺。惟无形之热，可从经气而达。若中焦挟有形食积浊痰，则邪热蕴蒸，每每乘机入胃，热结于中，而为可攻之证。盖胃为五脏六腑之海，位居中土，最善容纳。邪热入胃，则不复它传。故温热病热结胃府，得攻下而解者，十居六七。前人如又可所论，虽名瘟疫，其实亦系伏邪。所列治法，用攻下者，十之七八。盖伤寒重在误下，温病重在误汗。温病早投攻下，不为大害，前贤本有此论。吴氏又确见病证之可下者多，故放胆言之，而不自觉其言之偏重也。陆九芝谓温病热自内燔，其最重者，只有阳明经府两证。经证用白虎汤，腑证用承气汤。有此两法，无不可治之温病矣。其意专重阳明，若温病决不涉及别经者，其言亦未免太偏。总之，温病邪热蒸郁，入于阳明者居多，热在于经，犹属无形之热。其证烦渴多汗，狂谵脉洪，此白虎证也。若热结于腑，则齿垢唇焦，晡热，舌苔焦黄，神昏谵语，脉沉实，此承气证也。只要认证清楚，确系热在于胃，则白虎、承气，依法投之，可以取效反掌。切勿因疑生怯，反致因循贻误也。

前人用大黄下夺，有因泄热而用者（如三黄泻心），有因解毒而用者（如三黄解毒），有因疏瘀化痰而用者（如大黄蛰虫、滚痰丸），有因疏泄结气而用者（如大黄黄连泻心），原不专为积滞而设。无如不明医理者，见方中有大黄一味，即谓之承气，即谓之攻积。因而疑忌多端，当用不用，坐此贻误者多矣。

温热病，内热素积，新感外郁，三阳传经，经热郁隆而外无泄路，必入阳明胃腑，使腑热郁积。阳明戊土，位居三阳之长，阳盛之极，必皆归向阳明，而入胃腑。不是"中焦挟有形食积浊痰，则邪热蕴蒸，每每乘机入胃，热结于中"。

"前人如又可所论，虽名瘟疫，其实亦系伏邪"。吴又可著《温疫论》，是将温疫与温热混放在一起。在吴又可看来，既然温疫治疗与温热治疗在阳明经腑证状相似，所用治法与方剂也相同，因此就没有必要去区分不同。但不能认为吴又可没有另作阐述，就一定是吴也分不清楚。

伤寒重在六经，没有重在误下之说。伤寒误下伤阳、伤中，会产生一系列坏病，自然应该注意，但与其他知识放在一起就没有轻重之分了。

温热病阳亢阴衰，三日之内可汗，只有补阴，补之则汗出，汗出则热退。对于一上来就辛散开表取汗，造成火烈风生者，是根本不懂得温热病，所以就谈不上温热病重在误汗。

温热病早投攻下，同样为害，而害没有大小，除非一剂毙命。对于像为害大小、误治轻重这样的话，会使学生认为一部分知识重要，其余的就可能被忽视，这不是正确的传道、授业方法。

大黄：苦寒，入胃脾肝经，下阳明之燥结，除太阴之湿蒸，通经脉而破癥瘕，消痈疽而排脓血。决壅开塞，泻热行瘀。

伤寒大承气汤，用治阳明病，胃热便难。阳旺土燥，肠窍结涩，腑热莫宣，故谵语潮热，手足汗流。胃气壅遏，不得下泄，故脐腹满痛。大黄、芒硝，破结泻热，厚朴、枳实，降逆消滞。小承气汤，治阳明病，腑热方作，大黄泻燥热，枳、朴开郁滞。

大黄黄连泻心汤，治伤寒汗下伤其中气，阳亡土败，胃气上逆，阻碍胆经降路，结于心下，痞塞硬满，相火既隔，君火亦升。以大黄泻戊土而清热。

大黄蛰虫丸，治羸瘦腹满，内有干血，肌肤甲错，两目黯黑。因中气劳伤，己土湿陷，风木抑遏，贼伤脾气，脾气堙郁，不能腐熟水谷，化生肌肉，故羸瘦而腹满。肝藏血而开窍于目，肝气抑遏，营血瘀涩，无以荣华皮腠，故肌肤甲错，双目黯黑。大黄泻热下结块。

下瘀血汤，治产后腹痛，中有瘀血着于脐下而痛。大黄下其癥块。

大黄牡丹汤，治肠痈，少腹肿痞，按之痛如淋，小便调，自汗出，时时发热，复恶寒，脓已成，其脉洪数者。以大黄合芒硝寒泻其燔蒸。

2. 《温热逢源·伏温热结胃腑证治》：伤寒热结胃腑者，粪多黑而坚燥，温病热结于胃者，粪多酱色而溏。藜藿之子，热结者粪多栗燥；膏粱之人，多食油腻，即有热灼，粪不即燥，往往有热蕴日久，粪如污泥，而仍不结为燥栗者，此不可不知也。有初起病时，便溏作泻，迨两三日后，热势渐重，乃结于胃而便秘者，仍宜依法下之。又有热势已重，渴饮频多，或用清泄之剂，因而便泄稀水，坚粪不行者，此热结旁流也。古法用大承气下之，吴鞠通改为调胃承气，甚合。

热结而成燥粪者，行一二次后，燥粪已完，热邪即尽。若溏粪如烟膏霉酱者，或一节燥，一节溏者，此等证，其宿垢最不易清，即邪热亦不易净。往往有停一两日再行，有行至五六次，多至十余次者，须看其病情如何，以定下与否。慎勿震于攻下之虚声，遂谓已下不可再下，因致留邪生变，而受养痈之实祸也。

伤寒内原无热，阳盛则传阳明之腑，三阳传胃，热结胃腑之时，三阴未衰而阴主束敛，可蒸之津暂在阳明，津涸则粪燥，不降则痞满。"藜藿之子"，粗食无油，劳力奔波，代谢快而水易消，故热结者，粪多栗燥。"膏粱之人"，多食油腻，无体劳，无大汗，代谢慢而水易停，故"即有热灼，粪不即燥。往往有热蕴日久，粪如污泥，而仍不结为燥粟者"。

初起病时，便溏作泻，是脾湿乙陷，不可下。但后来热势渐重，致太阴之湿化为阳明之燥，结燥于胃肠而便秘，已符合使用下法，故而可依法下之。

热结旁流，坚粪不行，以芒硝高盐，使水分从肠壁反向渗透，使燥结从肠壁脱落，再以大黄泻下，故调胃承气甚合。

伤寒腑证一般是行一二次后，燥粪已完，粪变软稀，为热邪已尽。湿温是"溏粪如烟膏霉酱者，或一节燥，一节溏，此等证，其宿垢最不易清，即邪热亦不易净。往往有停一两日再行，有行至五六次，多至十余次者"。湿温使用下剂，多是小剂量多次轻推，以小陷胸汤送服陆氏润字丸，或枳实导滞丸，多次轻下，致粪变燥才是湿温已尽。

八、伏温上灼肺金发喘逆咯血咳脓证治

1.《温热逢源·伏温上灼肺金发喘逆咯血咳脓证治》：伏邪在少阴，其由经气而外出者，则达于三阳。其化热而内壅者，则结于胃腑，此温热病之常也。少阴之系，上连于肺。邪热由肾系而上逆于肺，则见肺病。况温邪化热，火必克金，则肺脏本为温邪所当犯之地。其或热壅于胃，上熏于膈，则热邪由胃而炎及于肺，更

为病势所应有。近时烟草盛行，肺中津液，熏灼成痰，阻窒肺隧，平日每多痰咳。更值温热上蒸，痰得热而痰更胶粘，热附痰而热愈留恋，其为咳为喘，意中事也。肺络不通，则胸胁刺痛。热郁日甚，则痰秽如脓，或咳红带血，无非热灼金伤所致。此时苟伏邪已一律外透，则治之者，只须清泄肺胃。

夫病在肺，而何以治者必兼及胃？盖肺中之热，悉由胃腑上熏。清肺而不先清胃，则热之来路不清，非釜底抽薪之道也。古方如麻杏甘石、越婢、青龙，清燥救肺等方，均用石膏，诚见及于此也。轻则苇茎汤，鲜斛、鲜沙参之类，必不可少。胁刺者兼和络气，咳红者兼清血络。滋腻之药，恐其助痰。温燥之品，恐其助热，均为此证所忌。

肺热以及由此引发喘逆咯血咳脓，一是因为相火刑辛金。由于冬水失藏，新感外郁，致使相火升炎，营郁热隆，火旺金燥，出现肺热、肺逆，并由此引发喘逆咯血。

二是因为热壅于胃，上熏于膈，使热邪由胃而炎及于肺。肺热是由胃热上熏所致，治者必兼及胃，治以清泄肺胃。伏温外发，胃热火灼金燔，则肺热肺气愈逆，出现咳痰胶黏。热伤肺络，出现咯血。热蕴成毒，出现凛寒壮热，咳吐脓血。

热灼肺金，发喘逆咯血，常以生石膏辛寒，清热散表凉肺。肺痈咳脓咯血，用苇茎汤，可加桔梗清肺排脓。胁刺痛，用柴胡、桃仁、鳖甲。咳红，清肺、清甲木、凉血止血，用柴芍二陈加生石膏、侧柏叶、花蕊石。不使用滋腻，因滋腻难行。不使用温燥，因温燥起热，是抱薪救火。

2.《温热逢源·伏温上灼肺金发喘逆咯血咳脓证治》：又此症在初起时，医者粗心不察，视为寻常外感，恣用发散。或见其痰多，妄用二陈。或见其喘逆，作外感治而用麻、桂，作内伤治而用生脉、熟地，均属背谬。而耗液助热生痰，诸弊毕集矣。迨见病势日增，始细心体认，改投清泄。而肺金脏阴已伤，不能遽复。即使邪热得清，而内热干咳，绵延不愈，遂成上损，终至不救者，往往有之，谁之咎哉？

温热病在初起之时，外现如寻常外感。但因其内阳强阴衰，阳明热盛，所以初起不用发散，若用发散则会出现火烈风生。见其痰多，要慎用辛燥，以免伤津伤阴。滋润之味碍于流通，也要相机使用。

九、伏温内燔营血发吐衄便红等证治

1.《温热逢源·伏温内燔营血发吐衄便红等证治》：温邪化热外出，其熏蒸于气分者，为烦热、口渴等证。其燔灼于营分者，血为热扰，每每血由肺络而溢出为咳血，由吐而出为吐血，上行清道为鼻衄、齿衄，下行浊窍为溲血、便血。凡此皆血为热邪所迫，不安其络，因而上溢下决。惟血既外夺，则邪热亦随血而泄，病势亦由此而减，乃为吉象。

温热伏温外发，内热炽甚，营热蕴蒸，血流薄疾。加之相火炎升，肺胃不降，于是血上行发为吐血、衄血、咯血。乙木盗泻于下，血下行，发为溲血、便血。失血热随血去，则热减，病势亦由此而减。以上各种出血，其量不能大，时间也不能长，而且随着血出，热病的症状也应减轻，否则就要立即清热，进行釜底抽薪。

2.《温热逢源·伏温内燔营血发吐衄便红等证治》：若血既外夺，而里热仍盛，昏谵烦躁，仍不轻减，即属重症。推其故，盖有二焉：一则伏热重而蒸郁过深，络血虽溢，而里热之留伏尚多也；一则营阴虚而为燔灼所伤，阴血枯竭，而不能托邪外出也。邪重者，宜凉血泄邪，如犀、地、栀、丹、银花、连翘、茅根、侧柏之类。血虚者，宜养血清热，如地、芍、栀、丹、阿胶、元参之类。总以凉阴泄热为主脑，血虚者兼以滋养，邪实者兼以清泄，必使血止而热亦因此而解，斯为顺手耳。

血既夺而热仍炽，一因里热重，一为营阴亏。热重者，凉血滋木、清肝降胆，辅以清泻肺胃，甚至涤腑。用生地、丹、栀、银、翘、茅根、侧柏、玄参、石膏，甚者加硝、黄。营阴亏者，是阴衰不能为汗，故热不能解。用二地、二冬、丹皮、栀子、阿胶、白芍、玄参、红枣之类。

3.《温热逢源·伏温内燔营血发吐衄便红等证治》：此等症，每有急求止血，过用清凉，以致血虽止，而上则留瘀在络，胸胁板痛。下则留瘀在肠，垢痢瘀紫。甚或留瘀化热，变为暮热朝凉，咳痰带血，见种种阴损之候。昧者不察，误认为虚，漫投补剂，遂迁延不愈。愈恋愈虚，以致不救，可慨也夫。

凡瘀留在肠胃者，易于疏化，以其在康庄大道，不在细微曲折之处，药力易于疏通也。若瘀留于肺肝血络之中，则络道蚕丛，药力既非一时可到，而又不宜于猛剂攻消，只有通络化瘀泄热之法，缓缓图功。如曹仁伯清瘀热汤之法，最为得窍，学者宜仿此用之（清瘀热汤：旋复花，葱白，新绛，芦苇根，枇杷叶）。

以清凉之剂止血之时，除要严格依循升降之外，还要稍加流通之味。

十、伏温外窜血络发斑疹喉痧等证治

1.《温热逢源·伏温外窜血络发斑疹喉痧等证治》：伏温化热，燔灼血络，因致络血外溢，邪热即随血而泄，于病机犹为顺象。乃有邪热郁于血络，不得外达，其在于肺，肺主皮毛则为疹。其在于胃，胃主肌肉则为斑。有斑疹各发，不相交涉者。有斑疹兼发，不能分晰者。总之以清营透邪，疏络化斑为主。凡外面斑疹透齐，即神清热解者为吉。若斑疹虽透，而里热不解，则热郁已甚，其势必有变端。当随其见证，小心斟酌。又有一种烂喉丹痧，此于伏温之中，兼有时行疫毒。发热一二日，头面胸前，稍有痧疹见形，而喉中已糜烂矣。此证小儿居多，其病之急者，一二日即见坏证。如面色青晦，痰塞音哑，气急腹硬，种种恶候，转瞬即来，见此者多至不救。此等急症，初起即宜大剂清营解毒，庶可挽回万一。若稍涉延迟，鞭长莫及矣。

疹：伏温化热，里热炽甚，胃热不降，卫密不开，营无泄路，于是突出肤面，发而为疹。治以清肺泄表、清泻胃热、清营热相火。

红斑：木生火长，全赖脾土之升，温热病已土阴弱，营热炽盛，营出疾而无系，金水敛收不及，致肌肉出现红斑。治以清营热、滋脾阴、清泻肺胃。

"若斑疹虽透，而里热不解，则郁热已甚，其势必有变端"。在凉乙清甲的同时，注意以泻胃为主，辅以清泄肺金。

"又有一种烂喉丹痧，此于伏温之中，兼有时行疫毒"。是相火犯肺，热郁成毒，若内原无热，按温疫治疗。

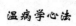

温病学心法

2.《温热逢源·伏温外窜血络发斑疹喉痧等证治》：鲜生地为此证清营泄热必用之药，欲兼疏散之意，重则用豆豉同打，轻则用薄荷叶同打，均可。丹皮清血中伏热，且味辛主散，炒黑用之最合。银花清营化毒，元参清咽滋水，均为此症必要之药。

生地黄：味甘，微苦，入脾、肝经。凉血滋肝，润木清风，治厥阴消渴，脉之结代，滋风木，断疏泄，止血脱，泽燥金，开约闭，治便坚。地黄最滑大便，火旺土燥者宜之。伤寒阳明病，腑燥便结，多服生地黄浓汁，滋胃滑肠，胜用承气。鲜者尤良。温疫、疹病之家，营郁内热，大用生地，壮其里阴，继以表药发之，使血热外达，皮肤斑生。血热不得透泄，以致经络郁热，用生地于表散之中，清经热以达皮肤。

豆豉：味苦、甘，微寒，入脾经，调和中气，泻湿行瘀，扫除败浊，使宿物失援，在上者自然涌吐，实非吐剂。排郁陈，宁神宇，清宫城，涌腐败，肃清脏腑，实有除旧布新之功。

薄荷：辛凉，入肺经，发表退热，善泻皮毛。

丹皮：苦辛，微寒，入肝经。辛凉疏利，达木郁、泻郁热、行瘀血、清风燥。排痈疽脓血，化脏腑癥瘕。

银花：辛凉，入肺、肝经，凉肝清肺，清散风湿，消肿败毒。

玄参：甘，微苦，入肺、肾经，清肺金，生肾水，凉头目郁蒸，涤心胸烦热，治溲便红涩，利膀胱癃闭。清肺与陈皮、杏仁同用。利水与茯苓、泽泻同用。

3.《温热逢源·伏温外窜血络发斑疹喉痧等证治》：治肺疹初起，须兼透达者，于清营方中，用牛蒡、蝉衣以透发之。古方治斑毒，用化斑汤（白虎合犀、地之类），或玉女煎之类。然须烦渴多汗者，乃为合剂。若热不甚，汗不畅，遽投石膏，恐有邪机冰伏之弊，临用时宜加斟酌。黄玉楸于此证，用浮萍为表药，颇有思路，可取用之。

化斑汤、玉女煎等以大凉胜大热，因此其治疗对象应为营热炽盛、阳明积热、烦渴多汗者。对于营分郁热不疏，肺胃热蕴不解者，需要佐用辛凉开宣、凉散退热、善泻皮毛者，以兼顾连贯左右。可用之味有牛蒡子、蝉衣、薄荷等，但都不如浮萍。

十一、伏温化热郁于少阴不达于阳

1.《温热逢源·伏温化热郁于少阴不达于阳》：伏温之邪，冬时之寒邪也。其伤人也，本因肾气之虚，始得入而据之。其乘春阳之气而外达也，亦以肾气暗动，始能鼓邪化热而出。设其人肾阳虚馁，则邪机冰伏，每有半化半伏、欲达不达之症。如外面热象炽盛，或已见昏谵、痉厥之候，而少阴之伏邪尚有未经化热，仍留滞于阴分者。此时就热象论，已有热扰厥阴之险，清泄之药不容缓。而内伏之邪，又以肾气内馁，不能化达。设专用凉泄，则邪机愈滞。设用温化，又属抱薪救火。展转之间，内则阴液干涸，外则邪热蒙闭。迟之一二日，即不可挽救矣。此等症情，在温病中，为最险重之候。即使竭力挽回，亦属冒险图功。治病者，必须豫为道破，庶免疑谤。此症邪伏少阴，喻氏仿仲景少阴病治例，用麻黄附子细辛汤及麻黄附子甘草汤两方以透邪，增入生地以育阴扶正，其用意颇为切当，惟温邪既动，必有热象外现，其甚者邪热蒙陷，已有痉厥之象。此时麻附细辛，断难遽进。然非此大力之药，则少阴之沉寒，安能鼓动。治当师其意而变其制，如用麻黄汁制豆豉，附子汁制生地，至凉肝熄风治标之药，仍宜随症参入。似此面面周到，庶可收功。

寒邪伤人，首先是伤及太阳营卫，太阳在外围，所以寒气不可能"得入"。冬伤于寒的结果是阳不能敛聚，阳不敛则能抗寒，所以寒气不可能"得入而据之"。

其人肾气虚馁，"有半化半伏、欲达不达之症"，治以补肾培元，对阴虚者治以养阴。对于"外面热象炽盛，或已见昏谵、痉厥之候，而少阴之伏邪尚有未经化热，仍留滞于阴分者"。其热象炽盛，已见"昏谵、痉厥"，治以凉血滋木清风、清泻阳明经腑。对阴弱而致伏热不能尽发三阳者，治以补肾培元、滋养肝脾之阴。

十二、伏温化热内陷手足厥阴发痉厥昏蒙等证

1.《温热逢源·伏温化热内陷手足厥阴发痉厥昏蒙等证》：伏温由少阴而发，外出于三阳经证，内结于胃腑，则见阳明腑证。其证虽深浅不一，但由阴出阳，于病机为顺，均在可治之例。惟有伏邪已动，而热象郁滞，不达于三阳，亦不归于胃腑，而即窜入厥阴者，在手厥阴则神昏谵语，烦躁不寐，甚则狂言无序，或蒙闭不语。在足厥阴则抽搐蒙痉，昏眩直视，甚则循衣摸床。此等凶证，有兼见者，有独见者，有腑热内结，邪气充斥而溃入者，有阴气先亏，热邪乘虚而陷入者，有挟痰涎而蒙闭者，有挟蓄血而如狂者。凡遇此等重证，第一先为热邪寻出路，如在经者，从斑汗解，在腑者，从二便出是也。至照顾正气，转在第二层。盖气竭则脱，阴涸则死，皆因热邪燔劫而然。用药于祛邪中，参以扶正养阴，必使邪退，而正气乃能立脚。如徒见证治证，但以清心泄肝、化热养津之剂，就题面敷衍，虽用药并无大谬，而坐失事机，迫至迁延生变。措手不及，谁之咎欤？

抽搐蒙痉、循衣摸床是木郁热盛动风。昏眩直视，是津涸系结。神昏谵语、蒙闭不语是因阳明腑热燥结，

燥热上熏，心液消耗。营热火炽，心火亢盛，致使烦躁不寐、甚则狂言无序。以上神志症状与手厥阴无关。

2.《温热逢源·伏温化热内陷手足厥阴发痉厥昏蒙等证》：今姑就手足厥阴见证各条，拟治法如下：凡热重昏谵，至夜增剧，舌底绛色，此热灼于营也，以犀角地黄为主方。烦躁不寐，口渴舌板，神情昏扰，热郁于上也，以凉膈散为主方。神志烦乱，小溲赤涩，舌尖干红，热劫心阴也，导赤各半汤为主方。面赤神烦，大渴多汗，热燔阳明之经也，白虎汤为主方。大便秘结，或热结旁流，唇焦齿垢，舌刺焦黄者，热结阳明之腑也，以三承气为主方。又如热蒸痰升，蒙闭神明者，加用至宝、紫雪、菖蒲汁之类。痉掣搐搦，肝风升扰者，加用羚羊角、钩藤、石决明之类。病证纷繁，治难缕述，而总以祛邪扶正两意为提纲。祛邪之法，已列于前。至扶正之法，在温病以养阴为主，以温热必伤阴液也。人参难得佳者，且病家无力者多，岂能概用？惟西洋参甘凉养津，施于温热伤阴者，最为合用。余如生地滋肾阴，白芍养肝阴，石斛养胃阴，沙参养肺阴，麦冬养心阴。如遇虚体或久病阴伤者，无论发表攻里剂中，均可加入。其或热已窜入厥阴，而邪之藏于少阴者，热气尚伏而不扬，宜于清泄中，仍兼疏托。或热已内陷营阴，而邪之走于经者，表气尚郁而不达，宜于凉营中，再参透表。其最重者，邪热内燔，而外面反无热象，甚至肢厥肤冷，脉涩数而不畅，必得大剂泄热透邪，乃使热势外扬，脉象转见洪大，庶可免厥深闭脱之危也。

"热重昏谵，至夜增剧，舌底绛色"。是营热炽盛，胃腑热结，用大剂鲜地黄汁，辅以丹皮、玄参、麦冬凉营润燥。燥结已成，用承气涤腑，去胃腑燥结。

"烦躁不寐，口渴舌板，神情昏扰"。是营郁热燔，心火上盛，可用生地、丹皮、玄参、竹叶、瓜蒌、黄连、连翘、大黄。

"神志烦乱，小溲赤涩，舌尖干红"。是丙火盛、壬水热，可用生地、丹皮、玄参、竹叶、黄连、生甘草、栀子、通草。

"面赤神烦，大渴多汗"，是阳明经热，用白虎汤。大便秘结，或热结旁流，唇焦齿垢，舌刺焦黄者，是阳明腑积热结燥，用承气汤。

"蒙闭神明"，是阳明腑积热，热蒸痰升，用瓜蒌、黄连、菖蒲、竹沥、姜汁、鲜生地汁。"痉掣搐搦"，是营热风动，用生地、丹皮、生白芍、生石决明、僵蚕、豆黄卷、玄参、生牡蛎。

"其最重者，邪热内燔，而外面反无热象，甚至肢厥肤冷，脉涩数而不畅"。是热郁不畅，逼阴远居，故外现肢厥。治以大剂生地黄清泄里热，脉涩者得生地可除血痹。加丹皮、生白芍、生石膏等，心下痞加用大黄、黄连。

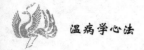

十三、伏温挟湿内陷太阴发黄疸肿胀泄利等证

1.《温热逢源·伏温挟湿内陷太阴发黄疸肿胀泄利等证》：温邪挟湿，则为湿温。其湿之轻者，仍以温邪为主，略参化湿可耳。其湿之重者，与热相合，热势虽炽，而有脘闷、呕水、舌腻不渴等证。初起宜参芳香宣化，迫湿邪化燥，用苍术白虎汤清热燥湿，可以一剂而愈。若初起即与清滋，欲清其热，转助其湿，而发愈缠绵。每有治不如法，迁延一两月而病不退者，皆治之不得其法也。然而此乃湿温之在胃者，治之犹易。

湿温，是内有伏气、外遇新感而发的另一种温病。其伏气是湿热蕴于太阴肺脾。热重者，阳明热显，被认为是发于阳明胃肠。湿重者，太阴湿显，被认为是发于太阴肺脾。有脘闷、欲呕、舌腻不渴者，是热轻湿盛、肺胃不降，可用藿朴夏苓汤。胃热不降，火灼金燔，致肺气不清、不宣、不降，出现胸闷脘痞、口干津乏、呕恶、舌苔厚腻粗涩，为湿热痰浊遏阻胸肺而胃气不降。用小陷胸加半夏泻心汤加竹茹、枳实。湿邪化燥，热重者，用苍术白虎汤清热燥湿。

2.《温热逢源·伏温挟湿内陷太阴发黄疸肿胀泄利等证》：有一种湿热蕴于太阴者，初起不见湿象，但觉热象蒸郁不扬，脘闷口甜，而胃口无病，仍可纳谷，舌上不见浊苔。其湿热深郁于脾脏，漫无出路，或发黄，或腹满肢肿，或则泄，或便秘，或呕恶，或小水赤涩。甚则热郁日深，脾营受伤，则舌底绛色，或薄苔罩灰黄而不甚燥。种种见证，无非湿郁化热。何以燥之则增热，清之则助湿，如此其百无一效也？盖脏病无出路，必借道于腑，乃能外出。此病热蕴已久，脾中之热，渐欲外达于胃。或胃中挟有痰积，热即附之而炽。亦有便秘、舌焦、燥渴、烦谵等症，投以苦泄，则胃热下行，而病势一松。然所泄者，胃腑之标热也。其脾脏中蕴遏之热，仍未达也。故病虽暂减，而阅日复炽。屡伏屡炽，久而正气不支，遂成坏证。此等病，治之最难得手。诚以此证，病势不重于外，病家每每忽视，投剂不能速效，病家势必更医。后来者见前医无功，必且改弦更张。因之杂药乱投，致成不救者，吾见实多。治此者，必须将太阴之湿，与少阴之热，孰轻孰重，细细较量。再看其湿热所伤，或为脾气，或为脾阴。其兼挟之病，或为痰积，或为瘀滞。均宜细意分析，方可用药。至用药之法，须得轻、清、灵三字俱全，冀其缓缓疏化。切不可侧滞一面，以致无益反害。吴鞠通《温病条辨》，其原出于叶氏，上中焦湿温各条，颇有此理者。薛生白《湿热条辨》，亦多可取。试细绎之，当有得心应手之妙也。

湿热蕴于太阴脾，己土司湿，"孤脏以灌溉四旁"。脾湿热，土郁夺之，用大黄、芒硝。土湿燥之，用黄柏、苍术。利之，用薏仁、滑石。疏之，用苍术、防风、荆芥。因肝经湿热，不利于脾湿疏解，加用茵陈、栀子。

"湿热深郁于脾藏，漫无出路，或发黄"，按黄疸治疗。"或腹满肢肿"，湿热造成腹满，用苍术、黄柏、苡仁、怀牛膝、厚朴、枳实。肢肿，治以泻肺气利湿，用杏仁、苏梗、藿梗、白蔻、滑石。"或则泄，或便秘，或呕恶"，治以疏肝降胃，疏利脾湿，用防风、荆芥、藿香、竹茹。"或小水赤涩"，治以清相火利湿，用丹皮、栀子、茵陈、土茯苓。"甚则热郁日深，脾营受伤，则舌底绛色，或薄苔罩灰黄而不甚燥"。治以清营热，缓泄胃腑积滞与脾湿热，用生地、丹皮、瓜蒌煎水送服陆氏润字丸。

"或胃中挟有痰积，热即附之而炽。亦有便秘、舌焦、燥渴、烦谵等症"，治以瓜蒌、生地、黄芩、黄连煎水送服枳实导滞丸。

十四、伏温阴阳淆乱见证错杂

1.《温热逢源·伏温阴阳淆乱见证错杂》：伏温由阴而出于阳，于病机为顺。若病发于阴，而即溃于阴，不达于阳，此病机为逆。若是乎阴阳两层，界限分明，安有混淆者哉。凡病之阴阳淆乱者，其故有二：一则由乎正虚，如阳虚者阴必凑之，则阴病可淆于阳矣。阴虚者阳必扰之，则阳病可淆于阴矣。一则由乎药误，如病在阴而误投阳药，则阳气为药所伤，而阴病淆于阳矣。病在阳而误投阴药，则阴气为药所伤，而阳病淆于阴矣。至其见证错杂，有即由于阴阳淆乱而杂者，有由他邪之兼挟而杂者。看此等证，全要天分聪明，识见老到，方有把握。盖此等证，变化最多，无一定路径可循。临病者，须将正气邪气，表病里病，新邪旧邪，孰本孰标，孰轻孰重，孰缓孰急，一一衡量得宜，方可施治。有当先顾本元，苟得正气一旺，而邪自解散者；有当急祛外邪，必得邪气速退，而正乃不伤者；有症虽错出，而发于一原，只须专治其本，而各证自退，所谓缓则治其本者；有证虽在标，而病机甚急，必须先治标病（如小便不利之类），而本病从缓，所谓急则治其标者；有病势蔓延，欲治其根，而正气不支，只可先拔其枝叶，而用渐衰渐胜之法者；有病情纠结，必除其根，而各证自退，不得不攻其坚垒，而用擒贼擒王之计者。以上所谓错杂，犹不过表里虚实，其用药尚可一线相承。此外更有寒热错杂，如阴虚而挟寒饮，阳虚而挟肝火，治此则碍彼，治彼则碍此者，其用药更难措手。此中奥妙，有知之而不能言，言之而不能尽者。总宜于轻重缓急，权之极精，方可论治。至选药宜彼此照顾，尤必有

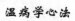

手挥五弦，目送飞鸿之妙，乃为得法。否则，失之毫厘，谬以千里，其不误人性命者鲜矣。

没有阴阳混淆，贵在认识一气，阴与阳是一气运行与变化时的两种形态，阴阳是一气的阴阳，根本还是一气，所以不会混淆。

"阳虚者阴必凑之，则阴病可湕于阳矣"。阴没有湕于阳，右路阴霾上僭，阳被挤压而聚于上，治以引火归元。左路木火不足，治宜暖水燥土疏木。脾肾寒湿而肝经痛热，温脾肾而清肝热即已。

"阴虚者阳必扰之，则阳病可湕于阴矣"。阳没有湕于阴，阴虚阳扰，补阴以泄阳强。火在下者，清下陷之相火。

见症也不会错杂，一个病患，一时所表现出的症状会有很多很多，它们相互交织，简直无法下手。但若运用六经的方法，就可将纷繁复杂的症状变得简单、明朗与有序。

十五、伏温外挟风寒暑湿各新邪为病

1. 《温热逢源·伏温外挟风寒暑湿各新邪为病》：伏温之邪，由春夏温热之气，蒸动而出，此其常也。亦有当春夏之间，感冒风寒，邪郁营卫而为寒热，因寒热而引动伏气。初起一二日，第见新感之象，意其一汗即解。乃得汗后，表证略减，而里热转甚。昧者眩其病状，几若无可把握。不知此新邪引动伏邪之证，随时皆有。治之者，须审其伏邪与新感，孰轻孰重。若新感重者，先撤新邪，兼顾伏邪。伏邪重者，则专治伏邪，而新感自解。盖伏温自内达外，苟由三阳而外解，则表分之新邪，自不能容留矣。《内经》云：凡病伤寒而成温者，先夏至日者为病温，后夏至日者为病暑。此指伏邪乘暑令而发者，尚非兼挟暑邪之病。其有兼挟暑热之邪而发者，则必另有暑热见证。其新病引动伏邪，大致亦与兼挟风寒者相似。须审其轻重缓急，分清经界，方可着手也。至兼挟湿邪之证，有外感之湿，有内伏之湿。伏气既动，则热自内发，蒸动湿邪，与伏温之热混合，为病最属淹缠。治之者，须视其湿与热，孰轻孰重。须令其各有出路，勿使并合，则用药易于着手。再湿邪有宜温燥者，如平胃之类。有宜渗利者，如苓、泽之类。有宜通泄者，如车前、滑石之类。有宜清化者，如芩、连、栀、柏之类，以上皆专治湿邪之法。若与湿热并合，则为湿温，见证最繁且杂。其治法须随机应变，初起有芳香化湿者，如胃苓、正气之属。而通宣三焦者，如三仁、滑石之属。中焦热重，有清泄阳明者，如苍术、石膏之属。有苦泄太阴者，如茵陈、芩连之属。总之，须细察见证，如湿重者，自当治湿。若伏邪重者，仍当以伏邪为主也。

伏邪内伏，一开始看不出来，所以在撒新感时，必须兼察有无伏气。对于新感引动伏热之证，柳宝诒给出了自己的临证体会，可资参考。

兼挟湿邪之证，有外感之湿，有内伏之湿。治以在经络者，开其汗孔，在脏腑者，利其水道。"伏气既动，则热自内发，蒸动湿邪，与伏温之热混合"，如此情况，则按湿温治疗。

湿温有宜温燥者，如平胃之类。有宜渗利者，如苓、泽之类。有宜通泄者，如车前、滑石之类。有宜清化者，如芩、连、栀、柏之类。以上皆专治湿邪之法。若与热合并，初起有芳香化湿者，如胃苓、正气之属。而通宣三焦者，如三仁、滑石之属。中焦热重，有清泄阳明者，如苍术、石膏之属。有苦泄太阴者，如茵陈、芩连之属。这些都是临床常用之法。

十六、伏温兼挟气郁痰饮食积瘀血以及胎产经带诸宿病

1.《温热逢源·伏温兼挟气郁痰饮食积瘀血以及胎产经带诸宿病》：伏温而兼挟外感者，则以新感而引动伏气为病。若伏温而兼内伤者，则因内伤而留滞伏温，不得爽达。治之不得其法，每有因此淹缠，致成坏证者。即如平时有气郁之病，则肝木不畅，络气郁滞，温

邪窜入肝络，即有胸板胁刺，咳逆等证。邪郁不达，久而化火，即蒙冒厥阴而有昏痉之变。平日有痰饮内停者，抑遏温邪，不得疏越，郁之即久，外冒之痰浊，尚未蒸开，而内藏之津液，早已干涸。一旦热势猝发，如烈火燎原不可措手者，亦往往有之。中宫先有食滞，或因病而积，为热邪所燔，阻结于胃，劫烁胃津，此可攻之症也。须得大便通行，积去而热邪乃随之而解也。平时有瘀血在络，或因病而有蓄血，温热之邪与之纠结，热附血而愈觉缠绵，血得热而愈形胶固。或早凉暮热，或外凉内热，或神呆不语，或妄见如狂，种种奇险之证，皆瘀热所为。治之者，必须导去瘀血，俾热邪随瘀而下，庶几病势可转危为安也。

平时有气郁之病，疏木清热兼理降肺胃之气。胸板胁刺，咳逆，治以疏木活血通络、清相火、清肺止咳。肝木郁久化火，出现昏痉，治以疏木活血破结、凉血滋木清风。平日有痰饮内停者，抑遏温邪，形成湿遏热伏，不得疏越，而其内出现津涸，治以清肺润燥，凉降金水，兼降气化痰。中宫先有食滞，为热所燔，阻结于胃，劫烁胃津，用调胃承气汤涤之。

平时有瘀血在络，或因病而有蓄血，温热之邪与之纠结，热附血而愈觉缠绵，血得热而愈形胶固。或早凉暮热，或外凉内热，或神呆不语，或妄见如狂，治以桃核承气汤。

内伤不会留滞伏气，因为伏气只是一种状况，有其六经形证。有内伤就治疗内伤，治疗内伤时有意佐以消除伏气的药味，那么伏气外发就会减少。

2.《温热逢源·伏温兼挟气郁痰饮食积瘀血以及胎产经带诸宿病》：有胎前犯温病者，热邪燔灼，易于伤胎。治之者，除蓝布冷泥护胎外，治法亦别无善法。只要眼明手快，认清病机，迎头清泄，勿令邪热留滞伤胎，便为得法。古法每于当用方中，加入四物，名曰护胎。如当用者，尚无大害。若不当用而用之，则滋腻滞邪，非徒无益，而反害之矣。

产后血舍空虚，百脉俱弛，当此而温病猝发，最易陷入血络，急则为痉狂等险候，缓则留恋血室，燔灼营阴，延为阴损之候。治之者，须处处回护阴血，一面撤邪，一面养血，勿令热邪深陷，乃为得手。至兼挟经带为病，亦与胎产相似，不外虚则邪陷、实则瘀阻两层。治之者，处处就此两层着想，自然得法矣。

胎前患温病，要尽可能地早治疗，愈早病情愈轻，也愈容易治愈。对怀孕者患温病所用医疗方法及方剂，与未怀孕者无异，只是要注意不能使用破血下行，对于重坠下行之味也要禁用。所谓的孕妇禁忌药歌，是好事者为求青史留名，为后来者无端制造的拦路荆棘，绝大多数都不准。但是如果医患关系方面需要考虑，还是遵守为上。

产后血亏气弱，极须补益气血。恶露未尽，先用生化汤轻推。产后三证，亦须注意。若温病猝发，易陷血络，出现厥阴证候，仍按厥阴处理。经带之事，可按寻常妇科方案进行处理。

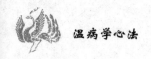

第六章　《温病条辨》

吴鞠通著（节选）

卷一　上焦篇

一、风温 温热 温疫 温毒 冬温

1. 温病者，有风温、有温热、有温疫、有温毒、有暑温、有湿温、有秋燥、有冬温、有温疟。

风温者，初春阳气始开，厥阴行令，风夹温也。温热者，春末夏初，阳气弛张，温盛为热也。温疫者，厉气流行，多兼秽浊，家家如是，若役使然也。温毒者，诸温夹毒，秽浊太甚也。暑温者，正夏之时，暑病之偏于热者也。湿温者，长夏初秋，湿中生热，即暑病之偏于湿者也。秋燥者，秋金燥烈之气也。冬温者，冬应寒而反温，阳不潜藏，民病温也。温疟者，阴气先伤，又因于暑，阳气独发也。

温病是内有伏气，内原有热。伏气平时不显，每遇新感而发，新感引动伏气，发而为温病。温病分为温热与湿温两大类，没有伏气者不是温病，这是温病概念的脊梁。不能罗列一堆发热的四时疾病，都叫做温病。

2. 凡温病者，始于上焦，在手太阴。

伤寒由毛窍而入，自下而上，始足太阳……温病由口鼻而入，自上而下，鼻通于肺，始手太阴。太阴，金也，温者，火之气；风者，火之母。火未有不克金者，故病始于此，必从河间三焦定论。

感病好像是有一个场，气令如此，正邪相较，未见接触，人就生了病。这怎么能是由毛窍而入，或由口鼻而入呢？中医说的是气，而不是物质传递。

太阳寒水之经，三阳之太阳在外，太阳是终之气，因此太阳主收主藏。太阳主营卫，为一身之藩篱，因此一有外感，就是太阳一经先病，太阳病即营卫亦病。太阳一经在外不在下，故伤寒之太阳病不是自下而上。

温病是内原有热，内有伏气后遇新感，新感伏气里应外合，发而为病，这就是温病。没有伏气者，不是温病。按岐伯热病六经传变，温病初起也有太阳病，如仲景曰：太阳病，发热而渴，不恶寒，为温病。温病新感是自外而内，自太阳一经而内；伏气是由内而外，可外达太阳一经，温病不是自上而下。

手太阴肺，肺为辛金，可从同经足太阴脾而化湿，也可从表里手阳明大肠而化燥，因此辛金为从化之气。

辛金与庚金不同，更与阳明燥金不同，与乾金的概念更是相去甚远，不能一提到金就来一个固定的描述。

"克"，是引领与协调，克不是正面对撞，不是你死我活，而是通过引导与调节，使整体更好地生。火，阳集为火。火克金，是以阳之散，以散金之敛。"火未有不克金者"，少火生气，火如何克金？君火以明，火如何克金？

河间刘完素主"六气皆从火化"，因而广施寒凉，这与金元当时社会离乱，饿殍遍野，中原十室九空有极大关系。守真之双解、凉膈、通圣、天水确有功效，流传至今。但"六气皆从火化"的理论，根本经不起推敲。若进而再推论说，"必从河间三焦定论"，则更是儿戏。

再寒为阴邪，虽《伤寒论》中亦言中风，此风从西北方来，乃霡发之寒风也，最善收引，阴盛必伤阳，故首郁遏太阳经中之阳气，而为头痛、身热等证。太阳，阳腑也；伤寒，阴邪也，阴盛伤人之阳也。温为阳邪，此论中亦言伤风，此风从东方来，乃解冻之温风也，最善发泄，阳盛必伤阴，故首郁遏太阴经中之阴气，而为咳嗽、自汗、口渴、头痛、身热、尺热等证。太阴，阴脏也，温热，阳邪也，阳盛伤人之阴也。阴阳两大法门之辨，可了然于心目间矣。

风者，天地之使也，在风的作用下，天气下降为雨，地气上升为云，因而万物发祥。这是水火风，三生万物。厥阴风木，风性疏泄，风性动行，八风虽然有所不同，但其本质一也。《伤寒论》所言中风，是风性疏泄，风袭毛窍开，毛窍开而欲敛，风愈袭而毛窍愈欲敛，就在外风折腾毛窍卫的时候，内部欢腾的营运却郁遏了。《伤寒论》所言中风是卫郁营遏，不是所谓西北寒风，不是阴盛伤阳，不是郁遏太阳经中之阳气。温病是新感引动伏气，新感外来，必有太阳一经的证状。但伏热从内向外，又必有六经形证。其外发多壅在阳明一经，故陆九芝曰，温热起始就在阳明。温热病阳强阴弱，故在太阳之时，只发热而不恶寒。营郁热蕴，故身热尺热。相火灼津，故现口渴。太阳经气逆而不降，故头痛。卫气不敛，故自汗出。肺热肺气逆而不降，故咳嗽。不是解冻之温风，虽阳盛伤阴，但不是遏郁太阴经中之阴气。

　　夫大明生于东，月生于西。举凡万物，莫不由此少阳、少阴之气以为生成，故万物皆可名之曰东西。人乃万物之统领也，得东西之气最全，乃与天地东西之气相应。其病也，亦不能不与天地东西之气相应。东西者，阴阳之道路也。由东而往，为木、为风、为温、为火、为热，湿土居中，与火交而成暑。火也者，南也。由西而往，为金、为燥、为水、为寒。水也者，北也。水火者，阴阳之征兆也；南北者，阴阳之极致也。天地运行，此阴阳以化生万物，故曰天之无恩而大恩生。天地运行之阴阳和平，人生之阴阳亦和平，安有所谓病也哉。天地与人之阴阳，一有所偏，即为病也。偏之浅者病浅，偏之深者病深；偏于火者，病温、病热，偏于水者病清、病寒，此水火两大法门之辨，医者不可不知。

瑭因辨寒病之源于水，温病之源于火也，而并及之。

万物生成，六气缺一不可，少阳主枢，少阴主枢，枢转十分重要。但没有太阳、太阴之开与阳明、厥阴之阖，万物还是无法生长与灭亡。之所以称万物为东西，是万物随日月从东向西的运行而流转，万物生长收藏，无中生有，又有化为无。万物不知从何处而来，也不知最后归于何处，只见它们跟随日月的从东往西，故概称为东西。

"左右者，阴阳之道路也"，这是《素问》的原话，不能修改为"东西者，阴阳之道路也"。为什么呢？这是因为在茫茫宇宙以及人体之中，哪里是方向上的东西？"东西"是观察者面南背北，依据日月运行在方向上确定的相对概念。日月相对于宇宙只是沧海之一粟，离开日月，东西的概念将无法运用。而左右是对观察者而说的，只要观察者位置确定，不管观察者坐在茫茫宇宙中的哪一点，左右就可跟着迅速确定。"左右"使用起来要比"东西"更可靠，更简单，用途也更广泛。

由东而往南与由西而往北的陈述，是方位、五行与六气杂陈，没有这种说法，也不符合实际。由东而往，归向南，南者火。由西而往，归向北，北者水。由南北阴阳之极致，引出水火两大法门。这以南北为纲的提法，忽略了生长与收藏的连续，忘记了左路阳生阴长与右路阳杀阴藏的素问论述，从而将认识引向肤浅与片面。

寒病不全缘于水，木火不足而生寒，不是因为水。温病也不全缘于火，冬伤于寒，春必病温，不是因为火。

3. 太阴之为病，脉不缓不紧而动数，或两寸独大，尺肤热，头痛，微恶风寒，身热自汗，口渴，或不渴而咳，午后热甚者，名曰温病。

"太阴之为病"，在温病领域，湿温为病是手足太阴为病，温热是先营郁热蕴，一时还扯不上手太阴肺。脉数是可能的，戴天章曰："温热从中道而出，一二日脉多沉，迨自里出表，脉始不沉而数，或兼弦，或兼大，然总不浮，其至数则模糊而不清楚。凡初起脉沉迟，勿认作阴症，沉者邪在里，迟者邪在脏也"。不缓不紧是赘述。动，《难经》曰："阴动则发热，阳动则汗出。"动为阴阳相顶牛，阴要有足够的量，但温热病阳强阴弱，因而出现动脉的可能性不大。两寸独大，左寸大，相火逆升已甚。右寸大，是肺气不收。独大则必然浮，然温热初起，是伏气从内向外，初，脉象必多沉，或不沉，或在中而大、而弦，但总不浮。所以两寸独大，这种可能性较小。仲景曰："太阳病，发热而渴，不恶寒，

223

为温病。"发热含身热、尺肤热，有口渴。微恶寒是卫敛不足，微恶风是因卫泄自汗。太阳不降故头痛，肺津未伤或不渴，肺气不降，故咳。午时一阴生，午后阳杀阴藏，因阴弱，阳气收敛却不能尽藏，故热甚。

从以上症状分析来看，脉象有部分不符。症状上，多数温热病不恶寒甚至没有微恶寒，一上来就是阳明证。另外面色、神情、形态、舌象、入室以及近身气嗅都没有交代，由于叙述不足，因此还不能确立温病的概念。

4. 太阴风温、温热、温疫、冬温，初起恶风寒者，桂枝汤主之；但热不恶寒而渴者，辛凉平剂银翘散主之。温毒、暑温、湿温、温疟，不在此例。

银翘散方：连翘30g，银花30g，苦桔梗18g，薄荷18g，竹叶12g，生甘草15g，芥穗12g，淡豆豉15g，牛蒡子18g。

上杵为散，每服18克，鲜苇根汤煎，香气大出，即取服，勿过煎。

本节所列八类疾病，只有湿温一项，算是手足太阴，其余不属于太阴，这可从每种疾病的发病以及进行看出分晓。以下各章各节，若再有冠以太阴如何，太阴之为病如何，就姑妄听之吧，也就此省略对其解释。

风温在春多发，因为春季多风，故名风温。冬温在冬而发，温热发于冬，故名冬温。它们都属于温热病范畴。温热病是内原有热，内有伏气，一遇新感，内外呼应而发。内原有热会致阳盛阴弱，甚至阳强阴涸。由于桂枝辛温疏营郁，而温热病营郁热蕴，其热内伏，若温热病初起使用桂枝疏营，必会致温热大发，热气流散，桂枝不中与也。但若内原无热，不属于温病范围，初起恶风寒而有汗者，可以使用桂枝汤。

温热初起恶寒：冷温之新感，因寒束卫闭会外有恶寒，温热病初起有恶寒无汗症状者，若非里阳盛逼阴远居，可使用苏叶，芍药，生姜，甘草，大枣，以及选择性使用大青龙汤。

温热初起恶风：恶风是汗出恶风，汗出一是表解，一是风袭毛窍开，窍开汗出，毛窍欲敛，风愈袭毛窍愈欲敛，造成卫气郁勃而营之郁愈加不得疏。卫气郁勃而又营郁热蕴，可用浮萍，芍药，丹皮，生姜，甘草，大枣。

温病初起，但热而渴不恶寒，可用浮萍、麦冬、玄参、丹皮、生白芍、生姜、炙甘草、大枣。

银翘散的组成是：银花、连翘、生甘草、桔梗、竹叶、荆芥穗、牛蒡子、豆豉、薄荷。银花清肝肺之热，薄荷辛凉入肝可散热于表，但上两味左路清营凉宣效果不如用浮萍、生地、丹皮、白芍。荆芥辛温疏乙木，虽力逊，仍有不宜。右路，牛蒡子辛凉，合桔梗、生甘草清咽，合连翘清热散表。竹叶清心火，豆豉泄胸膈瘀浊。全方清营及散表之力较薄，滋阴补水之力甚弱，组成比较杂乱。

5. 太阴温病，恶风寒，服桂枝汤已，恶寒解，余病不解者，银翘散主之。余证悉减者，减其制。

温热病内原有热，营郁热蕴，经桂枝一疏，必然温热大发，所以对温热病不会使用桂枝汤，否则就不是温病。外恶风寒，无汗，可以使用麻黄，如大青龙汤。但由于内原有热，会减去桂枝，而用丹皮、生白芍。

外感中风，表解而里热盛，所治专在清金。服桂枝汤后，大汗出，大烦渴不解，脉洪大，表解而里热隆者，用白虎汤。

6. 太阴风温，但咳，身不甚热，微渴者，辛凉轻剂，桑菊饮主之。

桑菊饮方：桑叶7.5g，菊花3g，桔梗6g，杏仁6g，连翘4.5g，芦根6g，生甘草2.5g，薄荷2.5g。

风温，多发于春，春时厥阴风木主气，营郁不疏，相火升炎，致身热。相火刑金，肺气不降，出现咳嗽。肺燥，出现微渴。但温热病主要是内原有热，营郁热蕴，阳强阴弱。所以治疗应是清营热相火、清降肺气与滋阴补水，初起再加泄散皮毛，使在表凉宣、清敛卫气、肺气。桑菊饮在以上方面，较主题要求还差之较远。

7. 太阴温病，脉浮洪、舌黄、渴甚、大汗、面赤、恶热者，辛凉重剂白虎汤主之。

节中所述症状，是阳明经热隆盛无误。温病二日，方传阳明之经，身热目痛，鼻干不卧，胸燥口渴，此时经热已盛而腑热未作，法宜清营热、润肺燥、清阳明经热、凉金泄卫发表，用芍药，丹皮，浮萍，玄参，麦冬，生石膏，葛根。经热隆盛，用白虎汤。热甚必伤肺气，用白虎汤加人参，清金泄热，益气生津。

8. 太阴温病，脉浮大而芤，汗大出，微喘，甚至鼻孔扇者，白虎加人参汤主之。脉若散大者，急用之，倍人参。

温热病阳强阴涸，金水敛收不足，汗大出，致脉浮大而芤。肺热肺逆，致呼吸微喘，甚至鼻孔扇动，是肺气为热所迫，逆升而不能降。当用白虎加生晒参、麦冬、五味、山萸肉、熟地、龙牡。脉若散大者，当重用生晒参峻补五脏。

9. 白虎本为达热出表，若其人脉浮弦而细者，不可与也。脉沉者不可与也。不渴者，不可与也。汗不出者，不可与也。常须识此，勿令误也。

浮弦风象，细为营弱，它们与阳明经热相差甚远。脉沉，沉为在里，或有伏气隐伏而未现热，或伏热未至阳明，或根本就是阳虚，它们也都与阳明经热相差甚远。不渴，是肺津未伤，或没有燥热伤津。汗不出，阳明经热是汗出蒸蒸如炊笼，可见不是阳明经热，若为温病，只说是汗不出，即欲其出汗而汗不出，对温热要补阴以配阳。所以以上情况都不需用白虎汤。

外感中风，胃阳素盛之人，一被感伤，即经热内蒸，津液消烁。初胃火未盛，而肺津先伤，水源有被涸之虞。此时若不清经热，晚则成阳明下证。故一见渴证，即要凉金泄热，滋水涤烦。太阳表解之后，阳旺则汗去亡阴，将入阳明，表解而兼燥渴，亦是将入阳明。故胃热未发而肺燥先动，出现发渴，要先行凉金泄热。

汗出表解后，无大热、口燥渴、心烦、背微恶寒者，白虎加人参汤主之。加人参是益气生津止渴。外感，脉见滑，远见肢凉，或近见背微恶寒，是里有热。是因燥热内盛，侵夺阴位，逼阴气外退，居于肢节与背等阳位所致。脉浮滑，是阳气郁格之象，审无表证，用白虎汤。若表寒未解，不可用白虎汤。若表未解，脉浮、发热、无汗，此合用大青龙双解表里，不可用白虎汤但清其里，以防膏、知伐阳。

10. 太阴温病，气血两燔者，玉女煎去牛膝加元参主之。

玉女煎去牛膝熟地加细生地元参方：生石膏 30g，知母 12g，玄参 12g，麦冬 18g，细生地 18g。

水八杯，煮取三杯，分二次服，渣再煮一钟服。

"气血两燔"，顾名思义是气分燔、血分燔。其实这种两燔的说法，包含着多个复杂的局面，不是一个方子就能罩得住的。

11. 太阴温病，血从上溢者，犀角地黄汤合银翘散主之。其中焦病者，以中焦法治之。若吐粉红血水者，死不治。血从上溢，脉七八至以上，面反黑者，死不治，可用清络育阴法。

温热病，营郁热燔，相火逆升，肺胃热盛而不能降，致血从上溢。治以凉营清相火，清降肺胃。可用生地、丹皮、生白芍、侧柏叶、生石膏、知母、半夏、花蕊石。右路因肺胃热盛而不降，其应对方剂，或白虎、或凉膈、或小陷胸、或泻心各有不同。银翘散有发的作用，血从上溢不可再用。失血名为伤阴，实则失阳，是失去血中之温气。若吐粉红血水者，是阳衰，以致中败。"血从上溢，脉七八至以上，面反黑者"，是阳随血越，肾阴已竭，此时用清络育阴已是杯水车薪。

12. 太阴温病，口渴甚者，雪梨浆沃之。吐白沫黏滞不快者，五汁饮沃之。

雪梨浆方：以甜水梨大者一枚薄切，新汲凉水内浸半日，时时频饮。

五汁饮方：梨汁，荸荠汁，鲜苇根汁，麦冬汁，藕汁（或用蔗浆）。

临时斟酌多少，和匀凉服，不甚喜凉者，重汤炖温服。

温热病，口渴甚者，除用药解决根本以外，作为饮品，上方有一定的止渴缓解作用。

13. 太阴病得之两三日，舌微黄，寸脉盛，心烦懊恼，起卧不安，欲呕不得呕，无中焦证，栀子豉汤主之。

舌微黄是胃有热，当分温热或是湿温。胃逆君火不降，故心宫烦热，起卧不安。胃逆浊气熏心，致心烦懊恼，欲呕不得呕。心火在上，故寸脉盛。此种情形以湿温居多，若无脘闷心下痞满，轻者栀子豉汤，可加生姜，重者小陷胸汤。

14. 太阴病得之二三日，心烦不安，痰涎壅盛，胸中痞塞，欲呕者，无中焦证，瓜蒂散主之，虚者加参芦。

痰涎壅盛致心火不降，故心烦不安。痰涎壅盛致肺胃不降，出现胸中痞塞与欲呕。在上者引而越之，可用瓜蒂散吐之。虚者，加参芦助吐。

15. 太阴温病，寸脉大，舌绛而干，法当渴，今反不渴者，热在营中也，清营汤去黄连主之。

清营汤方：犀角 10g，生地 15g，玄参 10g，麦冬 10g，竹叶心 3g，丹参 6g，银花 10g，连翘连心用 6g，黄连 4.5g。

温热病阳强阴衰，舌绛，是营郁热蕴。左寸脉大，营热炎及心火盛。右寸大，肺热肺气不降。肺热烁津，故舌面干。当口渴，"今反不渴者"，是因热蒸营阴。热主要是在营中，营郁热蕴，其余仅为波及。用生地、丹皮、生白芍、玄参、银花、生石膏。

16. 太阴温病，不可发汗，发汗而汗不出者，必发斑疹；汗出过多者，必神昏谵语。发斑者，化斑汤主之。发疹者，银翘散去豆豉，加细生地、丹皮、大青叶、倍元参主之。禁升麻、柴胡、当归、防风、羌活、白芷、葛根、三春柳。神昏谵语者，清宫汤主之。牛黄丸、紫雪丹、局方至宝丹亦主之。

化斑汤：生石膏30g，知母12g，生甘草10g，粳米一合，犀角6g，玄参10g。

水八杯，煮取三杯，日三服，渣再煮取一钟，夜一服。

温热病阳强阴衰，若发汗则亡阴，所以忌发汗。发汗而汗不出者，是阴衰或阴涸。没有汗，热不会退，需补阴，补之则汗出，汗出则热退。

发斑症状多现于温疫，发疹症状亦多现于温疫。在温疫中，也有少量病例在欲解时，是斑疹齐出者。若是温疫，应按温疫治之。

温热病营郁热蕴不可升散或温散，若误用升散或温散，必致温气流散，火烈风生。谵语神昏是因阳明经腑燥热，燥热上熏，消耗心液所致。治疗上多采用三承气汤，再加丹、地、玄、麦、花粉等。

17. 邪入心包，舌謇肢厥，牛黄丸主之，紫雪丹亦主之。

心主言，语言之机关在舌。舌之屈伸上下灵活自如者，是筋脉之柔和也，而筋司于肝。肝郁热蒸津乏则筋脉短缩，出现舌卷不能言。肢厥，脉滑而厥，是郁热在中逼阴远居，用白虎汤。阳明腑证会有谵语神昏、潮热、手足濈然汗出，用承气汤。邪入心包一说没有根据。牛黄、紫雪于清泻阳明无益，反而多增耗散。

18. 温毒咽痛喉肿，耳前耳后肿，颊肿，面正赤，或喉不痛，但外肿，甚则耳聋，俗名大头温，虾蟆温者，普济消毒饮去柴胡、升麻主之。初起一二日，再去芩、连，三四日加之，佳。

普济消毒饮去柴胡升麻黄芩黄连方：僵蚕15g，荆芥穗10g，薄荷10g，银花30g，连翘30g，板蓝根15g，桔梗30g，生甘草15g，马勃12g，牛蒡子18g，玄参30g。

上共为粗末，每服18克，重者服24克，鲜苇根汤煎，去渣服，约两时一服，重者一时许一服。

19. 温毒外肿，水仙膏主之，并主一切痈疮。

20. 温毒敷水仙膏后，皮间有小黄疮如黍米者，不可再敷水仙膏，过敷则痛甚而烂，三黄二香散主之。

三黄二香散方：黄连30g，黄柏30g，生大黄30g，乳香15g，没药15g。

上为极细末，初用细茶汁调敷，干则易之，继则用香油调敷。

21. 温毒，神昏谵语者，先与安宫牛黄丸、紫雪丹之属，继以清宫汤。

　　大头瘟，初起太阳不开，可见发热微有恶寒等症，继则寒罢而热增，热气上攻颜面咽喉，现头面红肿，热痛加重，两目不能睁开，咽喉红肿且痛。口渴心烦，舌质红苔黄，脉洪滑而数。大头瘟发病虽然急剧，但很少见到营血燔烁。大头瘟因具有较强的传染性，故又属于温疫范围。

　　大头瘟、虾蟆瘟是温疫三阳不降，壅于头面。太阳不降，热聚于头后。少阳不降，热聚于两侧，在耳部上下、颊部、太阳穴、脖颈两侧，甚则耳聋。阳明不降，热聚于面与额和咽喉。热聚成毒，红肿热痛。普济消毒饮，重用桔梗加生甘草辅以牛蒡子、马勃清散咽喉红肿热痛，重用银花、连翘，加板蓝根、玄参清热解毒消肿。以僵蚕、薄荷清散肝热、破结消肿，荆芥穗疏肝郁。升麻入手阳明，对咽喉之红肿热痛，散结消肿，清热止痛。柴胡疏甲木，黄芩清相火。"诸肿痒疮，皆属于心"，以黄连清心火。之所以先去升柴，是因为热肿之势上盛已极，不可用升柴再发，需先削其势然后再考虑使用。芩连苦而燥，不可先夺在上之津，待削其热肿之势后，再相机加入。

　　水仙膏，外用清热解毒消肿。敷后拔毒，皮间有小黄疮如黍米者，不要再拔，否则会引起皮肤溃烂。此时在无菌清洗后，向皮肤上撒干粉药面，以收其湿。湿收皮肤表面干燥，但肤表创面未愈，以香油拌药粉成糊敷之，香油润燥解毒生肌。三黄二香散，黄连、黄柏苦寒清热燥湿，乳、没活血生肌，大黄清热泄降。

"神昏谵语"，是因阳明经腑热燥，一定要清泻阳明经腑，使阳热下降，阳降则神清。舍此而用牛黄、紫雪、清宫，会贻误病情。

二、暑温

22. 形似伤寒，但右脉洪大而数，左脉反小于右，口渴甚，面赤，汗大出者，名曰暑温。在手太阴，白虎汤主之。脉芤甚者，白虎加人参汤主之。

"右寸关洪大而数"，是肺热胃经热。"面赤，汗大出"是阳明经热。汗大出伤津因而口渴甚，是燥热伤及肺气、肺津。因而清金润燥、生津止渴、清泻阳明经热是其首务。"形似伤寒"，温热病是伤寒之类，但它不是伤寒，形也不似。"在手太阴"一语，属于赘叙。脉芤者，气津伤甚，加人参益气生津止渴。芤甚已是虚极，恐有其他变症，当予高度关注。

23.《金匮》谓太阳中暍，发热恶寒，身重而疼痛，其脉弦细芤迟，小便已，洒然毛耸，手足逆冷；小有劳，身即热，口开，前板齿燥，若发其汗，则恶寒甚；加温针，则发热甚，数下，则淋甚。可与东垣清暑益气汤。

盛暑汗流，元气蒸泄，被清风而浴寒水，玄府骤闭，里热不宣。表闭阳遏，故"发热恶寒"。表郁湿壅，故"身重疼痛"。营卫虚涩，故脉细芤迟。气虚津伤，故"小便已，洒然毛耸"。气虚表闭，故手足逆冷。气虚不守，小有烦劳，阳气即张，张则身即热。阳明不降，燥气上熏，故"口开前板齿燥"。

汗之愈泄其气，则恶寒益甚。温之愈助其火，发热倍增。下之愈亡其阳，则湿动木郁，淋涩愈加。法宜补耗散之元气而不至于助火，清烦郁之暑热而不至于伐阳。治以清金泻热，益气生津，用仲景人参白虎汤。

暑病状况较多，治当内度本气之虚实，不宜外泥时令之热寒。

清暑益气汤：黄芪3g，麦冬6g，五味子2.4g，葛根1g，人参3g，苍术4.5g，生白术4.5g，炙甘草3g，大枣2枚，青皮3g，陈皮3g，神曲3g，生姜0.6g，黄柏3g，泽泻3g，升麻1g，当归2g。（李东垣）

虚者得宜，实者禁用，汗不出而但热者禁用。

本方适用于肺气虚、中气不足，右寸脉虚大无力，左脉虚或弱。以保元汤之黄芪、人参、甘草、大枣，补肺胃之气。二术、陈皮、神曲补中气、消食运脾。麦冬、五味、黄柏、泽泻凉收金水。当归补营，生姜疏经络。手阳明无事，升麻可以不用。足阳明无事，葛根可以不用。青皮开破，也可略去。本方名益气合适，清暑未宜。

24. 手太阴暑温，如上条证，但汗不出者，新加香薷饮主之。

新加香薷饮：香薷6g，银花10g，鲜扁豆花10g，厚朴6g，连翘6g。

水五杯，煮取两杯，先服一杯，得汗止后服，不汗再服。服尽不汗，再作服。

如上条证，但汗不出者：（1）温热病阳盛阴衰，阴衰无汗，应当采用补阴的方法，补之则汗出，而不可用发表之法，发之则火烈风生。（2）阳明经热甚，应使用白虎汤清金泻热，滋水涤烦。（3）清营与凉散泄表之力应予加强，否则会焦土流金。新加香薷饮看来是不沾边。

25. 手太阴暑温，服香薷饮，微得汗，不可再服香薷饮重伤其表，暑必伤气，最令表虚，虽有余证，知在何经，以法治之。

可用香薷饮治疗内原无热的新感热伤风，服香薷饮得微汗后，不可继服再发汗，因汗多会伤津、伤气、伤阳。但不可将香薷饮用于治温热病，因温热病内原有热，发汗会使热气流散，变为燎原之势而不可收拾。

不可拘于时令，认为暑天发热就是暑温。分别的关键在于是否内原有热，若内原有热，即是温病；内原无热，即不是温病。是温病的按温病治疗，不是温病的按伤寒处理。

26. 手太阴暑温，或已经发汗，或未发汗，而汗不止，烦渴而喘，脉洪大有力者，白虎汤主之。脉洪大而芤者，白虎加人参汤主之。身重者，湿也，白虎加苍术汤主之。汗多脉散大，喘喝欲脱者，生脉散主之。

白虎加苍术汤方：于白虎汤方中加苍术10g。

生脉散：人参10g，麦冬不去心6g，五味子3g。

水三杯，煮取八分，分两杯，两次服，渣再煎服，脉不敛，再作服，以脉敛为度。

辛金燥热，烦渴而喘，水上之源有被涸之虞，须凉金泻热。今又阳明经热，汗自出不止、心烦、口渴、脉洪大有力，故以白虎汤清金泄热。脉洪大而芤者，热盛而又气虚津伤，加人参益气生津止渴。

表郁湿壅，故身重，甚至疼痛。暑温身重，表闭阳遏，湿郁里热不宣，出现阳明经热，可内用白虎汤。白虎汤中，生石膏辛寒，用以清肺，辅以知母、粳米，可以得汗，得汗表开，因而内热外达。若表湿较轻，表湿会随汗出而外泄。若表湿较重，脾湿又阳明经热，可用白虎汤加苍术清热兼燥湿运脾。

汗多脉散大，喘喝欲脱者，是因肺热肺气逆散而不能收。肺气逆，已至喘喝欲脱、脉散大，急需凉金泻热、益气生津、敛收肺气，用生脉散。生脉散中，人参益气生津，麦冬清心、胃之热，润肺胃之燥，五味子敛收肺气。可以再加生牡蛎、生黄芪、生石膏、玄参、丹皮、生白芍。

27. 手太阴暑温，发汗后，暑证悉减，但头微胀，目不了了，余邪不解者，清络饮主之。邪不解而入中下焦者，以中下法治之。

清络饮方：鲜荷叶边 6g，鲜银花 6g，西瓜翠衣 6g，鲜扁豆花 3g，丝瓜皮 3g，鲜竹叶心 6g。

水二杯，煮取一杯，日二服，凡暑伤肺经气分之轻证皆可用之。

汗后，原先之暑日发热症候，在汗后都有所减轻。现症状是头微胀，是三阳之气未尽降，目不了了是阴血虚涩。若是温热病，则清乙木、滋肝血，兼清降三阳。用生地、熟地、丹皮、生白芍、玄参、浮萍、天冬、知母、生牡蛎、人参、炙甘草。若内原无热，治以制首乌、熟地、川芎、生白芍、丹皮、柴胡、玄参、清半夏、炙甘草。

28. 手太阴暑温，但咳无痰，咳声清高者，清络饮加甘草、桔梗、甜杏仁、麦冬、知母主之。

咳声高是肺气逆甚，是因肺气不宣，或胆胃不降。清是咳声不浊，津应未伤。咳声清高，热应不显，燥也亦应不显，因为咳声是热宽燥急火哑，在声清上都有所折扣。但咳无痰，是肺未为痰阻，或痰少，或肺中无痰。此症不是温病，而是新感热伤风所引起的咳嗽，可用小量川贝粉冲服一试，若有胆胃不降，可用下气汤，即杏、贝、味、芍二陈汤解决。

29. 两太阴暑温，咳而且嗽，咳声重浊，痰多，不甚渴，渴不多饮者，小半夏加茯苓汤再加厚朴、杏仁主之。

"两太阴"：手太阴肺，足太阴脾。痰阻肺气，致其不降而咳、咳时吐痰、痰多时嗽痰，以及痰阻咳声重浊。不甚渴是无热，渴不多饮是因痰湿，证属痰浊阻肺。虽有暑温字样，但热不显，用小半夏加茯苓、陈皮化痰。再加苏叶、浮萍发表散湿，加杏仁、厚朴泄降肺胃之气、加泽泻利水。

30. 脉虚，夜寐不安，烦渴舌赤，时有谵语，目常开不闭，或喜闭不开，暑入手厥阴也。手厥阴暑温，清营汤主之。舌白滑者，不可与也。

"舌赤"是营热，营热心火盛，故烦躁。目喜闭不开是营阴不足，营阴不足而有热，故脉虚。目常开不闭是因阳明燥热上熏。阳明不能顺降，故夜寐不安。阳明燥热上熏，心液被耗，故时有谵语。相火刑金，肺灼津伤故口渴。上述症状与手厥阴无关。清营汤清泻阳明经腑燥热之力较弱，若燥热不能清泻，则营热不易清除。

脉虚夜寐不安，烦躁，舌白滑，是脾肾寒湿，君火不收，不可投仅用于清肝肺之热的清营汤。

31. 手厥阴暑温，身热，不恶寒，精神不了了，时时谵语者，安宫牛黄丸主之，紫雪丹亦主之。

"身热不恶寒"，对于温热病，可在太阳，可在阳明，也可在少阳。在太阳，仲景有云："太阳病，发热而渴不恶寒，为温病"。在阳明，新感引动伏气，伏热外发多蕴集阳明，阳明是不恶寒、但恶热。在少阳，少阳有往来寒热之说，但由于温热病阳强阴衰，故少阳只有发热而没有恶寒。所以对于此条还应再予补充以落实。

"精神不了了"，"时时谵语"。谵语是因阳明腑积热结燥，火烁心液消耗所致。燥热熏烁，阴消火肆，故而精神不了了，治需清泻阳明。另外温热病阳强阴衰，必须辅以凉血滋木清风，以及清金补水，安宫、紫雪不能胜任。

32. 暑温，寒热，苔白不渴，吐血者，名曰暑瘵，为难治，清络饮加杏仁、薏仁、滑石汤主之。

暑日外感的肺结核患者咯血，外见寒热，是卫郁营遏。苔白不渴，是肺津未伤，营热不显。虽在炎暑，因内原无热，可按伤寒处理。但肺结核因肺部病变，使肺不能清凉收敛，因而影响金收水藏。治须宣降肺气、疏营止血、敛收金水。

33. 小儿暑温，身热，卒然痉厥，名曰暑痫，清营汤主之，亦可少与紫雪丹。

34. 大人暑痫，亦同上法。热初入营，肝风内动，手足瘈疭，可于清营汤中加钩藤、丹皮、羚羊角。

痉病者，汗亡津血而感风寒也。太阳之脉，从头下项，行身之背，发汗太多，伤其津血，筋脉失滋，复感风寒，使筋脉挛缩，故颈项强急，头摇口噤，脊背反折也。

太阳以寒水主令，而实化于丙火。清阳左旋，癸水升而化丁火；浊阴右转，丙火降而化寒水。汗亡津血，阴虚燥动，则丙火不化寒水而生上热，是以身首发热。寒水绝其上源，故小便不利反少。发热汗出，不恶寒，不属温热者，用瓜蒌根桂枝汤。属温热者，去桂枝，加生地、丹皮、玄参。

阳明经气郁满上逆，会出现胸满口噤。脊背反张，会出现卧不着席。筋脉缩紧，会出现脚挛齿龂。这是因为胃腑燥热，土燥胃逆，加之营热，而使筋脉焦枯缩紧的缘故。病在阳明，重用清凉滋润以泻下，不可拘于太阳经法，重者须用大承气汤，泻其燥热、破其壅塞。

痉病有太阳经者，也有阳明经者，还有阳明经连腑者。痉病筋脉焦枯，固属阴虚，而汗血失后，实为阳弱。切当照顾中气，不可恣用阴凉，因为汗血亡失，虚者十九也。

《伤寒论·伤寒类证·温病》："太阳病，发热而渴，不恶寒者，为温病……若被火者，剧则如惊痫，时瘈疭。"阳明者，五脏六腑之海，主润宗筋，阳明之津衰，则宗筋不养，是以缓急失中，发为瘈疭。治以凉血滋木清风，兼清泻肺胃、敛收金水。

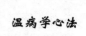

三、伏暑

35. 暑兼湿热，偏于暑之热者为暑温，多手太阴证而宜清。偏于暑之湿者为湿温，多足太阴证而宜温。湿热平等者两解之，各宜分晓，不可混也。

暑兼湿热，内有伏气，即为湿温。偏于暑之热者，即热多湿少者，发于阳明胃肠；偏于暑之湿者，即湿多热少者，发于太阴肺脾。对于热多湿少者，要根据其发展阶段，分别处置，这其中使用的方法有清法。对于湿多热少者，也要根据其发展阶段，分别处置，这其中使用的方法有温法。湿热平等者，也要根据具体情况。

36. 长夏受暑，过夏而发者，名曰伏暑。霜未降而发者少轻，霜既降而发者则重，冬日发者尤重，子、午、丑、未之年为多也。

盛暑汗流，元气蒸泄，偶被凉风，使汗孔骤闭，里热不宣。此先有热伤于内，壮火食气；后有寒收于外，腠理忽闭。寒主收引，使热伏于内，称为伏暑。夏去秋来，天地之气由发散变为收敛，随着天凉，天地之气收敛逐渐加强，身体内热也逐渐蓄积。由于霜降之前气温尚高，毛松理懈，若此时能出现发热、以及汗出，则伏热可外发，这个过程会比较轻松。霜降之后，天地肃杀，敛收愈紧，此时若伏热外发，症状表现必会加剧。

所以，霜既降而发者则重。再到冬日，天冰地坼，内热外发，必将更难。外发过程必会波澜壮阔，所以冬日发者尤重。

子午之年，君火司天，暑本火也，暑得热火而加重，所以患暑热者会多。丑未之年，湿土司天，暑得湿盛而成湿温，亦会多发。

37. 头痛，微恶寒，面赤烦渴，舌白，脉濡而数者，虽在冬月，犹为太阴伏暑也。

面赤是阳明湿热不降。口渴是湿热蕴肺伤津。心火不降，出现心烦。太阳不降，出现头痛。太阳不开，出现恶寒。舌白脉濡数，是湿盛有热。

38. 太阴伏暑，舌白口渴，无汗者，银翘散去牛蒡、元参，加杏仁、滑石主之。

39. 太阴伏暑，舌赤，口渴，无汗者，银翘散加生地、丹皮、赤芍、麦冬主之。

40. 太阴伏暑，舌白口渴，有汗，或大汗不止者，银翘散去牛蒡子、元参、芥穗，加杏仁、石膏、黄芩主之。脉洪大，渴甚，汗多者，仍用白虎法。脉虚大而芤者，仍用人参白虎法。

41. 太阴伏暑，舌赤，口渴，汗多，加减生脉散主之。

42. 伏暑、暑温、湿温，证本一源，前后互参，不可偏执。

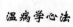

加减生脉散：沙参 10g，麦冬 6g，五味子 3g，丹皮 6g，生地 10g。

水五杯，煎二杯，分温再服。

受暑，过暑时而发，是谓伏暑。伏暑内原有热，遇新感引动伏气，伏气外发而为病。伏暑一般是温热病，但若其中夹有湿气，则被称为伏暑挟湿，伏暑挟湿属湿温病。

第 38 条，舌白口渴无汗，用防翘桑杏汤。

第 39 条，舌赤口渴无汗，用防翘桑杏汤去银花、杏仁、滑石、豆豉，加生地、丹皮、芍药。

第 40 条，苔白口渴有汗，用白虎汤。脉洪大，渴甚汗多，或出汗不止者，用白虎汤加麦冬、五味子。如大汗，大渴，脉虚大而芤，用白虎加人参汤。

第 41 条，舌赤口渴汗多，用生地，丹皮，生白芍，玄参，天冬，北沙参，五味子，生石膏。

第 42 条，暑温有内原有热与内原无热两类。其内原无热者按伤寒处理，内原有热者为温病，可分为温热与湿温两类。温热策源于厥阴，湿温则湿热蕴遏太阴肺脾，所以并非证本一源。伏暑是受暑后热气潜藏，但发病仍是新感引动伏气。伏暑一般是温热病，其夹湿者，称为伏暑挟湿，属湿温病。

防翘桑杏汤方：银花 9g，连翘 9g，桔梗 6g，桑叶 6g，杏仁 9g，豆豉 4.5g，防风 9g，竹叶 3g，滑石 9g，甘草 6g。

以鲜苇根汤煎服，香气大出，即取服，勿过煎。病不解，再作服。呕而痰多，加半夏，茯苓。小便短，加苡仁。

四、湿温 寒湿

43. 头痛，恶寒，身重疼痛，舌白不渴，脉弦细而濡，面色淡黄，胸闷不饥，午后身热，状若阴虚，病难速已，名曰湿温。汗之则神昏耳聋，甚则目瞑不欲言；下之则洞泄；润之则病深不解。长夏、深秋、冬日同法，三仁汤主之。

三仁汤方：杏仁 15g，白蔻仁 6g，薏仁 18g，半夏 15g，厚朴 6g，竹叶 6g，滑石 18g，通草 6g。

甘澜水八碗，煮取三碗，每服一碗，日三服。

肺气郁塞，则胸闷。肺郁胸闷，胃不和降，则不饥。肺合皮毛，肺郁不能宣降，太阳不降则头痛，太阳不开则恶寒。湿气阻遏，湿阻经络则身重疼痛、脉弦细而濡。肺津未伤、无热，故苔白不渴。面色淡黄是太阴土湿。午后阳降阴升，湿阻阳不能降而郁于外，故午后身热。以汗法解表，由于肺胃湿阻，发之使湿热上扰，故神昏。相火不降，故耳聋。发表甚会伤阳，以致出现目瞑不欲言。土湿木郁，下之则肝脾陷泄，出现洞泄。

以上是湿阻胸肺，湿阻胸肺只是湿温的一小部分，还不足以定义湿温。

三仁汤以杏仁苦泻肺气，半夏、厚朴理降肺胃之气，白蔻清芬芳开，对肺气清凉收敛，竹叶清心火，滑石、薏仁、通草清热利湿，使热随湿去。

44. 湿温邪入心包，神昏肢逆，清宫汤去莲心、麦冬，加银花、赤小豆皮，煎服至宝丹，或紫雪丹亦可。

神昏，从反应迟钝到重度昏迷，皆有可能。它不是阳明燥热不降的谵语神昏，只是神昏，或不识人、或意识不清、或不语。神昏，或阳衰，魂不化神，左升不足。或浊气不降，右降不足，神不能清。本条神昏是在湿热条件下，当因营热与湿热阻遏胸肺。

肢逆，逆是厥逆，是四肢发凉。四肢凉或是中阳郁而不展，或是中阳衰而不能温煦四肢。本条是湿郁阳遏，阳不能展布，故而肢逆。本节神昏肢厥，不是所谓的邪入心包。

45. 湿温喉阻咽痛，银翘马勃散主之。

银翘马勃散方：银花15g，连翘30g，马勃6g，射干10g，牛蒡子18g。

上杵为散，服如银翘散法，不痛但阻甚者，加滑石18g，桔梗15g，苇根15g。

本节所给方剂中，银花、连翘清热散结，射干、牛蒡子、马勃清热利咽止痛。因湿阻胸肺，致胸闷肺胃之气不降，出现喉阻咽痛。应清咽合并宣、清、降、泄肺气，同时理降胃气、清热利湿下痰。

46. **太阴湿温，气分痹郁而哕者，宣痹汤主之。**

宣痹汤方：枇杷叶6g，郁金4.5g，射干3g，通草3g，豆豉4.5g。

水五杯，煮取二杯，分二次服。

右路为气分，右路胃降肺降，金水收敛。气分痹郁而哕者，有湿阻肺郁、胸肺痰热、肺胃不降、心下痞满，以及寒格等，使气不能顺降转而上逆，发为哕。若为湿阻肺郁，可用三仁汤。湿热阻遏胸肺，可用小陷胸汤或葛根芩连汤加杏仁、半夏，轻者可用藿朴夏苓汤。对于膈热，可用凉膈散。肺胃不降与心下痞满，可用半夏芩连泻心。

宣痹汤，射干清咽，枇杷叶降肺气，豆豉泄胸膈瘀浊，通草利湿清热，郁金活血破瘀和营，但此方右降之力较薄。

47. **太阴湿温，喘促者，《千金》苇茎汤加杏仁、滑石主之。**

千金苇茎汤加滑石杏仁汤：苇茎15g，薏仁15g，冬瓜仁6g，桃仁6g，滑石10g，杏仁10g。

水八杯，煮取三杯，分三次服。

有汗无汗要予为分析。无汗，湿重于热，可用苏叶橘皮桔甘汤。热重于湿者，可用用浮萍、瓜蒌、杏仁、生石膏、滑石、薏仁、茯苓、炙甘草、生白芍。有汗，汗出而喘，无大热，可仿麻杏石甘之意，去麻黄，用浮萍，再酌加清热利湿降气之味。汗出而喘，热较高，甚至有凛寒壮热，口气异样，脉滑数等。可用千金苇茎汤加瓜蒌、桔梗、滑石。

苏叶橘皮桔甘汤方：苏叶 10g，橘皮 10g，桔梗 10g，生甘草 6g，杏仁 10g，贝母 10g，茯苓 10g，生姜 10g。

48. 《金匮》谓太阳中暍，身热疼痛而脉微弱，此以夏月伤冷水，水行皮中所致也，一物瓜蒂汤主之。

一物瓜蒂汤方：瓜蒂 20 个。

上捣碎，以逆流水八杯，煮取三杯，先服一杯，不吐再服，吐停后服。虚者加参芦 10g。

夏月汗出，浴寒水而被清风，玄府骤闭，里热不宣，故发热。湿郁腠理，太阳被遏，故身疼痛。营卫虚涩，故脉微弱。瓜蒂上吐，使胃逆气升，气升致毛窍开泄，故能发泄皮中之外水，水去则热亦泄也。

49. 寒湿伤阳，形寒脉缓，舌淡或白滑，不渴，经络拘束，桂枝姜附汤主之。

桂枝姜附汤方：桂枝 18g，干姜 10g，生白术 10g，熟附子 10g。

水五杯，煮取二杯，渣再煮一杯服。

寒湿伐阳，形寒脉缓，舌淡，苔白滑，口不渴。若无汗，可用麻黄理中加椒附。曾经发汗，状态仍如上者，可用桂枝陈夏黄芽加故纸、川椒。桂枝姜附汤中，桂枝用量太多，全方力度甚刚。

五、温疟

50. **骨节疼烦，时呕，其脉如平，但热不寒，名曰温疟。白虎汤加桂枝汤主之。**

白虎汤加桂枝方：生石膏48g，知母18g，粳米一合，炙甘草6g，桂枝10g。

水八碗，煮取三碗，先服一碗，得汗为知，不知再服，知后仍服一剂，中病即已。

先中于风而后伤于寒，先热后寒，热多寒少，或但热不寒，是谓温疟。因冬中风邪，泄其卫气，卫愈泄而愈闭，郁为内热。又伤于寒，束其皮毛，使热无出路，内藏骨髓之中，所以骨节疼烦。待春阳发动，内热外出，而表寒闭束，欲出不能。遇盛暑毒热，或用力烦劳，气蒸汗流，热邪与汗俱出，此时表里皆热。及其盛极而衰，返复故位，若衰阴续复，当有寒生，整个过程表现为热多寒少。若微阴太弱，则整个过程表现为但热无寒。疟乃郁其少阳之卫气，甲木克戊土，致胃气时时上逆，故时时欲呕。疟疾之脉随寒热往来为变，温疟表里皆热汗出之时，其脉洪大，及其盛极而衰，脉的力度与宽度也与之俱衰。

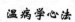

温疟，先热后寒，热多寒少，但热不寒者，用白虎汤加柴胡、桂枝。

白虎汤加柴胡桂枝方：生石膏10g，知母10g，粳米半杯，生甘草6g，柴胡10g，桂枝10g。

煎大半杯，热服，覆衣。

51. 但热不寒，或微寒多热，舌干口渴，此乃阴气先伤，阳气独发，名曰瘅疟，五汁饮主之。

其但热不寒者，是谓瘅疟。瘅疟即温疟之重者。以其阳盛阴虚，肺火素旺，一当汗出，而感风寒，卫郁热发，伤其肺气，手足如烙，烦冤欲呕。阳亢阴枯，是以但热无寒。其热内藏于心，外舍分肉之间，令人神气伤损，肌肉消烁。用加味白虎汤。

加味白虎汤方：生石膏30g，知母15g，粳米半杯，甘草10g，生地30g，玄参20g，竹茹10g，柴胡3g，桂枝3g。

52. 舌白渴饮，咳嗽频仍，寒从背起，伏暑所致，名曰肺疟，杏仁汤主之。

杏仁汤方：黄芩4.5g，桑叶4.5g，杏仁10g，连翘4.5g，白蔻皮2.4g，梨皮6g，茯苓10g，滑石10g。

水三杯，煮取二杯，日再服。

伏暑内有伏热，热伤肺气，咳嗽频仍，口渴引饮。太阳从背而下，外有寒束，故背寒。若苔白而干，是温热。若苔白而厚，则可能是湿温。按温热或湿温的太阳阶段求治。

53. 热多昏狂，谵语烦渴，舌赤中黄，脉弱而数，名曰心疟，加减银翘散主之。兼秽，舌浊，口气重者，安宫牛黄丸主之。

加减银翘散方： 连翘3g，银花2.4g，玄参1.5g，麦冬不去心1.5g，犀角1.5g，竹叶0.9g。

舌赤、热多烦狂，是营郁热蕴，肝热致心火亢盛所致。阳明燥热上熏，消耗心液，故而谵语。阳明燥热熏烁，阳不降则神不清，故而神昏。燥热伤及肺气，故口渴。脉弱而数，是阴血受损而阳明腑热积尚未成实。治宜凉血滋木清风、清泻阳明、清肺润燥。用生地、玄参、丹皮、白芍、生石膏、知母、生大黄。

六、秋燥

54. 秋感燥气，右脉数大，伤手太阴气分者，桑杏汤主之。

桑杏汤方： 桑叶3g，杏仁4.5g，沙参6g，浙贝母3g，豆豉3g，栀子皮3g，梨皮3g。

水二杯，煮取一杯，顿服之，重者再作服。

55. 感燥而咳者，桑菊饮主之。

56. 燥伤肺胃阴分，或热或咳者，沙参麦冬汤主之。

沙参麦冬汤： 沙参10g，玉竹6g，生甘草3g，冬桑叶 4.5g，麦冬 10g，生扁豆 4.5g，花粉 4.5g。

水五杯，煮取二杯，日再服，久热久咳者，加地骨皮 10g。

57. 燥气化火，清窍不利者，翘荷汤主之。

翘荷汤：薄荷 4.5g，连翘 4.5g，生甘草 3g，黑栀子皮 4.5g，桔梗 6g，绿豆皮 6g。

水二杯，煮取一杯，顿服之，日服二剂，甚者日三。

58. 诸气膹郁，诸痿喘呕之因于燥者，喻氏清燥救肺汤主之。

清燥救肺汤方：霜桑叶 10g，生石膏 7.5g，麦冬不去心 6g，杏仁 2.1g，胡麻仁 3g，枇杷叶 1.8g，阿胶 2.4g，人参 2.1g，甘草 3g。

水一碗，煮六分，渣再煎一次，早晚各服一次。

燥者，阳明金气之所化也，在天为燥，在地为金。燥金位处主气顺序第五，五之气，阳明燥金也。在天为燥，秋之天气，金清则水凝，水利则天地向燥。在地为金，日落西方，收在西，收为金，故西方为金。

燥金在人为大肠。手阳明大肠以燥金主令，足阳明胃土从令而化燥。足太阴脾以湿土主令，手太阴肺金从令而化湿。湿与燥是相对的，湿少为燥，湿不到也为燥。湿是水的弥散，水气流行若没有适当的阻挡与寒凝，而不得存留，亦会形成燥。风能行湿，风盛亦燥，以及火就燥等。湿能就土，是谓湿土。

胃与脾为表里，若胃土之燥不敌脾土之湿，则胃土亦或湿。温热有胃土之燥远胜脾土之湿，则脾亦燥。杂病之中有胃燥与脾湿相互对立，是因升降不行。

　　肺与大肠为表里，若肺金之湿不敌大肠之燥，则肺金亦或燥。肺湿因于脾湿或肺胃不降，肺燥包括外受温燥、凉燥与内受热烁，以及津、精、血、液匮乏所影响。

　　太阴性湿，阳明性燥，燥湿调停，在乎中气。中气旺则辛金化气于湿土而肺不伤燥，戊土化气于燥金而胃不伤湿。中气衰则阴阳不交而燥湿偏见，中土湿胜其燥，则饮少而食减，溺涩而便滑。中土燥胜其湿，则易饥而多渴，水利而便坚。

　　从夏末到冬初，天气向燥伴随气温由高到低，如果再少雨，就会有燥热、温燥、凉燥、燥寒的不同伴随。六气初感总在太阳一经，太阳主营卫，燥热之风伤卫，燥寒之寒伤营，在内原无热的情况下，可按中风与伤寒处理。若内原有热，应按温热病考虑。

　　外燥感人，并非人人皆病。病者之中，有金水不收，有木火有余，有原有肺燥，有肝血不足，有脾湿不升等，并非人人内况皆同。一切外感致病，都是主客互动的结果，营司于肝，卫司于肺，右路不降会影响左路，因此除了考虑外表，还要考虑不同的内里与发展阶段。

　　秋感燥气，右脉数大。右脉属气分，其寸关候肺胃之气。右寸大是肺热、肺燥、肺气不能清凉收敛。右关大，是胃气不降。肺胃之气不降，出现咳逆。燥气伤津，出现咳与口渴。燥甚，会出现清窍干燥、疼痛，甚至出血。

喻氏清燥救肺汤，是为燥热伤及肝血和肺胃之气而设，不适宜燥证之无热者。至于"诸气膹郁，诸痿喘呕"，更需详细分析，不是一方可了的。

卷二　中焦篇

一、风温　温热　温疫　温毒　冬温

1. 面目俱赤，语声重浊，呼吸俱粗，大便闭，小便涩，舌苔老黄，甚则黑有芒刺，但恶热，不恶寒，日晡益甚者，传至中焦，阳明温病也。脉浮洪，躁甚者，白虎汤主之。脉沉数有力，甚则脉体反小而实者，大承气汤主之。暑温、湿温、温疟，不在此列。

"面目俱赤，语声重浊，呼吸俱粗，大便闭，小便涩，舌苔老黄，甚则黑有芒刺，但恶热，不恶寒，日晡益甚者"。所列症状已是阳明燥热腑实，是承气证。应是已入阳明之腑。阳明腑，其中胃在中焦，大肠在下焦，不是全在中焦。另外，中焦地面广大，还有肝胆脾胰，十二指肠与小肠。说是传至中焦，是这些地方都传到了？还是仅传胃腑，只对周围有所影响？应该分经精准指认，这样可以知道病之来去，也便于用药。

白虎在经，承气在腑，仅凭脉之不同，区别使用的依据尚不充分。"面目俱赤，语声重浊，呼吸俱粗，但恶热，不恶寒，脉浮洪"，是阳明经热。还应有汗出蒸蒸，口大渴，汗出热不减。

"大便闭"，应怀疑腑实。"但恶热，不恶寒，日晡益甚者"，已构成潮热。"舌苔老黄，甚则黑有芒刺"，是腑热结燥。进一步观察是否有痞满、谵语及手足濈然汗出，若有，即可确定是大承气证。

温热病内原有热，阳强阴衰，故在使用承气之时，还要辅以凉营润木，滋阴补水之品，不辅助是不行的。

2. 阳明温病，脉浮而促者，减味竹叶石膏汤主之。

减味竹叶石膏汤方：竹叶 15g，生石膏 24g，麦冬 18g，甘草 10g。

水八杯，煮取三杯，一时服一杯，三时令尽。

温热病，处于阳明之经，脉浮是阳热怫郁在上。阳强阴弱，营阴不足，输而不畅，出现脉促。治以清阳明经热，以重用生石膏加麦冬，清散阳明经热、润燥，合竹叶清心、胃之火，甘草和中。

脉浮而促，阳强阴弱，也有可能是胃气郁满不能顺降所致，可用葛根芩连汤。还有一种情况是脉浮而促、胸满、汗出，是因误下伤阳，致胃气郁满不能顺降，也可用葛根芩连汤。

3. 阳明温病，诸证悉有而微，脉不浮者，小承气汤微和之。

4. 阳明温病，汗多，谵语，舌苔老黄而干者，宜小承气汤。

"阳明温病"，是温热还是湿温？是在阳明经，还是在阳明腑？"诸证悉有"，这么多症候，彼此不同，特色鲜明，又如何能悉有？"脉不浮"，或伏热从内而发，或已无表证，除此以外，说明不了还有别的什么。

"汗多谵语，舌苔老黄而干者"，是阳明腑热结燥。若未成实，可用清凉滋润之品清泻而下，若燥结已实，出现痞满，可用小承气加清营热、滋阴补水之品泻下。

5. 阳明温病，无汗，小便不利，谵语者，先与牛黄丸，不大便，再与调胃承气汤。

温热阳亢阴衰，津液匮乏，发热之时，阳无阴可加，故不能为汗，汗不出则热不去。汗出津乏，小便不利。燥热熏烁，心液消耗，故谵语。治以凉营滋木、清热补水，可用大剂鲜生地汁，清润泻下。若再不大便，是有结燥成实，可用调胃承气加生地、丹皮、玄参、生石膏、知母、麦冬。

6. 阳明温病，面目俱赤，肢厥，甚则通体皆厥，不瘈疭，但神昏，不大便。七八日以外，小便赤，脉沉伏，

或并脉亦厥，胸腹满坚，甚则拒按，喜凉饮者，大承气汤主之。

目赤，营分郁热甚盛。面赤，阳明郁热甚盛。郁热居内，逼阴远居，故肢厥，甚至通体皆厥。木未动风，故不瘛疭。燥热上熏，故而神昏，阳明热燥伤津，故不大便。七八日以外，热蒸津枯，故小便赤、喜凉饮。燥热结于胃肠，腑气不行，故胸腹坚满，甚则拒按。燥热结郁于内，故脉沉伏，或并脉亦厥，但沉伏之中必有力有阳。以大承气汤加凉血滋木，清润肺金之品治之。

7. 阳明温病，纯利稀水无粪者，谓之热结旁流，调胃承气汤主之。

纯利稀水无粪者，是有燥粪数粒，黏于胃肠内壁之上，不下来，攻之必有稀水外泄。调胃承气，以芒硝高盐，以反向渗透方式抓取胃肠壁中的水分，让肠壁出水，使燥粪脱落。

8. 阳明温病，实热壅塞为哕者，下之。连声哕者，中焦。声断续，时微时甚者，属下焦。

饮食入胃，胃纳脾磨，因为实热壅塞，不能下降，转而上逆为哕。清除阳明实热壅塞，使之通畅和降，则哕愈，可用大黄、黄芩、黄连。哕，是从胃中向上，有声有物，从口中呕吐而出，是胃逆所致。造成胃逆的原因有：（1）胃腑壅塞，包括燥热、湿热、实物、痉挛、梗阻等。（2）胆胃不降。（3）大小结胸。（4）心下痞满。（5）阴霾上僭。（6）太阳、少阳证，阳明虚证。
（7）咽喉、食道痹阻。故仅凭哕的声响节律与声响强度
进行判断，就太模糊了。

9. 阳明温病，下利，谵语，阳明脉实，或滑疾者，小承气汤主之。脉不实者，牛黄丸主之，紫雪丹亦主之。

温热病，阳明燥热，汗多耗其津液，糟粕失润，结
为燥粪。胃热不泄，上蒸消耗心液，故作谵语。谵语是
阳明腑证的表现之一。

下利谵语，有阳明少阳合病，胆经郁迫，胃气壅
遏，失其受盛之职，则必下利。甲木为贼，土气未败，
故脉不负。宿食阻碍，经气浮荡，则使脉实，或脉滑数
而疾。治以涤腑清热，先用小承气汤。

下利谵语，有自利清水，色纯青，是土燥水涸，木
枯风动，促肾水愈消，须用大承气汤急下之。

下利谵语，若小便利，大便当硬，而反下利，脉又
调和者，是先被用丸药下过，但其内热未泄，以致出现
下利谵语的局面。若内虚而自下利者，脉当微厥而不
调，今反调和，此为内实，可以调胃承气汤下之。

下利谵语，下之若早，里阳未实，攻之使利，语言
必乱，出现下利谵语的局面，此时的谵语是为郑声。

阳明病，谵语直视，下利者死。

湿温阳明腑实，有谵语发热，同时大便不燥反溏，
表现为败酱色溏浆粪。可按湿温治法，推下阳明腑实。

下利谵语，脉不实者，不要再攻。温热阳强阴弱者，可以生地清润泻下以降阳，阳降则神清。

10. 温病三焦俱急，大热大渴，舌燥，脉不浮而躁甚，舌色金黄，痰涎壅甚，不可单行承气者，承气合小陷胸汤主之。

承气合小陷胸汤方：生大黄15g，厚朴6g，枳实6g，半夏10g，瓜蒌10g，黄连6g。

水八杯，煮取三杯，先服一杯，不下，再服一杯，得快利，止后服，不便再服。

大热大渴、舌燥、舌色金黄，是热蒸津枯，因而脉躁甚。燥热势盛，须急用承气涤腑。但痰涎壅甚，使辛金不能清凉敛降，上焦不开，津液不下，因而须廓清胸肺，使肺气清凉下行。用小陷胸汤清泻胸肺，连同承气涤阳明之腑，共使金水下行。

11. 阳明温病，无上焦证，数日不大便，当下之，若其人阴素虚，不可行承气者，增液汤主之。服增液汤已，周十二时观之，若大便不下者，合调胃承气汤微和之。

温热病，其在阳明，无上焦证是表已解，已离太阳而入阳明。"数日不大便"，仅凭此一句，还不能说是"当下之"。

（1）阳明经热，但腑热未作，治宜清热而发表。

（2）若经热热甚，必伤肺气，水上之源有被涸之虞，当用人参白虎汤，清金泄热，益气生津。于其腑热未动之前，凉泻经络，以清其热，以免迟则热入胃腑。

（3）温热病内热素积。病由外感，表热先发，三阳传经，经热郁隆而外无泄路，必入阳明胃腑，因而胃腑会持续积热。但这有个过程，在肠胃未至燥结，或燥结未甚之时，其治疗仍用滋阴，不需承气，因为不可下早。

（4）胃土燥热，必烁脏阴，其肺脾津液，肝肾精血，因相火煎熬，燥热燔蒸，而使脏阴渐枯。治宜滋其脏阴，涤腑泻热，阻止阳亢而阴枯。治以大承气，加丹皮、芍药、生地、玄参、麦冬、甘草。若燥热隆盛，则不必虑其燥结是否已成，急下之。

"若其人阴素虚"，温热病内原有热，阳强阴弱，甚至阳亢阴涸，这个阴素虚在阳亢阴衰中又能表现出多大分量呢？

12. 阳明温病，下后汗出，当复其阴，益胃汤主之。

益胃汤方：沙参 10g，麦冬 15g，冰糖 3g，生地 15g，炒玉竹 4.5g。

水五杯，煮取二杯，分二次服，渣再煮一杯服。

温热病阳明腑实，下后汗出，是经阳外发而泄于表。本已阴弱，汗出又耗阴，因此当复其阴。主要是益其中气、清营滋木、凉润金水。

13. 下后无汗，脉浮者，银翘汤主之。脉浮洪者，白虎汤主之。脉洪而芤者，白虎加人参汤主之。

银翘汤方：银花 15g，连翘 9g，竹叶 6g，生甘草 3g，麦冬 12g，细生地 12g。

下后无汗脉浮，是卫表闭而经阳郁，治宜清热而发表，用芍药、丹皮、浮萍、玄参、麦冬、生姜、炙甘草。脉浮洪，是阳明经热，用竹叶石膏汤。脉洪而芤，洪为经热，芤为营枯阴涸，阴弱不能敛阳，用人参、二地、二冬、丹皮、芍药、玄参、百合、生石膏、五味子。

14. 下后无汗，脉不浮而数，清燥汤主之。

清燥汤方：玄参 10g，知母 6g，生地 15g，麦冬 15g，人中黄 4.5g。

水八杯，煮取三杯，分三次服。

下后无汗脉不浮而数，是表闭，热不在表而在里。温热病阳强阴弱，阳强者下后阴更伤，阴弱里热，极易为燥，用生地、熟地、丹皮、玄参、北沙参、生石膏、生晒参、炙甘草。

15. 下后数日，热不退，或退不尽，口燥咽干，舌苔干黑，或金黄色，脉沉而有力者，护胃承气汤微和之，脉沉而弱者，增液汤主之。

护胃承气汤方：生大黄 10g，生地 10g，丹皮 6g，玄参 10g，麦冬连心 10g，知母 6g。

水五杯，煮取二杯，先服一杯，得结粪，止后服，不便，再服。

舌苔干黑，或金黄色、脉沉而有力、口燥咽干、热不退，或退不尽，是阳明腑燥热实未尽，需再涤腑，同时加凉营滋木，清金补水之品。所谓护胃承气汤，以生大黄涤腑清营，生地、丹皮凉营滋木，玄参、麦冬、知母清热、润肺胃之燥。生地滋脾阴、养肝阴、益肾阴。

脉沉而弱者，是下后阳明腑气弱，不可再以承气攻下。针对温热病阳强阴弱，可补阴以泄阳强，以生地润下，可与增液汤。

16. **阳明温病，下后二三日，下证复现，脉下甚沉，或沉而无力，止可与增液，不可与承气。**

下后二三日，脉下甚沉，或沉而无力，是阳明腑气已弱，虽下症复现，但不可再以承气峻下。温热病阳强阴弱，下后阴分更弱，可重用生地，加丹皮、玄参、麦冬滋阴润下，或辅以枳实导滞丸。

17. **阳明温病，下之不通，其证有五：应下失下，正虚不能运药，不运药者死，新加黄龙汤主之。喘促不宁，痰涎壅滞，右寸实大，肺气不降者，宣白承气汤主之。左尺牢坚，小便赤痛，时烦渴甚，导赤承气汤主之。邪闭心包，神昏舌短，内窍不通，饮不解渴者，牛黄承气汤主之。津液不足，无水舟停者，间服增液，再不下者，增液承气汤主之。**

新加黄龙汤方： 生地15g，玄参15g，麦冬连心15g，海参二条，人参4.5g，当归4.5g，生大黄10g，芒硝3g，生甘草6g，姜汁六匙。

水八杯，煮取三杯，先用一杯，冲另炖人参汁三分之一，姜汁二匙，顿服之。如腹中有响声，或转矢气者，为欲便也。候一二时不便，再如前法服一杯。候二十四刻，不便，再服第三杯。如服一杯即得便，止后服，酌服益胃汤一剂，余参或可加入。

宣白承气汤方：杏仁6g，瓜蒌皮4.5g，生石膏15g，生大黄10g。

水五杯，煮取二杯，先服一杯，不知再服。

导赤承气汤方：黄柏6g，黄连6g，赤芍10g，生地15g，生大黄10g，芒硝3g。

水五杯，煮取二杯，先服一杯，不下再服。

牛黄承气汤：即用前安宫牛黄丸二丸，化开，调生大黄末10g，先服一半，不知再服。

增液承气汤：即于增液汤内加大黄10g，芒硝4.5g。

水八杯，煮取三杯，先服一杯，不知再服。

应下失下，燥结已极，以芒硝增水，滑动燥结，用大黄推下。然阴分近枯，气分更竭，扶正才可去邪，正虚则邪不为动。故以人参补五脏，合甘草、海参补中气。生地、当归凉营滋木养血，玄参、麦冬、海参清热润燥，滋阴补水，以姜汁反佐，为开为降。或可化险为夷。

喘促不宁，痰涎壅盛，右寸实大，肺气不降者，宣白，白指肺。以杏仁、瓜蒌皮、生石膏宣泻肺气、清肺下痰。肺与大肠为表里，肺气泄降，可助大肠气降，再以大黄泻下，此为宣白承气。

左尺牢坚，小便赤痛，时烦渴甚，是壬水热而丙火盛，丙火化为壬水，故以导赤。以黄柏、芍药清下陷之相火，黄连清心火除烦，生地清乙木凉血、滋脾阴，硝、黄除阳明腑实结燥。此为导赤承气。

神昏是燥热上熏，舌短是乙郁不疏，乙郁阳集不开，致使内窍不通。饮不解渴，是肺热肺燥。以芒硝、生大黄涤除燥结，生石膏、知母清肺热润燥，生地、丹皮滋木清风，胃降肺降则君相可降。

阳强阴弱，津液不足，无水行舟，大便不下，用增液一类补阴以配阳，阳得阴可汗可下。再不下，可在补阴的同时，加入硝、黄助之。

18. 下后虚烦不眠，心中懊憹甚则反复颠倒，栀子豉汤主之。若少气者，加甘草；若呕者，加姜汁。

下伤中气，阳浮于上外而不能降，阳不降则不能寐。胃中空虚，客气动膈，膈下之阴与膈上之阳逼迫郁蒸，故生虚烦，心中懊憹，甚则反复颠倒。逼迫郁蒸甚，则胸生瘀浊，用栀子豉汤，吐瘀浊而清烦热。少气者，加甘草益中。呕者，胃气不降，加姜汁降胃气。

19. 阳明温病，干呕口苦而渴，尚未可下者，黄连黄芩汤主之。不渴而舌滑者属湿温。

尚未可下是腑结未实。干呕口苦是甲木克戊土，致相火炎升、胃逆不降。相火刑辛金，伤津则口渴。故以黄芩清相火，黄连清心胃之火，若是温热，则阳强阴弱，必须加清营滋阴补水之品。

舌面滑是湿蕴，不渴是因湿气瘀阻。相火不降，出现口苦而渴，胃逆出现干呕。是湿温，是湿热蕴遏胸肺，可用小陷胸汤加栀子、豆豉、枳实。

20. 阳明温病，舌黄燥，肉色绛，不渴者，邪在血分，清营汤主之。若滑者，不可与也。当于湿温中求之。

舌黄燥，是阳明经积热，进而热传胃腑。舌色绛，是营分热蕴。热蒸营阴，故不显渴。治法以清营凉血滋木为主，兼以清泻阳明燥热。若舌面滑，是湿热蕴蒸兼有营热，可于湿温范围内讨论。

此条之下有汪按："绛而中心黄苔，当气血两清；纯绛鲜红，急涤包络；中心绛干，两清心胃；尖独干绛，专泄火腑；舌绛而光，当濡胃阴；绛而枯痿，急用胶、黄；干绛无色，宜投复脉。以上俱仍合脉证参详。"

"绛而中心黄苔"，舌质色绛是营郁热蕴。中心现黄干苔、黄燥苔，是阳明经热。治当清营凉血，清泻阳明经热，其各自具体要用到什么程度，则以脉证合参而定。

"纯绛鲜红"，是营郁热蕴之甚，木盛火炎，急投凉血滋木清风。

"中心绛干"，仅舌中心绛，周围部位颜色较浅。仅舌中心干，其余部位尚润，是胃腑燥热郁结，血亦不行。重用生地凉血滋木泻下，还可加生大黄、生石膏、知母润清。

"尖独干绛"，属于丙丁之火郁。丙火化为壬水，清壬水之热，利水以化丙火，再佐以清心火、清相火。

"舌绛而光"，光是阴竭，绛是营热。舌绛而光，急用凉营润木、滋阴补水。

"绛而枯痿"，绛是营郁热蕴，枯萎是肝、脾、肾之阴俱不足。治以补脾精、滋肝血、益肾阴、清润肺胃、凉收金水。用二地、二冬、玄参、丹皮、阿胶、山药、大枣。

"干绛无色"，干绛，暗淡，是中虚营热，与肾、肝精血不足。治以凉营滋木、补益中气、养肾元。

21. 阳明斑者，化斑汤主之。

22. 阳明温病，下后疹续出者，银翘散去豆豉，加细生地大青叶元参丹皮汤主之。

23. 斑疹，用升提则衄，或厥，或呛咳，或昏痉，用壅补则瞀乱。

24. 斑疹阳明证悉具，外出不快，内壅特甚者，调胃承气汤微和之，得通则已，不可令大泄，大泄则内陷。

斑与疹多发于温疫证内，温疫卫闭而营郁，卫开营发则为斑疹。

以下是温疫发斑、发疹病机：

（1）三阳传胃　温疫三阳传经，营郁热盛，势必内传胃腑。因脾阴虚而胃阳旺，使营热不能外泄，以致卫盛而营衰。若脏阴不衰，胃阳虽旺，六经既遍，邪欲内传，而脏气扞格，热无内陷之隙，则蒸泄皮毛，发为斑点，而病解也。温疫斑发而不死，是脏阴充足，外御经邪，使热不内陷。若一入胃腑，腑阳日旺，脏阴日枯，不得不用泻法。腑热一清，经热外达，而红斑发矣。

（2）太阴经发斑　温疫营郁，营热内蒸，病传太阴之经，致阳明燥热亢盛，蒸化太阴之湿，若脾阴足以济胃阳，则营热外达而斑生。

（3）少阴经发斑　温疫火盛水衰，传于少阴之经，致丁火太亢。若癸水不枯，足以济丁火，则斑生热解。

（4）厥阴经发斑　温疫之病，受在营血，传至厥阴则热甚。若木荣血畅，经脏润泽，营热不至内传，六经传遍，别无去路，则郁极而发，蒸泄皮毛，而见红斑。若营气虚弱，不能遽发，经热郁蒸，血气伤败，致过时见斑，而色带紫黑，则多至不救。

（5）温疫传经，六经既尽，阴气续复，血热外达，应见红斑，斑生热退而病解。红斑之后，继以白斑，红斑是营血之外发，白斑是卫气之外泄。

温疫之感，全在少阳厥阴两经，营中热伏，则相火炎升。若未满六日，而表证已解，是血热未深，故只是汗出，不见红斑。六日而传厥阴，传热伏热，血热亦深，是以表解而斑红。六日之外，过时而后斑发，营血郁蒸，红转而紫，紫变而黑，则危矣。

（6）温疫斑疹治法：六日之内，总宜透发肌表，以泻血热。至六日经尽之后，表药更当急进，刻不容缓。血热不泄，立致殒亡。即泻之不透，隐见于皮肤之间，亦生风癫之疾，留下后遗之症。

"阳明斑者，化斑汤主之"。还可以再细一些。

"阳明温病，下后疹续出者，银翘散去豆豉，加生地大青叶元参丹皮汤主之"。下后腑热一清，经热外达，而红斑与疹发焉。斑疹续出是经热外达，达之不畅可以浮萍加在经之味清经热而发表，斑疹尽出，热退病愈。

"斑疹，用升提则衄、或厥，或呛咳，或昏痉，用壅补则瞀乱"。斑疹之出，是因温疫营郁热盛，营热不得外发所致。热蕴热盛之时，用升提则会导致热势燎原，上行为衄、动风痉厥、神昏、呛咳。营郁热蕴应该使用清降通泻，以去其实。若反用壅补，必致更实，会出现神昏瞀乱。

"斑疹阳明证悉具，外出不快，内壅特甚者，调胃承气汤微和之，得通则已，不可令大泄，大泄则内陷"。温疫斑疹治法，六日之内，总宜透发肌表，以泻血热。至六日经尽之后，表药更当急进，刻不容缓。血热不泄，立致殒亡。若内壅特甚，小加硝、黄松缓一下，仍要保持对外推出之势。

25. 阳明温毒发痘者，如斑疹法，随其所在而攻之。

温毒发痘，如小儿痘疮，或多或少，紫黑色，皆秽浊太甚，疗治失宜而然也。

温热成毒没有痘发。小儿出痘，即俗称之天花。小儿寒疫出痘，与温毒判若冰炭，所以没有温毒发痘者。

小儿痘病，即大人之寒疫。寒伤营血，营闭而卫郁，营愈闭而愈欲发，外束卫气，发而不透，因卫郁而发热。六日经尽，卫气郁隆，发于汗孔，形同豆粒，是名曰痘。

小儿寒疫传经，亦同大人，一日一经，六日经尽，卫气郁发，而生痘粒。一经之郁散，则一经之病解，七日太阳病衰，八日阳明病衰，九日少阳病衰，十日太阴病衰，十一日少阴病衰，十二日厥阴病衰，卫气尽达，而病愈矣。

阳盛者，经阳司气而热郁于外，阴盛者，脏阴司权而寒郁于内。阳盛则痘红白起发，阴盛则痘紫黑塌陷。阴不可长而阳不可消，故痘起发则生，塌陷则死。阳盛是阳明经病，阴盛是少阴脏病。脏寒宜温补，补之则卫发而痘长。腑热不寒泻，泻之恐卫陷而痘塌。明于阴阳消长之理，使少阴负趺阳为顺，是治痘不易之法也。

26. 阳明温毒，杨梅疮者，以上法随其所偏而调之，重加败毒，兼以利湿。

湿温疮毒，又外感秽浊之气。根据脉证，于治疗湿温各法中，加入利湿败毒之品。

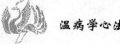

27. 阳明温病，不甚渴，腹不满，无汗，小便不利，心中懊憹者，必发黄，黄者，栀子柏皮汤主之。

栀子柏皮汤方：栀子 15g，生甘草 6g，黄柏 15g。

水五杯，煮取二杯，分二次服。

无汗、小便不利，体内湿无出路，加之温气不泄，淫泆而为湿热。土湿木郁，湿热困于肌肉，则必发黄。湿气弥漫，故口不甚渴。湿热困脾不著，故腹不满。湿热蕴蒸，相火不降，故心中懊憹。现湿热在经络肌肉，故用栀子柏皮汤，黄柏清脾湿热，栀子清肝热、清相火、发表，使湿热从汗、尿而出，则黄退。

28. 阳明温病，无汗，或但头汗出，身无汗，渴欲饮水，腹满，舌燥黄，小便不利者，必发黄，茵陈蒿汤主之。

茵陈蒿汤：茵陈蒿 18g，栀子 10g，大黄 10g。

水八杯，先煮茵陈减水之半，再入二味，煮成三杯，分三次服，以小便利为度。

身无汗，小便不利，湿无出路，必淫泆于全身。土湿木郁，肝主五色，入土化黄，是以发黄。湿郁于脾，发汗不出，是以无汗，或但头汗出而身无汗。湿热困脾，出现腹满。津不上承、相火不降，出现口渴、苔燥黄。土郁夺之，用大黄。以大黄涤腑清营，茵陈入肝经利湿清热，栀子清相火。腑气一通，则经热流通，发为汗、尿，使湿热从汗、尿与大便三个方向而出，则黄退。

29. 阳明温病，无汗，实证未剧，不可下，小便不利者，甘苦合化，冬地三黄汤主之。

冬地三黄汤方：生地12g，银花露半酒杯，黄芩3g，玄参12g，苇根汁半酒杯，麦冬24g，生甘草10g，黄连3g，黄柏3g。

水八杯，煮取三杯，分三次服，以小便得利为度。

温热病，病在三阳，汗之可也。因温热病阳强阴衰，无阴以配阳，阳无水行舟，故而无汗，无汗阳不得泄，仍是发热。可与补阴，补之则汗出，汗出则热退。

30. 温病，小便不利者，淡渗不可与也，忌五苓、八正辈。

温热病阳强阴衰，阴本不足，怎可再与利水使其失液？故在无积水留饮的情况下，淡渗不可与。但温热经热燔蒸，木火枯燥，每有频频饮水。水积胃腑，停蓄不消，于是腹胁胀满，小便不利。其表证未解者，以猪苓汤加浮萍表里双解。后，但以猪苓汤泻其积水。

31. 温病燥热，欲解燥者，先滋其干，不可纯用苦寒也。服之反燥甚。

温热病燥热，先与清凉滋润，补阴以濡阳，补之则汗出，汗出则热退。若纯用苦寒，寒能清热但苦能燥湿，故反会燥甚。

32. 阳明温病，下后热退，不可即食，食之必复。

周十二时后，缓缓与食，先取清者，勿令饱，饱则必复，复必重也。

下伤中气，中气亏，难以推动食物消磨。温热病阳强阴衰，阴不足，难以濡润，故暂远食，食清稀流动汤类予以滋润。缓缓食，少少与，减少消磨负担，以冀自行恢复。

33. 阳明温病，下后脉静，身不热，舌上津回，十数日不大便，可与益胃、增液辈，断不可再与承气也。下后舌苔未尽退，口微渴，面微赤，脉微数，身微热，日浅者亦与增液辈；日深舌微干者，属下焦复脉法也。勿轻与承气，轻与者，肺燥而咳，脾滑而泄，热反不除，渴反甚也，百日死。

温热病，下后脉静、身不热、舌上津回，是腑实已清，气已承顺，不可再下。温热病阳强阴弱，加之下后伤阴耗液，故有十数日不大便者，是津涸液枯。投益胃、增液是其方向，也可考虑用生地、当归、阿胶、麻仁、白蜜。精液枯槁，加天冬、龟板胶。

"下后舌苔未尽退"，衰其大半而止，益气育阴，补其不足，期其自顺。

"口微渴，面微赤，脉微数，身微热"，是阴弱液耗中虚。日浅者通过对其生活饮食方面的照顾，其阴弱液耗有可能自复。对于日深者，阴涸液亏会加重，治疗上，增液、复脉、竹叶石膏与炙甘草汤是其方向。

34. 阳明温病，渴甚者，雪梨浆沃之。

35. 阳明温病，下后微热，舌苔不退者，薄荷末拭之。

36. 阳明温病，斑疹、温痘、温疮、温毒、发黄，神昏谵语者，安宫牛黄丸主之。

37. 风温、温热、温疫、温毒、冬温之在中焦，阳明病居多；湿温之在中焦，太阴病居多；暑温则各半也。

温热病阳明经热，辛金先燥，津伤渴甚，可用雪梨汁饮润。雪梨性凉清肺热，雪梨汁液凉滑，可润肺胃之热燥，若渴不解，则用白虎。

温热之在阳明，下后腑清气顺，舌苔渐退。若下后微热，舌苔不退，是有余热未清，或阴分不足，以法治之。薄荷入乙木，发表清营热。以薄荷末擦拭舌面，有清营散热的作用，机械擦拭舌面还可去舌苔。

温热之在阳明，凡神昏谵语，都是胃腑积热致阳明腑热燥实，燥热上熏，使心液消耗，故而谵语。阳不降则神不能清，故神昏。治以承气。

温病分为温热与湿温两类，温热病阳强阴衰，之在阳明，自然阳明病居多。湿温有湿热蕴遏胸肺与湿热困脾，同时也伴有营郁热蕴。湿温病发于手足太阴，故曰太阴病居多。

暑温分为内原无热与内原有热两类，其内原有热者，又分为温热病与湿温病两类。其湿温病有热多于湿

273

与湿多于热两种分法，还有伏暑挟湿与伏暑晚发挟湿，是否湿与热各半要看具体情况。

二、暑温　伏暑

38. **脉洪滑，面赤，身热，头晕，不恶寒，但恶热，舌上黄滑苔，渴欲凉饮，饮不解渴，得水则呕，按之胸下痛，小便短，大便闭者，阳明暑温，水结在胸也，小陷胸汤加枳实主之。**

阳明不降，经腑积热，则面赤、身热、头晕、不恶寒、但恶热、脉洪。热结在里，由中蒸上，故渴欲饮水。饮不解渴，却得水则呕，是以水济水，故而呕吐。加之舌苔黄滑、脉滑，是痰热塞胸。按之胸下痛，不按不痛，是小结胸。用小陷胸汤加枳实，以苦泄之法廓清胸肺，兼清泻阳明。肺胃清降，则小便增加，大便通顺。

39. **阳明暑温，脉滑数，不食，不饥，不便，浊痰凝聚，心下痞者，半夏泻心汤去人参、干姜、大枣、甘草加枳实、杏仁主之。**

不食不饥不便，是胃气不降。胃不降，至胃而止，致成心下痞。胃不降形成热积，出现脉数，津液不行致浊痰凝聚，出现脉滑。以芩、连清君相之火，半夏降肺胃之气、开痰结，杏仁泻肺降气下痰，枳实苦寒，泻降阳明。

40. 阳明暑温，湿气已化，热结独存，口燥咽干，渴欲饮水，面目俱赤，舌燥黄，脉沉实者，小承气汤各等分下之。

舌燥黄、脉沉实、面目俱赤，是先前湿气已化，湿去热存，进一步阳明经热入腑现热积燥旺。燥热上熏，致口燥咽干、渴欲饮水，可用小承气涤腑。以大黄、厚朴、枳实三等分定其量，以减其泻下之势。若燥结显著，没有痞满，亦可考虑用调胃承气。

对于湿温用苦议下的分层次第，兹将各家议论总结如下：

（1）舌苔黄白相兼，或灰白色，有在表之象，提示仍用开提，如藿香、香薷、杏仁、蔻仁、桔梗、枳壳等，宣肺达表，泻肺降气，清热利湿。

（2）见舌苔黄，如黄滑、黄厚腻，是湿热不泄，提示可用苦泄之法，如半夏芩连、小陷胸等。

（3）见舌苔黄燥，方可议下，黄而不燥，不能用下，仍行宣泄。

（4）湿温用下，下为败酱色溏粪，便溏为未尽，可再下。大便变硬为湿已尽，湿尽不可再下。

41. 暑温蔓延三焦，舌滑微黄，邪在气分者，三石汤主之。邪气久留，舌绛苔少，热搏血分者，加味清宫汤主之。神识不清，热闭内窍者，先与紫雪丹，再与清宫汤。

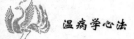
三石汤方：滑石 10g，生石膏 15g，寒水石 10g，杏仁 10g，竹茹 6g，银花 10g，白通草 6g，金汁半酒杯。

水五杯，煮成二杯，分二次温服。

加味清宫汤方：即于前清宫汤内加知母 10g，银花 6g，竹沥五茶匙冲入。

邪在气分，是指右路。舌面滑是湿，微黄是有热，但热不盛。所谓蔓延三焦，是指上焦、中焦、下焦都受到湿热的影响。给出的三石汤，以生石膏、寒水石清肺胃之热，滑石清热利湿，银花清肝肺之热，杏仁苦泄肺气，竹茹清肺胃降逆，通草入膀胱利水清热。具体如何还要临证分晓，例如湿热蕴遏胸肺，例如湿热困脾，例如下焦出现尿短黄涩等，仅三石汤是不行的。

舌绛是营分热盛，苔少是阴伤。若无湿聚痰积，治以凉血滋木清风，用生地、丹皮、生白芍、白薇、银花、玄参。神识不清，热闭内窍，是阳明积热上熏，热蒙窍闭所致。治以清泻阳明积热，辅以清营凉血。腑气通则阳降，阳降则神清。

42. 暑温、伏暑，三焦均受，舌灰白，胸痞闷，潮热呕恶，烦渴自利，汗出溺短者，杏仁滑石汤主之。

杏仁滑石汤方：半夏 10g，黄芩 6g，黄连 3g，杏仁 10g，厚朴 6g，橘红 4.5g，滑石 10g，通草 3g，郁金 6g。

水八杯，煮取三杯，分三次服。

舌苔灰白、胸痞闷，是湿热蕴遏胸肺。阳明湿遏热蕴，出现潮热、汗出、心烦。胃腑郁满不容，出现呕恶或自下利。汗出伤津，出现口渴、溺短。以半夏降逆燥湿，杏仁、厚朴、橘红理降肺胃之气、下痰湿。芩连清君相之火、燥湿，合半夏一起泻心下痞。滑石、通草利水清热。胸痞闷可加瓜蒌，泻肺清热下痰湿。疏甲木可加柴胡、白芍，去郁金。

三、寒湿

43. 湿之入中焦，有寒湿、有热湿，有自表传来，有水谷内蕴，有内外相合。其中伤也，有伤脾阳，有伤脾阴，有伤胃阳，有伤胃阴，有两伤脾胃。伤脾胃之阳者十常八九，伤脾胃之阴者十居一二。彼此混淆，治不中窾，遗患无穷，临证细推，不可泛论。

湿有内外之殊，外感则入经络而流关节，内伤则由脏腑而归脾肾。湿为土气，土居水火之中，水阴而火阳，阴阳交感，水火相蒸，则生湿气。火盛则为湿热，水盛则为湿寒。湿热者，治以燥凉；湿寒者，治以燥温。在脏腑者，利其水道，在经络者，开其汗孔。

44. 足太阴寒湿，痞结胸满，不饥不食，半苓汤主之。

半苓汤方：半夏15g，厚朴10g，黄连3g，茯苓15g，通草24g。

温病学心法

水十二杯，煮通草成八杯，再入余药煮成三杯，分三次服。

寒湿，痞结胸满，不饥不食，是阴霾上僭。用半夏、厚朴、黄芽、川椒、附子，或苍术、吴萸、半夏、厚朴、干姜、川椒、附子。所谓的半苓汤方，温降阴霾之力不够，尤其不应加黄连。

45. 足太阴寒湿，腹胀，小便不利，大便溏而不爽，若欲滞下者，四苓加厚朴秦皮汤主之，五苓散亦主之。

四苓加厚朴秦皮汤方：厚朴 10g，苍术 10g，茯苓 15g，猪苓 12g，泽泻 12g，秦皮 6g。

水八杯，煮成三杯，分三次服。

大便溏、腹胀，是肝脾郁陷。溏而不爽，小便不利是土湿木郁，治当利水燥土疏木。可投厚朴、苍术、草果、黄芽、桂枝、白芍。五苓散，燥土疏木，发表利水，可取显效，但本节脾阳甚弱，尚需加味。

46. 足太阴寒湿，四肢乍冷，自利，目黄，舌白滑，甚则灰，神倦不语，邪阻脾窍，舌蹇语重，四苓加木瓜草果厚朴汤主之。

四苓加木瓜草果厚朴汤方：生白术 10g，赤茯苓 15g，猪苓 4.5g，泽泻 4.5g，厚朴 3g，草果 2.4g，半夏 10g，木瓜 3g。

水八杯，煮取三杯，分三次服，阳素虚者，加附子 6g。

土湿，故神倦不语、舌白滑，甚则灰。脾陷，故自利。脾陷木郁，故舌謇语重。木郁于土，入土化黄，故发黄。四肢乍冷，是湿阻脾阳，不能温煦四肢。治以燥土疏木利水，用理中加桂枝、茯苓、猪苓、泽泻、草果、茵陈。或用茯苓四逆汤加桂枝、茵陈。

本条所给四苓加木瓜草果厚朴汤方，其不足之处在于，一是利水味太多，脾阳不足，利水剂投入再多也无用。二是本证治疗重点在于肝脾下陷，要能使脾左旋上奉，因而半夏、厚朴用处不大。三是没有桂枝疏达乙木这个眼目。

47. 足太阴寒湿，舌灰滑，中焦滞痞，草果茵陈汤主之。面目俱黄，四肢常厥者，茵陈四逆汤主之。

草果茵陈汤方：草果 3g，茵陈 10g，茯苓皮 10g，厚朴 6g，广皮 4.5g，猪苓 6g，大腹皮 6g，泽泻 4.5g。

水五杯，煮取二杯，分二次服。

茵陈四逆汤方：茵陈 18g，炮附子 10g，干姜 15g，炙甘草 6g。

水五杯，煮取二杯，温服一杯，厥回，止后服，仍厥，再服，尽剂。厥不回，再作服。

舌灰滑，是寒湿。中焦痞满滞塞，造成胃气不降，用半夏、吴萸、厚朴、苍术、干姜、草果、桂枝、茯苓。草果茵陈汤，一是温降之力不足，二是利水剂所用太多，没用。

面目俱黄，四肢常厥者，是寒湿阴黄，用茯苓四逆汤加茵陈。以茯苓四逆汤暖脾肾、驱寒湿，以茵陈去经络之湿。若有中焦滞痞，还应加入半夏、厚朴、苍术、吴萸以破心下痞。

48. 足太阴寒湿，舌白滑，甚则灰，脉迟，不食，不寐，大便窒塞，浊阴凝聚，阳伤腹痛，痛甚则肢逆，椒附白通汤主之。

椒附白通汤方： 生附子炒黑 10g，川椒炒黑 6g，淡干姜 6g，葱白 3 茎，猪胆汁半烧酒杯（去渣后调入）。

水五杯，煮成二杯，分二次凉服。

白通汤是少阴病水寒土湿，阴霾上攻，残阳上越未散而郁于上，有下利、面部嫩红、手足厥逆的表现。故以附子、干姜暖水土，葱白、猪胆汁通阳破阴，迎阳归宅。所给椒附白通汤，白通汤中已有附子，不需再加。故本方实为白通汤加川椒。白通汤解决的是坎离交会，是上与下说话，而本节的重点是在中，是脾寒湿。目前急需缓解的是腹痛，甚至痛甚，且痛甚出现肢逆。所以重点应放在脾寒湿、腹痛这个方面来处方，故易方为桂苓参草椒附汤。

桂苓参草椒附汤方： 桂枝 10g，茯苓 10g，人参 10g，甘草 10g，蜀椒 10g 去目，炮附子 10g，生白芍 10g，粳米半杯。

49. 阳明寒湿，苔白腐，肛坠痛，便不爽，不喜食，附子理中汤去甘草加广皮厚朴汤主之。

附子理中汤去甘草加厚朴广皮汤方：生苍术 10g，人参 4.5g，炮干姜 4.5g，炮附子 4.5g，厚朴 6g，广皮 4.5g。

水五杯，煮取二杯，分二次服。

不喜食是吃不吃都行，没有食欲，是太阴病。苔白腐是脾寒湿，土湿脾陷，会使肛部有坠痛感，木郁使大便不爽。用桂苓黄芽加升麻、厚朴。

50. 寒湿伤脾胃两阳，寒热，不饥，吞酸，形寒，或脘中痞闷，或酒客湿聚，苓姜术桂汤主之。

苓姜术桂汤方：茯苓块 15g，生姜 10g，炒白术 10g，桂枝 10g。

水五杯，煮取二杯，分温再服。

寒热是有外感，形寒是肝脾阳升不足。脘中痞闷，胃不能降，因而不饥。甲木克戊土，胃气上逆，则易吞酸。治以半夏泻心汤加桂枝、苍术、吴萸、厚朴、附子、麻黄。

51. 湿伤脾胃两阳，既吐且利，寒热身痛，或不寒热，但腹中痛，名曰霍乱。寒多，不欲饮水者，理中汤主之。热多，欲饮水者，五苓散主之。吐利汗出，发热恶寒，四肢拘急，手足厥冷，四逆汤主之。吐利止而身痛不休者，宜桂枝汤小和之。

饮食寒冷又感受风寒，在外皮毛闭塞，于内宿物菀陈，中气盛满莫容，于是既吐且利，名曰霍乱，主桂苓理中汤。吐不止，加半夏。泻不止，加肉豆蔻。其寒热身痛，以麻、桂发之。若其不能吐泻，但腹痛欲死，用大黄、附子，温药下之，使陈宿推荡，立转轻安。寒多，不欲饮水，甚至汗出、四肢拘急、手足厥逆者，径用四逆汤回阳。吐利止而身痛不休者，用桂枝人参汤。此病夏秋居多，夏秋天气炎热却病寒，故不可拘于时令。

52. 霍乱兼转筋者，五苓散加防己、桂枝、薏仁主之；寒甚，脉紧者，再加附子。

霍乱兼转筋，甚至转筋痛剧，用桂苓理中加附子、泽泻。

五苓防己桂枝薏仁，已有桂苓泽泻之意。但吐泻伤阳，须跟干姜、附子暖水温经，此其一。吐泻伤中，须跟理中补中气，补土可益营舒筋，此其二。五苓散没有暖水之力，补中之力又太薄，所以似有不宜。

53. 卒中寒湿，内挟秽浊，眩冒欲绝，腹中绞痛，脉沉紧而迟，甚则伏，欲吐不得吐，欲利不得利，甚则转筋，四肢欲厥，俗名发痧，又名干霍乱。转筋者，俗名转筋火，古方书不载，蜀椒救中汤主之，九痛丸亦可服。语乱者，先服至宝丹，再与汤药。

救中汤方：炒蜀椒10g，干姜12g，厚朴10g，槟榔6g，广皮6g。

水五杯，煮取二杯，分二次服，兼转筋者，加桂枝

10 克、防己 15 克、薏仁 10 克，厥者加附子 6 克。

九痛丸方：巴豆去皮心熬碾如膏 30g，吴茱萸 30g，附子 90g，干姜 30g，人参 30g，生狼牙 30g。

蜜丸梧子大，酒下，强人初服三丸，日三次，弱者二丸。

夏日湿蒸之时，中阳内虚，饮食寒凉，复又外感风寒，致腹中绞痛，四肢发厥，脉沉紧而迟，甚则伏。阴盛阳越，故眩冒欲绝。胃中盛满莫容，故或欲呕吐或欲下利。土寒湿木贼，出现腹中绞痛。木郁不疏，出现欲吐不得吐，欲利不得利。寒凝木不得疏，木又必疏，故甚至转筋。治疗首先温涤胃腑，以大黄、附子，温药下之，使陈宿推荡，兼转筋加泽泻。亦可用九痛丸，以巴豆带萸附参姜温下之。外台走马丸巴豆、杏仁亦可一试。

四、湿温（疟、痢、疸、痹附）

54. 湿热上焦未清，里虚内陷，神识如蒙，舌滑，脉缓，人参泻心汤加白芍主之。

人参泻心汤方：人参 6g，干姜 6g，黄芩 4.5g，黄连 4.5g，枳实 3g，生白芍 6g。

水五杯，煮取二杯，分二次服，渣再煮一杯服。

湿盛则舌滑脉缓，湿阻于上，则神识如蒙。湿热上焦未清，用三仁汤。湿热壅遏胸肺，用小陷胸汤。出现心下痞满，用泻心汤。

55. 湿热受自口鼻，由募原直走中道，不饥不食，机窍不灵，三香汤主之。

三香汤方： 瓜蒌皮10g，桔梗10g，黑山栀6g，枳壳6g，郁金6g，香豉6g，降香末10g。

水五杯，煮取二杯，分二次温服。

外来湿热只是感证。遇热窍开，遇水湿入，又遇凉风，汗孔闭阖。在胃阳不强的情况之下，湿气留于表肤之下、腠理之旁。只要出汗，进来之湿随时都会被赶出去。不是湿热从口鼻原封不动地直接进来，还由募原直走中道，不可能。

不饥不食是脾湿，太阴病，食不下，就是这个意思。机窍不灵，是各窍为湿所蒙，功能发挥不灵光。治以燥土疏木，发表利水，让湿从汗、溺而出，用五苓散，加啜热粥，覆衣，取微汗。

56. 吸受秽湿，三焦分布，热蒸头胀，身痛呕逆，小便不通，神识昏迷，舌白，渴不多饮，先宜芳香通神利窍，安宫牛黄丸。继用淡渗分消浊湿，茯苓皮汤。

茯苓皮汤方： 茯苓皮15g，生薏仁15g，猪苓10g，大腹皮10g，白通草6g，淡竹叶6g。

水八杯，煮取三杯，分三次服。

身痛是湿阻太阳不降。小便不通，是太阳腑气不利。呕逆，是甲木克戊土，致胃气上逆所致。湿阻上壅，故热蒸头胀、神识昏迷。舌白、渴不多饮，是湿蕴。治以燥土疏木、发表利水、清降肺胃。用苏叶、浮萍、杏仁、瓜蒌、厚朴、半夏、黄连、吴萸、桂枝、白芍、茯苓、猪苓、泽泻。

57. 阳明湿温，气壅为哕者，新制橘皮竹茹汤主之。

新制橘皮竹茹汤方：橘皮 10g，竹茹 10g，柿蒂 7 枚，姜汁 3 茶匙（冲）。

湿阻气郁，胃气不降，气壅莫容，上越为哕。这里有很多情况，都会造成气壅哕逆，如痰热壅阻胸肺，如心下痞满胃逆，如胆胃不降，如外遇新感，太阳不解，束逼阳明，致胃腑出现气壅莫容。要具体分析，仅一句阳明湿温还不够全面。

58. 三焦湿郁，升降失司，脘连腹胀，大便不爽，一加减正气散主之。

一加减正气散方：藿香梗6g，杏仁6g，广皮3g，厚朴6g，茯苓6g，麦芽4.5g，神曲4.5g，茵陈6g，大腹皮3g。

水五杯，煮取二杯，再服。

三焦湿郁：上焦湿郁，或痰湿壅阻胸肺、或卫为湿郁不开。中焦湿郁，不能枢转，现痞满、呕哕、苔腻。下焦湿郁，现腹胀、小水不利、大便下利或黏腻不爽。本节重点是脘连腹胀，由于中焦湿郁，致脾当升不能升，胃当降不能降，这是升降失司。土湿木郁，致大便疏排不爽。若内原无热，用平胃散加桂枝、茯苓、草果、干姜、旋复花。若内原有热，处湿温范围，用藿香、半夏、瓜蒌、黄连、厚朴、黄柏、苍术、茯苓、泽泻、草果。

59. 湿郁三焦，脘闷、便溏、身痛、舌白，脉象模糊，二加减正气散主之。

二加减正气散：藿香梗 10g，广皮 6g，厚朴 6g，茯苓皮 10g，木防己 10g，大豆黄卷 6g，川通草 4.5g，薏苡仁 10g。

水八杯，煮三杯，三次服。

土湿木郁，小水不利，湿气浸淫，因而弥漫于周身。一遇风寒感冒，闭其皮毛，通身经络之气壅滞不行，则出现身痛。经气壅塞，则脉象模糊。土湿不运，脾陷则为便溏，胃气不降则生脘闷、欲呕。湿盛无热，则舌苔白腻。治以发表疏木利水，枢转中土。用茵陈五苓散，加半夏、厚朴、苍术、草果。若发热恶寒，加苏叶、浮萍。若肺壅生热，以致小便出现黄涩，加瓜蒌、生牡蛎、栀子、黄柏。若肺气壅滞，以致头痛鼻塞，声音重浊，神情郁烦，加杏仁、陈皮以泻肺气。

60. 秽湿着里，舌黄脘闷，气机不宣，久则酿热，三加减正气散主之。

三加减正气散方：藿香连梗叶 10g，杏仁 10g，厚朴

6g，广皮 4.5g，茯苓皮 10g，滑石 15g。

水五杯，煮二杯，再服。

木郁不疏，则气机不宣。胃不得降浊，则脘闷。舌黄滑，或黄厚腻，是湿郁有热。以藿香发表，杏仁泄肺气，茯苓、滑石利水清热燥土，陈皮、厚朴理降肺胃之气，可再加柴胡、生白芍、旋复花。

61. 秽湿着里，邪阻气分，舌白滑，脉右缓，四加减正气散主之。

四加减正气散方：藿香梗 10g，广皮 4.5g，厚朴 6g，茯苓 10g，草果 3g，炒楂肉 15g，神曲 6g。

水五杯，煮二杯，渣再煮一杯，三次服。

舌白滑，湿蕴无热。脉右缓，肺胃之气为湿所扰不能顺降。未言有无表证、有无脘闷腹胀，未言大便小水，所给之方具有理降肺胃、发表利湿、消食推动之功。

62. 秽湿着里，脘闷便泄，五加减正气散主之。

五加减正气散：藿香梗 6g，广皮 4.5g，厚朴 6g，茯苓块 10g，苍术 6g，大腹皮 4.5g，谷芽 3g。

水五杯，煮二杯，日再服。

脘闷，是胃不得降。脾陷，出现大便泄泻。治以升清，辅以降浊，用桂苓草果黄芽，加藿香、陈皮、厚朴、旋复花。

63. 脉缓，身痛，舌淡黄而滑，渴不多饮，或竟不渴，汗出热解，继而复热，内不能运水谷之湿，外复感

时令之湿，发表攻里，两不可施，误认伤寒，必转坏证。徒清热则湿不退，徒祛湿则热愈炽，黄芩滑石汤主之。

黄芩滑石汤方：黄芩10g，蔻仁3g，猪苓10g，茯苓皮10g，滑石10g，通草3g，大腹皮6g。

水六杯，煮取二杯，渣再煮一杯，分温三服。

外感时令之湿，闭其皮毛，通身经络之气壅滞不行，故出现身痛、发热。内不能运水谷之湿，致内湿盛，表现为舌面滑、脉缓、口渴不多饮，或竟不渴。汗出湿未能彻解，故继而复热。用苏叶、浮萍、杏仁、陈皮、白蔻、茯苓、猪苓、滑石、生白芍。啜热小米粥，覆衣，取微汗。

64. 阳明湿温，呕而不渴者，小半夏加茯苓汤主之。呕甚而痞者，半夏泻心汤去人参、干姜、大枣、甘草加枳实、生姜主之。

湿温胃逆而呕，呕而不渴者，是随着呕去，湿浊又源源不断，过来进行补充，故而不渴。以半夏、生姜降逆开结，散水气，加茯苓利湿下痰，加陈皮、厚朴理降肺胃之气。因呕甚而痞满，以半夏、芩、连降逆开结、清热燥湿。加枳实苦寒、清热消满、行大便。生姜散水气、止呕降逆。

65. 湿聚热蒸，蕴于经络，寒战热炽，骨骱烦疼，舌色灰滞，面目痿黄，病名湿痹，宣痹汤主之。

宣痹汤方：杏仁 15g，半夏 10g，连翘 10g，山栀 10g，防己 15g，滑石 15g，薏苡仁 15g，晚蚕沙 10g，赤小豆皮 10g。

水八杯，煮取三杯，分温三服。痛甚加片姜黄 6、克、海桐皮 10 克。

湿阻经络，骨骱烦疼。卫闭营郁，寒战热炽。在经络者，开其汗孔，治以发汗利小便。舌色灰滞，面目痿黄，是土虚中湿无热。用浮萍、丹皮、生白芍、杏仁、茯苓、生姜、苍术、生白术、薏苡仁、猪苓、滑石。

66. 湿郁经脉，身热身痛，汗多自利，胸腹白疹，内外合邪，纯辛走表，纯苦清热，皆在所忌，辛凉淡法，薏苡竹叶散主之。

薏苡竹叶散方：薏苡仁 15g，连翘 10g，竹叶 10g，白蔻仁 4.5g，茯苓块 15g，滑石 15g，白通草 4.5g。

共为细末，每服 15g，日三服。

身痛、身热是有外感，汗多卫已开，身热营未和。自利是脾陷，胸腹白疹，是阴经湿气出表，用浮萍、生白芍、生姜、炙甘草、大枣、苡仁、草果、苍术、桂枝、茯苓。

67. 风暑寒湿，杂感混淆，气不主宣，咳嗽头胀，不饥，舌白，肢体若废，杏仁薏苡汤主之。

杏仁薏苡汤：杏仁 10g，薏苡 10g，半夏 4.5g，厚朴 3g，桂枝 1.5g，生姜 2.1g，防己 4.5g，白蒺藜 6g。

水五杯，煮三杯，渣再煮一杯，分温三服。

肺气郁，不能宣散，不能清降，上逆致头胀，咳嗽。卫司于肺，肺气郁阻，致卫虚不用，故肢体若废。湿阻无热，故苔白不饥。以杏仁苦泄肺气，半夏、厚朴理降肺胃之气，以治头胀。薏仁利湿补中。以生姜辛散走经络，桂枝疏营郁，防己泻经络之湿、逐脏腑水气，白蒺藜疏木泻湿除风。可加苏叶、生石膏清泄肺气、止咳，加茯苓、炙甘草燥土。

68. 暑湿痹者，加减木防己汤主之。

加减木防己汤：木防己18g，生石膏18g，桂枝10g，杏仁12g，薏仁10g，滑石12g，白通草6g。

水八杯，煮取三杯，分温三服，见小效不即退者，加重服，日三夜一。

湿有内外之殊，外感则入经络而流关节，内伤则由脏腑而归脾肾。治法是，在脏腑者，利其水道，在经络者，开其汗孔。

痹证，风寒湿之邪伤于筋骨。膝踝乃众水之溪壑，诸筋之节奏，寒则凝冱于溪谷，湿则淫泆于关节。若土湿不升，则水木俱陷，于是癸水寒生，乙木风起。寒淫骨伤，风淫筋伤。风寒湿之邪合伤于足三阴之经。

痹证病成内因于主气，病作则外因于客邪。汗孔开张，入水临风，水湿内浸，风寒外闭，经热郁发，肿痛如折。凡腿上诸病，虽因木郁而生下热，然热在经络，骨髓之中，则是湿寒。其治法可遵桂枝芍药知母汤之意。

桂枝芍药知母汤方：桂枝 12g，芍药 10g，防风 12g，麻黄 6g，生姜 15g，知母 12g，白术 6g，甘草 6g，附子 6g。

煎大半杯，温服。

方中白术、甘草培中土，白术主风寒湿痹。麻黄、桂枝、生姜通经络，疏营发表。知母、芍药、防风泄热清风，祛湿止痛。附子辅以防风，温寒祛湿。病剧不能捷效，加生黄芪益营卫以行经络。湿寒剧，加制川乌。

加减木防己汤，着力于清热利湿，用杏仁、生石膏、滑石、薏仁、白通草清泄肺气，利湿清热。其经络痹阻，辅以桂枝疏木，木防己清利经络之湿，不足之处是，在经络者，应开其汗孔；于脾肾处，应去其寒湿。

69. 湿热不解，久酿成疸，古有成法，不及备载，聊列数则，以备规矩。

70. 夏秋疸病，湿热气蒸，外干时令，内蕴水谷，必以宣通气分为要，失治则为肿胀，由黄疸而肿胀者，苦辛淡法，二金汤主之。

二金汤方：鸡内金 15g，海金沙 15g，厚朴 10g，大腹皮 10g，猪苓 10g，白通草 6g。

水八杯，煮取三杯，分三次温服。

71. 诸黄疸小便短者，茵陈五苓散主之。

72. 黄疸脉沉，中痞恶心，便结溺赤，病属三焦里

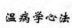

证，杏仁石膏汤主之。

杏仁石膏汤方：杏仁 15g，半夏 15g，生石膏 24g，枳实汁每次三茶匙冲，姜汁每次三茶匙冲，黄柏 10g，山栀 10g。

水八杯，煮取三杯，分三次服。

73. 素积劳倦，再感湿温，误用发表，身面俱黄，不饥溺赤，连翘赤豆饮煎送保和丸。

连翘赤豆饮方：连翘 6g，花粉 3g，豆豉 3g，赤豆 6g，通草 3g，山栀 3g。

黄疸者，土湿而感风邪也。土湿若皮毛通畅，湿气虽重，犹可外泄。但若受风，卫气外闭，湿淫不得外达，己湿遏乙，肝脾双郁，会致水谷不消。谷气瘀而生热，瘀热前行，下流膀胱，致膀胱瘀热，则现小便癃闭。湿下无泄路，熏蒸淫泆，则传于周身。木邪传土，入土化黄，则发为黄疸。

其病起于湿土而成于风木，或伤于饮食，或伤于酒色，总因阳衰而土湿。湿在上者，阳郁而为湿热；湿在下者，阴郁而为湿寒。乙木下郁，阳遏阴分，亦化为湿热；甲木上逆，阴旺阳分，亦化为湿寒。视其本气衰旺，无一定也。

黄疸之湿，其游溢于经络，则散之于汗孔。其停瘀于膀胱，则泄之于水道。近在胸膈，则涌吐其腐败。远在胃肠，则推荡其陈宿。酌其寒热温凉，四路涤清，使邪无遁所，则诸疸可除。

第70条，内蕴水谷是谷气瘀浊，应当"近在胸膈，涌吐其腐败。远在胃肠，推荡其陈宿"。失治则为肿胀，肿胀者泄其肺气、发表理气，并推其陈宿、利湿清热。本条推荐的二金汤，用内金、厚朴、腹皮消食下气，猪苓、海金沙、通草利湿清热，本方略显单薄。

第71条，茵陈五苓散燥土疏木，发表利水，利湿清热，可用于黄疸小便短者。

第72条，脉沉病在里。中痞是心下痞满。水谷之气，盛满莫容，下不行则便结，上欲出则恶心，胃不行则不饥。瘀热下行，则小便赤涩。用半夏、黄芩、黄连、吴萸、厚朴、炒山楂、槟榔、枳实、茵陈、栀子。

第73条，劳倦中虚营弱，运化无力，致使患者平时就累积有积滞。后又感冒，服用发表药，让其出汗，结果出现溺赤。小便不利致使湿气熏蒸淫泆，传遍周身，出现身面俱黄。土弱不能运化，还有积滞存留，所以不饥。用五苓散加茵陈、栀子、黄柏，送服保和丸。

74. 湿甚为热，疟邪痞结心下，舌白口渴，烦躁自利，初身痛，继则心下亦痛，泻心汤主之。

75. 疟家湿疟，忌用发散，苍术白虎汤加草果主之。

76. 背寒，胸中痞结，疟来日晏，邪渐入阴，草果知母汤主之。

草果知母汤方：半夏10g，姜汁5匙冲，花粉4.5g，知母6g，厚朴6g，草果4.5g，黄芩3g，乌梅4.5g。

水五杯，煮取二杯，分二次温服。

77. 疟伤胃阳，气逆不降，热劫胃液，不饥不饱，不食不便，渴不欲饮，味变酸浊，加减人参泻心汤主之。

加减人参泻心汤方：黄连4.5g，人参6g，干姜4.5g，生姜6g，生牡蛎6g，枳实3g。

水五杯，煮取二杯，分二次温服。

78. 疟伤胃阴，不饥不饱，不便，潮热，得食则烦热愈加，津液不复者，麦冬麻仁汤主之。

麦冬麻仁汤方：麦冬连心15g，知母6g，火麻仁12g，何首乌12g，生白芍12g，乌梅肉6g。

水八杯，煮取三杯，分三次温服。

79. 太阴脾疟，寒起四末，不渴多呕，热聚心胸，黄连白芍汤主之。烦躁甚者，可另服牛黄丸一丸。

黄连白芍汤方：半夏10g，黄芩6g，黄连6g，姜汁5匙冲，枳实4.5g，生白芍10g。

水八杯，煮取三杯，分三次温服。

80. 太阴脾疟，脉濡，寒热，疟来日迟，腹微满，四肢不暖，露姜饮主之。

露姜饮方：人参3g，生姜3g。

水两杯半，煮成一杯，露一宿，重汤温服。

81. 太阴脾疟，脉弦而缓，寒战，甚则呕吐，噫气，腹鸣溏泄，苦辛寒法不中与也，苦辛温法，加味露姜饮主之。

加味露姜饮方：半夏 6g，生姜 6g，广皮 3g，人参 3g，草果 3g，青皮 3g。

水两杯半，煮成一杯，滴荷叶露三匙，温服，渣再煮一杯服。

82. 中焦疟，寒热久不止，气虚留邪，补中益气汤主之。

补中益气汤方：炙黄芪 4.5g，人参 3g，炙甘草 3g，炒白术 3g，广皮 1.5g，当归 1.5g，炙升麻 1g，炙柴胡 1g，生姜 3 片，大枣 2 枚。

水五杯，煮取二杯，渣再煮一杯，分温三服。

83. 脉左弦，暮热早凉，汗解渴饮，少阳疟偏于热重者，青蒿鳖甲汤主之。

青蒿鳖甲汤方：青蒿 10g，丹皮 6g，鳖甲 15g，桑叶 6g，花粉 6g，知母 6g。

水五杯，煮取二杯，疟来前，分二次温服。

84. 少阳疟如伤寒证者，小柴胡汤主之。渴甚者，去半夏加瓜蒌根。脉弦迟者，小柴胡加干姜陈皮汤主之。

小柴胡汤方：柴胡 10g，黄芩 4.5g，半夏 6g，人参 3g，炙甘草 1.5g，生姜 3 片，大枣 2 枚。

水五杯，煮取二杯，分二次温服。加减如《伤寒论》中法。渴甚者去半夏加瓜蒌根 10g。

85. 舌白脘闷，寒起四末，渴喜热饮，湿蕴之故，名曰湿疟，厚朴草果汤主之。

厚朴草果汤方：杏仁4.5g，厚朴4.5g，草果3g，半夏6g，广皮3g，茯苓块10g。

水五杯，煮取二杯，分二次温服。

疟疾者，以暑蒸汗泄，浴于寒水，寒入汗孔，舍于胃肠之外，经脏之间。秋伤于风，闭其腠理，卫气郁遏，外无泄路，内陷重阴之中，鼓动外发，则疟病成也。

阴邪闭束，郁其少阳之卫气，寒邪伤人，内舍三阴，少阳内与邪遇，相争则疟作。少阳初与邪遇，因卫气郁阻，不得下行，渐积渐盛，内与阴争，阴邪被逼，外乘阳位，因裹束卫气，闭藏而生外寒。卫为阴束，竭力外发，重围莫透，鼓荡不已，则生战栗。及其相火郁隆，内热大作，阴退寒消，则卫气外发而疟病解。

寒邪浅在六经，经为阳，则昼与卫遇而日发。寒邪深在五脏，脏属阴，则夜与卫遇而暮发。邪束于外，则恶寒。阳郁于内，则发热。阳旺而发之速，则寒少而热多。阳虚而发之迟，则寒多而热少。阳气日盛，则其作日早。阳气日衰，则其作日晏。阳气退败，不能日与邪争，则间日乃作。

温疟：先中于风而后伤于寒，先热后寒，是谓温疟。以冬时中风，泄其卫气，卫愈泄而愈闭，郁为内热。又伤于寒，束其皮毛，热无出路，内藏骨髓之中，春阳发动，内热外出，而表寒束闭，欲出不能。遇盛暑毒热，或用力烦劳，气蒸汗流，热邪与汗俱出，表里如焚。及其盛极而衰，阴气续复，是以寒生。先寒后热者，是谓寒疟。

瘅疟：其但热而不寒者，是谓瘅疟。瘅疟即温疟之重者。以其阳盛阴虚，肺火素旺，一当汗出，而感风寒，卫郁热发，伤其肺气，手足如烙，烦冤欲呕。阳亢阴枯，是以但热无寒。

牝疟：其寒多而热少者，是谓牝疟。以其阴盛阳虚，卫郁不能透发，故寒多热少。疟病之寒，因阴邪之束闭，疟病之热，因卫阳之郁发。其相火亏虚，郁而不发，则纯寒而无热。相火郁隆，一郁即发，则纯热而无寒。其热多者，由相火之偏胜，其寒多者，因相火之偏虚也。疟在少阳，其脉自弦，弦数者，火盛而多热，弦迟者，水盛而多寒。

小柴胡去半夏加瓜蒌干姜汤：柴胡 10g，黄芩 10g，人参 3g，生姜 10g，大枣 3 枚，甘草 6g，瓜蒌 10g，干姜 10g。

煎大半杯，热服，覆衣。呕加半夏。

治寒疟，先寒后热者。

柴桂黄芽汤：柴胡 10g，桂枝 10g，人参 3g，干姜

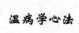

10g，茯苓 10g，甘草 6g。

煎大半杯，热服，覆衣。

治牝疟，寒多热少，或但寒不热者。

柴桂白虎汤：柴胡 10g，桂枝 10g，生石膏 10g，知母 10g，粳米半杯，甘草 6g。

煎大半杯，热服，覆衣。

治温疟，先热后寒，热多寒少，或但热不寒者。

第 74 条，心下痞满结滞，上君相之火不得下降，出现烦躁口渴。下肝脾不升，出现陷泄自利。初有外感，身痛，继之心下亦痛，是营卫不和、甲木不降，舌白显示热在肺。治以消心下痞满结滞，用半夏泻心汤加瓜蒌根、白蔻、厚朴、草果、柴胡、桂枝。

第 75 条，疮家营伤，阴分不足，不可发汗。既用白虎，必是热多。既用苍术、草果，必是脾湿，此条可能是沿温疟思路调治。

第 76 条，疟来日晏，是阳渐衰而阴渐盛。背寒，背属足太阳寒水，是阳虚。胸中痞结，是阴霾上僭。用柴桂半朴草果黄芽。

第 77 条，胆木不降，致胃土不降，胆胃逆升，致胃中出现积滞。以致出现不饥不饱不食不便，积滞味变酸浊。胃中酸浊逆升，致口气、口渴不欲饮。不是疟伤了胃阳，也不是热劫胃液，用柴芍二陈加黄连、吴萸、炒山楂、槟榔。

第78条，潮热是日晡热剧，如潮之有信。日晡时分是阳明当令，必阳明腑燥热。腑热，初，能食。后燥热甚，则不能食。燥热伤阴，因此有"伤胃阴，津液不复"的陈述。应该先判断阳明腑热燥结是否已实？若是，酌用三承气加生地、生白芍、玄参、麦冬。若燥结未实，而仅是燥热伤阴，用生地、天花粉、玄参、麦冬、生石膏、知母。若是湿温发于阳明胃肠者，则按湿温阳明腑热求治。

第79条，脾湿不能温煦四末，故四末寒。津液未伤，故口不渴。胃胆不降，使热聚心胸，故烦躁、多呕。用小柴胡加瓜蒌、干姜，以小柴胡治寒热往来，心烦喜呕。加瓜蒌清肺下痰，廓清胸部热浊，加干姜温脾、散脾寒湿。烦躁甚加黄连。

第80条，疟来日迟，是阳渐衰而阴渐盛。腹微满、四肢不暖、脉濡，是太阴病。寒热为疟之症状。用柴桂黄芽加厚朴、草果。

第81条，腹鸣溏泄、脉弦而缓、寒战，是脾寒湿脾陷。阴霾上僭，致呕吐噫气。用茯苓四逆汤，加吴萸、桂枝、半夏、厚朴、草果。

第82条，中气虚，寒热久不止，用柴桂黄芽汤加苍术、生白术。

第83条，脉左弦，营不足而肝气有余。暮热，入暮阳降，阴虚阳敛而不能藏，故热。早凉，早晨少阳当令，阴不足，阳升阴不能附随，阳气散失，故凉。汗出卫开，阳发而解。阳热盛，故渴饮。用生地、丹皮、生白芍、制首乌、桃仁、鳖甲、白蔹、生牡蛎、玄参、麦冬、五味子、党参、甘草。

第84条，"少阳疟如伤寒证者，小柴胡汤主之。渴甚者，去半夏加瓜蒌根"。这是沿用伤寒论小柴胡汤有关部分的论述。"脉弦迟者，小柴胡加干姜、陈皮"，不如加干姜、桂枝、茯苓、附子。

第85条，太阴病而四末寒，用茯苓四逆汤，加半夏、厚朴、吴萸、苍术、柴胡、桂枝。

86. 湿温内蕴，夹杂饮食停滞，气不得运，血不得行，遂成滞下，俗名痢疾，古称重证，以其深入脏腑也。初起腹痛胀者易治，日久不痛并不胀者难治。脉小弱者易治，脉实大数者难治。老年久衰，实大、小弱并难治，脉调和者易治。日数十行者易治；一二行，或有或无者难治。面色便色鲜明者易治，秽暗者难治。噤口痢属实者尚可治，属虚者难治。先滞后利者易治，先利后滞者难治。先滞后疟者易治，先疟后滞者难治。本年新受者易治，上年伏暑，酒客积热，老年阳虚积湿者难治。季胁少腹无动气疝瘕者易治，有者难治。

痢疾，书名滞下，是乙木庚金郁陷。水寒土湿，不能升庚金而达乙木，则金木俱陷。

肾主二便，魄门大肠，又为阳明燥金之腑。金性敛而木性泄，大便出而不至于遗矢，是庚金的收敛作用。大便藏而不至于闭结，是乙木的疏泄作用。湿土与金木俱陷，则金愈郁而愈欲敛，木愈郁而愈欲泄。金愈欲敛，故气滞而不通。木愈欲泄，故血脱而不藏。

木气疏泄，而金强敛之，隧路梗阻，传送艰难，是以便数而不利。金气凝塞，而木强泄之，滞气缠绵，逼迫而下，血液膏脂，剥蚀摧伤，是以肠胃痛切，脓血不止。其滑白而晶莹者，金色之泄现，其后重而腥秽者，金气之脱陷。久而膏血伤残，脏腑溃败，危也。

其病湿寒为本，湿热为标。病在少阴，则始终皆寒，病在厥阴，则中变为热。故仲景于少阴脓血用桃花汤，于厥阴下重用白头翁汤。

水病则生寒，木病则生热，而寒热之原，总归于太阴之湿。土湿而水侮之，则郁而为湿寒。土湿而木克之，则郁而为湿热。

痢家肝脾湿陷，脂血郁腐，法当燥湿疏木，而以肉苁蓉滋肝滑肠，尽行腐瘀为善。若结涩难下，须用重剂苁蓉，荡涤陈宿，使滞开痢止，然后调其肝脾。其脾肾湿寒，则用桃花汤，温燥己土。其木郁生热，则用白头翁，凉泻肝脾，湿热自当应药而愈。

桂枝苁蓉汤：桂枝 10g，丹皮 10g，芍药 10g，茯苓 10g，泽泻 10g，甘草 6g，橘皮 10g，肉苁蓉 10g。

煎大半杯，温服。

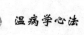

湿寒加干姜，湿热加黄芩，后重加升麻。

本节以较大篇幅讲难治易治，分别列出许多情况，虽未及痢疾本原，但可供初学者普及知识。

87. 自利不爽，欲作滞下，腹中拘急，小便短者，四苓合芩芍汤主之。

四苓合芩芍汤方：苍术6g，茯苓6g，猪苓6g，泽泻6g，黄芩6g，白芍6g，广皮4.5g，厚朴6g，木香3.7g。

水五杯，煮取二杯，分二次温服，久痢不用之。

小便短，己土湿而乙木郁，乙木愈郁愈欲泄，搅动腹中，致使腹中拘急。己土湿乙木郁而庚金欲收，故自利不爽，欲作滞下。以四苓利水燥土，芩芍清泄甲乙，陈皮、厚朴、木香理降肺胃之气，燥土疏木，应该有效。上无热可去黄芩，湿寒可加干姜，乙郁腹中拘急，可加桂枝。

88. 暑湿风寒杂感，寒热迭作，表证正盛，里证复急，腹不和而滞下者，活人败毒散主之。

活人败毒散：羌活，独活，川芎，柴胡，人参，枳壳，桔梗，前胡，茯苓，以上各30g，甘草15g。

共为细末，每服6g，水一杯，生姜3片，顿服之。

热毒冲胃噤口者，本方加陈仓米各等分，名仓廪散，服法如前，量加一倍。噤口属虚者，勿用之。

外感恶寒发热，卫闭营郁，辛金郁而不开，庚辛二金为表里，庚金亦因之郁而更敛。外感营郁致乙木郁，乙木郁而贼己土，致腹不和、里证急。乙木庚金郁陷，于是出现滞下。败毒散，燥土疏木，发表利水。使汗出表解，辛金宣降，庚金亦顺降，木得疏而水得利，于是滞下得愈。

89. 滞下已成，腹胀痛，加减芩芍汤主之。

加减芩芍汤方：白芍 10g，黄芩 6g，黄连 4.5g，厚朴 6g，广皮 6g，煨木香 3g。

水八杯，煮取三杯，分三次温服，忌油腻生冷。

滞下已成，说明有大便次数多，且不顺利，大便前后，腹痛里急，后重下坠，气嗅腥秽，其色或赤或白或挟脓液。以上症状是全有还是部分有，是不一样的。腹胀痛，是己土湿乙木郁甚，治以燥土疏木，利湿行气，所列方剂稍有不足。

90. 滞下，湿热内蕴，中焦痞结，神识昏乱，泻心汤主之。

湿热内蕴，中焦痞结，胃气不降，湿蒙火灼于上，于是神昏。用泻心汤泻下中焦痞满，则阳降神清。用大黄、黄连、厚朴、枳实、黄芩、桂枝。使痞散结开，胃气得降，若滞下未愈，再治滞下。

91. 滞下红白，舌色灰黄，渴不多饮，小溲不利，滑石藿香汤主之。

滑石藿香汤方：藿香梗 6g，白蔻仁 3g，广皮 3g，厚朴 6g，猪苓 6g，茯苓皮 10g，滑石 10g，白通草 3g。

水五杯，煮取二杯，分二次服。

土湿现渴不多饮，木郁致小溲不利，湿淫现舌苔灰黄。滞下已成，所列方剂利湿清热，理降肺胃之气，是可行的。但缺少疏木之味。

92. 湿温下利，脱肛，五苓散加寒水石主之。

湿热下利，是否是痢疾还不一定。但若己土湿热，乙木、庚金郁陷或小水短黄等有可能出现，加之有脱肛，所以可使用清热利湿、疏木升提之法。推荐使用桂枝苁蓉汤加白蔻、黄芩、滑石、升麻。若用五苓散加寒水石，其脱肛下坠不可能得到改善。

桂枝苁蓉汤： 桂枝10g，丹皮10g，芍药10g，茯苓10g，泽泻10g，甘草6g，橘皮10g，肉苁蓉10g。

煎大半杯，温服。

湿寒加干姜，湿热加黄芩，后重加升麻。

93. 久痢阳明不阖，人参石脂汤主之。

人参石脂汤方： 人参10g，赤石脂10g，炮姜6g，炒白粳米1合。

水五杯，先煮人参、白米、炮姜令浓，得二杯，后调石脂细末和匀，分二次服。

痢疾日久不愈，还是痢疾滞下，若纯是少阴虚寒，用桃花汤，利久中败加人参，此方思路是可行的。阳明，手阳明大肠、足阳明胃，阳明不阖，就是关不了门。不过对于痢疾是要求通顺，就不应有阳明不阖这种提法。若手阳明大肠关不了门，是一直是痢疾呢，还是变成了通顺不收的泄泻呢？这要分别对待。

94.自利腹满，小便清长，脉濡而小，病在太阴，法当温脏，勿事通腑，加减附子理中汤主之。

加减附子理中汤：白术10g，干姜6g，附子6g，茯苓10g，厚朴6g。

水五杯，煮取二杯，分二次温服。

所列症候是太阴病，用理中汤或四逆汤皆可，考虑自利腹满，小便清长，也可用桂枝黄芽加厚朴、草果、补骨脂、赤石脂。

95.自利不渴者属太阴，甚则哕，冲气逆，急救土败，附子粳米汤主之。

附子粳米汤方：附子6g，炙甘草6g，粳米1合，干姜6g，人参10g。

水五杯，煮取二杯，渣再煮一杯，分三次温服。

金匮：腹中寒气，雷鸣切痛，胸胁逆满，呕吐，附子粳米汤主之。金匮附子粳米汤去半夏、大枣，加干姜、人参，成为本条加减附子粳米汤。半夏不能去，因为半夏配合附子降阴霾，半夏与附子同用不相反。大枣也不能去，因为在引火归元、却降阴霾之后，需用大枣益脾精，以补肝血。加人参不当，因为人参补五脏，此时阴浊上僭，急需撤阴而不需补气。加干姜是蛇足，或不加，或换成生姜也成。对经方进行加减，确实需要

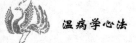

勇气。

96. 疟邪热气，内陷变痢，久延时日，脾胃气衰，面浮腹膨，里急肛坠，中虚伏邪，加减小柴胡汤主之。

加减小柴胡汤：柴胡 10g，黄芩 6g，当归 4.5g，丹皮 3g，炒白芍 6g，人参 3g，炒山楂 4.5g，谷芽 4.5g。

水八杯，煮取三杯，分三次温服。

痢疾，里急腹痛、后重肛坠、金郁面浮、木郁腹膨，是皆缘土湿。脾胃气衰，出现中气下陷。可用柴胡、桂枝、芍药、丹皮、黄芩、杏仁、陈皮、茯苓、甘草、厚朴、泽泻、肉苁蓉、升麻。

此条所给加减小柴胡汤，左路用柴芩芍归丹，应加桂枝疏乙木。右路只有人参补气，与山楂、谷芽消导。应该再加用泻肺、利湿燥土与升举之品。

97. 春温内陷下利，最易厥脱，加减黄连阿胶汤主之。

加减黄连阿胶汤：炒生地 12g，生白芍 15g，阿胶 10g，黄芩 6g，黄连 10g，炙甘草 4.5g。

水八杯，煮取三杯，分三次服。

厥脱，厥冷脱泄，今泄泻下利尚未厥脱，但中阳已伤，是为必然。因是春温，温热病阳强阴弱，春温木气盗泄，故使用上方，可再加苡仁、茯苓、炙甘草补中燥土。生地用生不用炒，因为生者尤良。

98. 气虚下陷，门户不藏，加减补中益气汤主之。

加减补中益气汤：黄芪6g，人参6g，当归身6g，炙甘草3g，广皮3g，防风1.5g，升麻1g，炒白芍10g。

水八杯，煮取三杯，分三次温服。

久利泄泻，门户不藏，肝脾陷泄，伤中、伤阳，用桂苓肉蔻理中汤加补骨脂、赤石脂。

99. 内虚下陷，热利下重，腹痛，脉左小右大，加味白头翁汤主之。

加味白头翁汤：白头翁10g，黄连6g，黄柏6g，秦皮6g，白芍6g，黄芩10g。

水八杯，煮取三杯，分三次服。

脉右大，是降不下去。热利下重，用白头翁汤，加黄芩、白芍清甲木，降戊土。

卷三　下焦篇

一、风温　温热　温疫　温毒　冬温

1. 风温、温热、温疫、温毒、冬温，邪在阳明久羁，或已下，或未下，身热面赤，口干舌燥，甚则齿黑唇裂，脉沉实者，仍可下之。脉虚大，手足心热甚于手足背者，加减复脉汤主之。

加减复脉汤方：生地18g，生白芍18g，阿胶10g，麻仁 10g，麦冬 15g，炙甘草 18g。

水八杯，煮取三杯，分三次服。

剧者加甘草至 30g，生地、白芍各 24g，麦冬 21g，日三夜一服。

风温与冬温一般都被划在温热范围，温毒是温热之中，热结成毒，于是本条所列就可归纳为温热与温疫两类。温热是内原有热，发病是新感引动伏气，里应外合。温疫是内原无热，是因其年木火不得发泄，是运气使然。二者在阳明经腑证的处理上大同小异。

阳明之热久羁，未下者当清泻阳明经腑，已下者，热仍炽，当清阳明经热、滋阴补水。"身热面赤，口干舌燥，甚则齿黑唇裂，脉沉实者"，是阳明经腑燥热，明显伤及肾水，治宜清热涤腑，滋阴补水。手足心这一面属阴，手足背这一面属阳。手足心这一面的热，甚于手足背这一面的热，是因胃热阴虚。脉虚大是金水不收，阳明燥结未实，可以大剂量生地合麻仁、麦冬清润而下之。加减复脉汤凉血滋木清风，清润金水，它是由地、冬、胶、麻加芍药甘草汤组成，而地、冬、胶、麻是炙甘草汤中的滋润部分，加减复脉是本条适用的方剂之一。

2. **温病误表，津液被劫，心中震震，舌强神昏，宜复脉法复其津液，舌上津回则生，汗自出。中无所主者，救逆汤主之。**

救逆汤方：即于加减复脉汤内去麻仁，加生龙骨12g、生牡蛎24g。煎如复脉法，脉虚大欲散者，加人参6g。

温热之家，阳盛阴虚，津血枯槁，最忌汗下火攻，若发汗则亡阴，使身热如灼。阴气消亡，心中震震。清气消损，身体重浊。胆热传胃，土困故多眠睡。上窍机关燥涩，故语言难出，此即舌强神昏。汗之新感当退，但因内有伏热，却使新感汗后，发生火烈风生。

加减复脉汤，以生地黄凉血滋木清风，润肝、脾、肾之阴。生白芍双泻甲乙，阿胶滋木清风。麦冬、麻仁凉润肺胃，甘草补中。补其阴，见舌上津回，补之则汗出，汗出则热退。中无所主者，中虚心慌，用炙甘草汤，去姜、桂、清酒，加龙骨、牡蛎。

3. 温病耳聋，病系少阴，与柴胡汤者必死，六七日以后，宜复脉辈复其精。

1）岐伯曰：三日少阳受之，少阳主胆，其脉循胁络于耳，故胸胁痛而耳聋。温病寒水失藏，相火炎蒸。春夏新感，卫闭营郁，内外合邪，必热盛火发。温热病之三阴经气，从阳而化热，所以少阳一经是但热而无寒。少阳一经，络耳循胁，行身之侧，故病胸胁痛，耳聋。温热三日之内，汗之可也，可用柴胡、黄芩、芍药、丹皮、玄参、生石膏、生姜、生甘草。

2）六、七日以后，对于脏阴尚充者，七日来复之后，症状逐渐变轻。七日巨阳病衰，头痛少愈。八日阳明病衰，身热少愈。九日少阳病衰，耳聋微闻。对于无阳明腑证者，此时以补阴为主，以清凉滋润来调治。

3）温热阳强阴弱，金水敛收不足。三日之外有出现肾水涸竭而阳热在上者，故有可能出现耳聋。故此时治疗是以泻胃为主，兼清相火、滋肝血、凉润敛收金水，不可发散三阳包括少阳之经，因此柴胡不可用。

4. 劳倦内伤，复感温病，六七日以外不解者，宜复脉法。

劳倦损伤中气，烦劳者，阳气则张，致其收敛不足。内有蕴热，复来新感，外邪引动伏气，则温热成矣。六、七日以后，对于脏阴尚充者，七日来复之后，症状逐渐变轻。温热病阳强阴弱，此时若无阳明腑证，可以以清胃为主，兼用复脉滋阴。

没有复感温病之说，温病是新感引动伏气，不可能一下子来了一个过程。

5. 温病已汗而不得汗，已下而热不退，六七日以外，脉尚躁盛者，重与复脉汤。

温病之家，阳盛阴虚，津血枯槁，最忌汗下火攻。若发其汗，因阳强阴衰，无阴以配阳，所以已与发汗而不得汗，除阴分更竭以外，还是继续干烧。

若被下者，亡其肾阴，出现小便不利。亡其津血，因而目睛转难。风木疏泄，出现溲溺遗失。阴竭阳亢，更加热蒸不退。

六、七日以后，对于脏阴尚充者，七日来复之后，症状逐渐变轻。温热病阳强阴弱，此时若无阳明腑证，脉尚燥盛者，治仍以清胃为主，兼用复脉之类清凉滋润。

已汗而不得汗，已下而热不退，阴分更竭，急如星火，当时就应抓紧时间，积极应对，不可等至六七日以外。

6. 温病误用升散，脉结代，甚则脉两至者，重与复脉，虽有他证，后治之。

所谓升散，经云，辛甘发散为阳，本已阳盛阴弱，今用升散，致残阴又失，流动艰涩，出现脉结代，甚则脉两至。此时脉迟不是寒，投以重剂复脉，以生地逐血痹，补阴以濡阳，待阴阳可偕，再治其它病症。

7. 汗下后，口燥咽干，神倦欲眠，舌赤苔老，与复脉汤。

温病之家，阳盛阴虚，津血枯槁，最忌汗下火攻。汗下后，阳亢阴竭，火烈风生，津乏故口燥咽干，胆热传胃，土困故多眠睡。舌赤营郁热，苔老胃燥热，治疗仍以清胃为主，兼用复脉清凉滋润。

8. 热邪深入，或在少阴，或在厥阴，均宜复脉。

岐伯曰：五日少阴受之，少阴脉贯肾，络于肺，系舌本，故口燥舌干而渴。六日厥阴受之，厥阴脉循阴器而络于肝，故烦满而囊缩。

本文所谓"热邪深入，或在少阴，或在厥阴"，是已在三日之外。假设此时肠胃燥结已实，则治以承气涤腑。若肠胃未至燥结，仍以清胃为主，而兼清本部之气，复脉之法的清凉滋润可以辅助。

9. 下后大便溏甚，周十二时三四行，脉仍数者，未可与复脉汤，一甲煎主之。服一二日，大便不溏者，可与一甲复脉汤。

一甲复脉汤方：即于加减复脉汤内，去麻仁，加牡蛎30g。

温热病下早，下后大便溏甚，中阳已伤，上热未去，故溏便一日夜三、四行，而脉仍数。可用燥土凉肝、清上热、补中气、敛收金水调治，用生白芍、丹皮、玄参、生白术、茯苓、炙甘草。单用复脉加牡蛎，不能改善肝脾陷泄。

10. 下焦温病，但大便溏者，即与一甲复脉汤。

温热病，大便溏，是被下过，但下早。如果没被下过，三日之外，则必入于脏，既入于脏，则无不入腑，致胃腑燥热。胃腑燥热除去热结旁流，是不可能出现便溏的。便溏是肝脾陷泄，治以清上热、补中气、凉营滋木、敛收金水。若是热结旁流，则用调胃承气。

11. 少阴温病，真阴欲竭，壮火复炽，心中烦，不得卧者，黄连阿胶汤主之。

黄连阿胶汤方：黄连12g，黄芩3g，阿胶10g，鸡子黄2枚，白芍3g。

水八杯，先煮三物，取三杯，去渣，内胶烊尽，再内鸡子黄，搅令相得，日三服。

真阴欲竭，壮火复炽，是温热阳亢阴竭。温热阳强阴衰，金水不足，可用生地、丹皮、阿胶、玄参、天冬、麦冬、百合、黄连、竹叶、生牡蛎、知母。黄连阿胶汤以芩连苦寒清之。芩连虽能清热，但其苦燥，有伤津的一面，不利于肺胃之津不足的情况。

12. 夜热早凉，热退无汗，热自阴来者，青蒿鳖甲汤主之。

青蒿鳖甲汤方：青蒿6g，鳖甲15g，生地12g，知母6g，丹皮10g。

水五杯，煮取二杯，日再服。

入夜阳气敛藏，阴虚阳敛而不能藏，故夜热。早少阳当令，少阳升散而阴虚没有阴附随，致阳气散失，故凉。青蒿鳖甲汤，以生地、丹皮凉血清乙木滋阴，鳖甲破营分之滞，青蒿清疏少阳、右降金水，知母润燥清金补水。

13. 热邪深入下焦，脉沉数，舌干齿黑，手指但觉蠕动，急防痉厥，二甲复脉汤主之。

二甲复脉汤方：即于加减复脉汤内，加生牡蛎15g，生鳖甲24g。

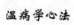
14. 下焦温病，热深厥甚，脉细促，心中憺憺大动，甚则心中痛者，三甲复脉汤主之。

三甲复脉汤方：即于二甲复脉汤内，加生龟板30g。

第13条：脉沉数，沉为在里，数为热。舌干是肺胃燥热，齿黑是肾水涸竭、胃津干。手指但觉蠕动，是风之渐，还未大动。

第14条：热郁于内，不达于外，故厥深、脉促。营热阴伤，故脉细。木气郁勃，气上撞心，肾水不足，故心中憺憺大动，甚则心中痛。

以上治疗的原则是，以泻胃为主，兼用凉血滋木清风，加清润肺金、凉降金水。若无阳明腑热结燥成实，用二地、二冬、丹皮、生白芍、阿胶、玄参、生石膏、知母、党参、炙甘草。

牡蛎：咸，微寒，性涩，入心、肾经，降胆气，消胸胁痞热，清金、敛神、秘精，

鳖甲：咸，气腥，入肝、胆经，行厥阴消凝瘀，破癥瘕，行血瘀，排脓秽，疗疮痈。

龟板：咸寒，入肾经，泻火滋阴，寒胃滑肠。烧研，外敷内饮，治诸痈肿疡甚灵。

15. 既厥且哕，脉细而劲，小定风珠主之。

小定风珠方：生鸡子黄1枚，阿胶6g，生龟板18g，童便1杯，淡菜10g。

水五杯，先煮龟板、淡菜得二杯，去渣，入阿胶，

上火烊化，内鸡子黄，搅令相得，再冲童便，顿服之。

阳亢阴枯，乙木风劲，木气直上，胃气不降，故下现厥而上现哕。阴枯营亏，故脉细，阴枯木急，故脉劲。治以滋水涵木。用二地、二冬、丹皮、鳖甲、玄参、知母、生牡蛎、五味子、党参、炙甘草、

16. **热邪久羁，吸烁真阴，或因误表，或因妄攻，神倦瘛疭，脉气虚弱，舌绛苔少，时时欲脱者，大定风珠主之。**

大定风珠方：生牡蛎 12g，生鳖甲 12g，生龟板 12g，阿胶 10g，生白芍 18g，麦冬 18g，炙甘草 12g，生地 18g，五味子 6g，生鸡子黄 2 枚，麻仁 6g。

水八杯，煮取三杯，去渣，再入鸡子黄，搅令相得，分三次服。喘加人参，自汗者加龙骨、人参、小麦，悸者加茯神、人参、小麦。

温热病阳强阴弱，若遭汗下火攻，必消伐中气，以及导致精、津、血、液的耗伤，必致脉气虚弱。其胆热犯胃，土气困乏，会致神倦。消伐之甚，有时时欲脱，仿佛不能支撑之感。阴虚营热，故舌绛苔少。营郁风动，故瘛疭肢引。

治疗上，以二地、丹皮、生白芍凉血滋木清风，以阿胶、熟地补血滋肝，润厥阴风燥。鳖甲入乙木，破瘀开结。以生地泽燥结而开约闭，以麻仁入肝、胃、大肠经，滑泽通利，润肠胃之约涩，通经脉之艰难。以生鸡

子黄补脾精而益胃液，泽中脘之枯槁。麦冬、五味子，清敛金水。生牡蛎清金、敛神、秘精、降胆气。龟板泻火滋阴。

17. 壮火尚盛者，不得用定风珠、复脉。邪少虚多者，不得用黄连阿胶汤。阴虚欲痉者，不得用青蒿鳖甲汤。

壮火尚盛者，因壮火食气，应先清其壮火，或清营热、或清相火、或泻胃热，而辅以滋阴，所以不先用定风珠或复脉仅行滋阴。虚多邪少者，运转无力，需先补虚滋阴，邪少不需用芩连清火。故不用黄连阿胶汤。所谓阴虚欲痉者，是虚多邪少，风动不收，应滋水涵木、敛收甲乙，不可再行疏散。青蒿鳖甲汤中因青蒿疏甲木，故曰不宜。

18. 痉厥神昏，舌短，烦躁，手少阴证未罢者，先与牛黄、紫雪辈，开窍搜邪。再与复脉汤存阴。三甲潜阳，临证细参，勿致倒乱。

乙郁津伤，筋不柔滋，故舌短。风动风引发痉，阳郁不达故厥。营热火盛，故而烦躁。胃腑燥热，故而神昏。治以泻胃为主，兼凉血滋木熄风、敛收金水。牛黄、紫雪不对症，也不可再行开窍搜邪，否则会更虚。

19. 邪气久羁，肌肤甲错，或因下后邪欲溃，或因存阴得液蒸汗，正气已虚，不能即出，阴阳互争而战

者，欲作战汗也，复脉汤热饮之。虚盛者加人参，肌肉尚盛者，但令静，勿妄动也。

温热病阳强阴弱，汗下损其精、津、血、液，营热蒸损营阴，又加肺津不足，致其肌肤甲错。卫司于肺，肺主气，气原于胃。邪气久羁，或因汗、因下，致其中气虚弱，脾阴、胃阳皆不足，不能为汗。欲汗而不能即出，须经酝酿振战，待正气聚集，才可为汗。先用复脉汤补其阴，热饮以助胃阳，补之则汗出，汗出则热退。虚者加人参补五脏、益气。肌肉尚盛者，脾阴未衰，但令静，可助其金水收藏。

20. 时欲漱口不欲咽，大便黑而易者，有瘀血也，犀角地黄汤主之。

犀角地黄汤方：犀角 10g，生地 30g，生白芍 10g，丹皮 10g。

水五杯，煮取二杯，分二次服，渣再煮一杯服。

时欲漱口不欲咽，大便黑而易者，是有瘀血的表现。进一步再看脉、看舌，兼看表现，如在下者如狂，在上者善忘等，以进一步确定是否存有瘀血。如果有瘀血且是因为营热所致，可用生地、丹皮、玄参、麦冬、黄连、生牡蛎。

21. 少腹坚满，小便自利，夜热昼凉，大便闭，脉沉实者，蓄血也，桃仁承气汤主之，甚则抵当汤。

桃仁承气汤方：大黄 15g，芒硝 6g，桃仁 10g，当归

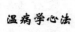

温病学心法

10g，芍药 10g，丹皮 10g。

水八杯，煮取三杯，先服一杯，得下止后服，不知再服。

抵当汤方：大黄 15g，虻虫炙干为末 20 枚，桃仁 15g，水蛭炙干为末 1.5g。

水八杯，煮取三杯，先服一杯，得下止后服，不知再服。

少腹坚满，若因膀胱蓄热、蓄尿，必有小便不利。今小便自利，而大便闭，其脉沉实，应先涤阳明腑气，并理厥阴蓄血，用桃仁承气汤。夜热昼凉，是阴衰，除用当归、生白芍养血以外，还应再加生地。

若少腹坚满，小便自利，再现身黄，脉沉结，如狂、发狂等，是太阳腑蓄血，用抵当汤。

22. 温病脉，法当数，今反不数而濡小者，热撤里虚也。里虚下利稀水，或便脓血者，桃花汤主之。

桃花汤方：赤石脂 30g（半整为煎，半为细末调），炮姜 15g，白粳米 2 合。

水八杯，煮取三杯，去渣，入赤石脂末 4.5g，分三次服。若一服愈，余勿服。虚甚者，加人参。

热撤里虚，脉不数而濡小，若下利稀水，利下必伤阳、伤中气，若无腹痛里急后重、便脓血，是脾湿脾陷泄泻，用桂苓理中汤加芍药、赤石脂。若是便脓血，有腹痛、里急后重，则属于滞下。若病在少阴，纯属于

318

寒，用仲景桃花汤方。

23. 温病七八日以后，脉虚数，舌绛苔少，下利日数十行，完谷不化，身虽热者，桃花粥主之。

桃花粥方：人参 10g，炙甘草 10g，赤石脂 18g，白粳米 2 合。

水十杯，先煮参草得六杯，去渣，再入粳米煮得三杯，纳石脂末 10g，顿服之。利不止，再服第二杯，如上法。利止停后服。或先因过用寒凉，脉不数身不热者，加干姜 10g。

温热病阳强阴弱，舌绛、身热是营分有热，苔少是阴伤，脉虚数是上有热而中气不足。肝脾陷泄，下利日数十行，且完谷不化，是下寒脾阳不足。若无里急后重，是泄泻。肝脾陷泄用桂苓理中加赤石脂、补骨脂、生白芍。舌绛苔少，营热肺胃阴伤，加用生地、丹皮、玄参、天冬、天花粉、五味子。

24. 温病少阴下利，咽痛、胸满、心烦者，猪肤汤主之。

猪肤汤方：猪肤 1 斤、用白皮、从内刮去肥，令如纸薄。

上一味，以水 1 斗，煮取 5 升，去渣，加白蜜 1 升，白米粉 5 合，熬香，和令相得。

温热病阳强阴弱，而于其下，肝脾陷泄，则为下利。其上，君相不降，则咽喉肿痛、胸满心烦。用猪肤

温病学心法

汤，猪肤、白蜜清金止痛，润燥除烦。仲景所用的白粉是铅粉，具有收泄利、止滑溏作用。这里改用白米粉，能补中气、利水，也有利于止泄。

温热病，下利、咽痛、胸满、心烦，可试用葛根、黄芩、黄连、桔梗、射干、草果、生地、玄参。

25. 温病少阴咽痛者，可与甘草汤，不差者，与桔梗汤。

甘草汤方：甘草60g。

上一味，以水3升，煮取1升半，去渣，分温再服。

桔梗汤方：桔梗60g，甘草60g。

法同前。

温热病阳强阴弱，少阴咽痛初觉，可与甘草汤，因君相皆腾，二火逆冲，以生甘草泄热而缓急迫。不差，与桔梗汤，以生甘草泄热缓急迫，桔梗降逆开结滞。可再加玄参、射干、生牡蛎、生白芍、熟地以清润甲乙并凉收金水。

26. 温病入少阴，呕而咽中伤，生疮不能语，声不出者，苦酒汤主之。

苦酒汤方：制半夏6g，鸡子1枚去黄，纳苦酒于鸡子壳中。

上2味，纳半夏著苦酒中，以鸡子壳置刀环中，安火上，令三沸，去渣，少少含咽之，不差，更作三剂。

温热病阳强阴弱，火盛而致咽伤，伤不愈而致生疮，生疮致不能语。火气上冲，胃逆而呕。金被火刑，故声不出。用苦酒汤，苦酒散结而消肿，半夏降逆而驱浊，鸡子白清肺而发声。可加丹皮、生白芍双清甲乙，再加银花、蒲公英、射干、玄参、浙贝母以愈疮伤，收金水。

27. 妇人温病，经水适来，脉数耳聋，干呕烦渴，辛凉退热，兼清血分，甚至十数日不解，邪陷发痉者，竹叶玉女煎主之。

竹叶玉女煎方：生石膏18g，知母6g，生地12g，麦冬12g，怀牛膝6g，竹叶10g。

水八杯，先煮石膏、生地得五杯，再入余四味，煮成二杯，先服一杯，候六时复之，病解停后服，不解再服。

温热病阳强阴弱，妇人经水适来，乙郁得疏，血尚不虚。营热致脉数，甲木克戊土，致干呕。相火炽盛，致耳聋。相火刑金，致口渴。心火炎上，故心烦。若十数日不得解，乙郁营热风动，则有发痉之虞。治以清胃为主，兼清营热与相火，并凉降金水。经水适来，热入血室，当刺期门，以清泻为主。另，乙郁热蕴，必甲木相火失蛰，多会有咽干口苦、目眩耳聋、心烦欲呕，所用方剂可将清降胆胃作为重点。

28. 热入血室，医与两清气血，邪去其半，脉数，余邪不解者，护阳和阴汤主之。

护阳和阴汤方：生地10g，白芍15g，麦冬6g，人参6g，炙甘草6g。

水五杯，煮取二杯，分二次温服。

妇人温热，经水适来，热入血室，应以清胃为主，兼清营热与相火，并凉降金水。在投竹叶玉女煎之类两清气血的方剂之后，邪去其半。以麦冬清心、胃之热，以人参、甘草补中气。以生白芍、生地清润甲乙。还可再加黄芩、丹皮、竹茹、花粉。

29. 热入血室，邪去八九，右脉虚数，暮微寒热者，加减复脉汤，仍用参主之。

加减复脉汤仍用参方：即于前复脉汤内，加人参10g。

邪去八九，右脉虚数，是中虚肺胃有热，不能收降。暮微寒热，是阴虚相火逆升。用加减复脉汤，清营滋木，可再加黄芩、人参、天花粉清少阳、补中气、凉收金水。

30. 热病经水适至，十余日不解，舌萎饮冷，心烦热，神气忽清忽乱，脉右长左沉，瘀热在里也，加减桃仁承气汤主之。

加减桃仁承气汤方：大黄10g，桃仁10g，生地18g，丹皮12g，泽兰6g，人中白6g。

水八杯，煮取三杯，先服一杯，候六时，得下黑血，下后神清渴减，止后服。不知，渐进。

舌萎，是肝脾之阴不足。热病经水适来，十数日不解，是营热而有瘀阻。饮冷是肺胃有热。心烦热、神气忽清忽乱，是心火在上。脉右长，是肺胃之气下行不顺，因有瘀热在里，故脉长。左沉，沉为在里，是营分不足。以仲景桃核承气汤去芒硝、桂枝、甘草加生地、丹皮、泽兰、人中白。以大黄涤腑、清热、下瘀血。以生地、丹皮、桃仁清营热、滋阴、破血瘀。所给方中之泽兰、人中白，好像作用不大。

31. 温病愈后，嗽稀痰而不咳，彻夜不寐者，半夏汤主之。

半夏汤方：制半夏24g，秫米60g。

水八杯，煮取三杯，分三次温服。

嗽稀痰而不咳，是脾湿不运，湿化为稀痰。但肺气未逆，故不咳。彻夜不寐，是温热愈后，阴亏中虚，致使阳不降而扰于上。脾湿不升，亦会使胃气难降。治以生龙骨、生牡蛎、五味子、清半夏、生姜、茯苓、陈皮、苍术、补骨脂、桂枝、生白芍。

32. 饮退则寐，舌滑，食不进者，半夏桂枝汤主之。

半夏桂枝汤方：半夏18g，秫米30g，桂枝12g，白芍18g，生姜10g，炙甘草3g，大枣2枚。

水八杯，煮取三杯，分温三服。

饮退胃降，阳可入阴，故可寐。但饮退舌滑食不进，是中虚脾湿，食不下。治以六君子加生姜、大枣、麦芽、神曲。

33. 温病解后，脉迟，身凉如水，冷汗自出者，桂枝汤主之。

温热病阳强阴弱，但此时脉迟，身凉如水，冷汗自出，是肝脾乏升，阳也不足了。治以阳生阴长，用生黄芪、陈皮、当归、补骨脂、熟地、党参、白术、茯苓、炙甘草。此时阴阳俱弱，救治不宜桂枝。

34. 温病愈后，面色萎黄，舌淡，不欲饮水，脉迟而弦，不食者，小建中汤主之。

小建中汤方：桂枝 12g，白芍 18g，生姜 10g，炙甘草 10g，大枣 2 枚，胶饴 15g。

水八杯，煮取三杯，去渣，入胶饴，上火烊化，分温三服。

舌淡、不欲饮水、脉迟而弦，是阳气不足。面色萎黄、不食，是中气虚馁。温热病阳强阴弱，用凉药补阴以配阳，但持续使用凉药，却出现舌淡、不欲饮水、脉迟而弦的阳弱之象。先伤阴后损阳又一直伤中。为今之计，先起中宫，用六君子汤加生黄芪、干姜、补骨脂、当归、生白芍、炒麦芽。

小建中适用于阳脉急阴脉弦，法当腹中急痛者，以调整甲乙为主、辅以饴糖补中缓急。本例以中虚为主，兼现阳气不足，小建中不宜。

35. 温病愈后，或一月，至一年，面微赤，脉数，暮热，常思饮，不欲食者，五汁饮主之，牛乳饮亦主之。病后肌肤枯燥，小便溺管痛，或微燥咳，或不思

食，皆胃阴虚也，与益胃、五汁辈。

常思饮、不欲食，是相火刑辛金致津伤，甲木克戊土致不欲食。君相之火不降，上丽于面，故面微赤，火盛则脉数。温病愈后，或一月，至一年，阳盛阴衰的局面没有改观，入暮阳气敛藏，阴虚阳敛而不藏，故暮热。用二地、二冬、丹皮、黄芩、生白芍、玄参、生牡蛎、党参、炙甘草。

病后肌肤枯燥，是营亏瘀结加津乏肺燥。上源不足，出现小便溺管痛。微燥咳，是肺燥、肺气不降。不思食，是相火逆升。用二地、丹皮、栀子、黄芩、玄参、浙贝母、桃仁、红花、桑叶、杏仁、桔梗、山药、生甘草。

二、暑温　伏暑

36. 暑邪深入少阴、消渴者，连梅汤主之。入厥阴麻痹者，连梅汤主之。心热、烦躁、神迷甚者，先与紫雪丹，再与连梅汤。

连梅汤方：黄连6g，乌梅10g，麦冬10g，生地10g，阿胶6g。

水五杯，煮取二杯，分二次服。

脉虚大而芤者，加人参。

没有暑邪深入一说，外感都是先感太阳一经，太阳为藩篱，只有通过传经，才能感应进来，不会直接深

325

入。少阴有口燥舌干而渴，而没有消渴，"五日少阴受之，少阴脉贯肾，络于肺，系舌本，故口燥舌干而渴"。消渴表现为消，即易饥多食，吃不饱。渴，表现为口渴多饮，而饮不能解渴，故而小便频数。多饮多食多尿，因而乏力，是甲乙为患。所给之连梅汤方中，用生地凉血滋木清风，乌梅敛肝之疏泄，阿胶养营补血，黄连、麦冬清心胃之火，麦冬润泽。全方是为厥阴而设，非为少阴。

出现消渴证，使用连梅汤在疗效上差点。这是因为厥阴病，消渴，气上撞心，心中痛热，饥而不欲食，食则吐蛔，下之利不止。以及甲木克戊土，出现胃热多食；相火刑辛金，出现渴饮，因而多尿。其治法，如寒水侮土，可用真武。如水寒木不得生，可用当归四逆。如乙郁甲逆可用柴桂黄芽。如金水不收、小便量多可用金匮肾气等等。

37. 暑邪深入厥阴，舌灰，消渴，心下板实，呕恶吐蛔，寒热，下利血水，甚至声音不出，上下格拒者，椒梅汤主之。

椒梅汤方：乌梅 10g，生白芍 10g，黄芩 6g，黄连 6g，半夏 6g，人参 6g，干姜 6g，川椒 10g，枳实 4.5g。

水八杯，煮取三杯，分三次服。

没有暑邪深入一说，上文已作说明。温热病传至厥阴一经，应有烦满囊缩等症状，但本条的叙述中没有。

本条有消渴、吐蛔，是厥阴病。有心下板实、呕恶，表现为心下痞。综合考虑可用下方：乌梅、炮姜、川椒、桂枝、人参、黄柏、黄连、生地、黄芩、白芍、清半夏、赤石脂、粳米、桔梗、射干、川贝粉。

38. 暑邪误治，胃口伤残，延及中下，气塞填胸，燥乱口渴，邪结内踞，清浊交混者，来复丹主之。

来复丹方：太阴元精石 30g，舶上硫磺 30g，硝石 30g，橘红 6g，青皮 6g，五灵脂 6g。

肺胃之气不降，致气塞填胸。君相之火不降，致燥乱口渴。邪结内踞，就是心下痞满、痞硬等不舒服。清浊交混，就是升降失常、呕吐泄泻。用半夏泻心汤加瓜蒌、杏仁、厚朴、桔梗、枳壳、栀子、豆豉。

39. 暑邪久热，寝不安，食不甘，神识不清，阴液元气两伤者，三才汤主之。

三才汤方：人参 10g，天冬 6g，生地 15g。

水五杯，浓煎二杯，分二次温服。

欲复阴者，加麦冬、五味子。欲复阳者，加茯苓、炙甘草。

寝不安是中虚、相火不降，食不甘是中气虚无力运化。神识不清是中虚、相火在上、金水敛收不足。以生地凉营滋木、助肝、脾、肾之阴。人参补五脏，以充五脏之藏，天冬清热归肾，凉收金水。

加麦冬、五味，增加右路清上热，以及金水敛收能

力，清降敛收为阴，故曰复阴。加茯苓、甘草燥土，土
燥水可利。对于土湿者，可解土湿木郁，有利于己土左
旋上奉，故曰复阳。但若土不湿，则不要使用茯苓，以
免其伐不足之肾水。

40. 蓄血，热入血室，与温热同法。

热入血室，若内原无热，按伤寒有关条文处理；若
内原有热，在治疗温病的同时，加入热入血室的内容。

**41. 伏暑，湿温胁痛，或咳，或不咳，无寒，但潮
热，或竟寒热如疟状，不可误认柴胡证，香附旋复花汤
主之。久不解者，间用控涎丹。**

香附旋复花汤方：生香附 10g，旋复花 10g，苏子霜
10g，广皮 6g，半夏 15g，茯苓块 10g，薏仁 15g。

水八杯，煮取三杯，分三次温服。

腹满者，加厚朴。痛甚者，加降香末。

伏暑挟湿，湿热蕴遏胸肺，肺不能清降，故或有咳
嗽。湿热阻遏肺胃，阳明不降，湿热蕴蒸，病在阳明，
故无寒但有潮热。湿热蕴蒸，甲木不舒故胁痛。热积故
出现发热，发热汗出，热去卫敛，故寒又来，以致出现
寒热如疟状。因为伏气在里，是湿热蕴遏胸肺所致，故
其寒热往来不是所谓的少阳证，因而不是柴胡证。

香附旋复花汤，用半夏、苏子、陈皮、旋复花理降
肺胃之气、燥湿，气能顺降则湿可顺降，热亦随降。辅
以茯苓、苡仁利湿气，并以香附破肝郁、理气舒胁痛。

久不解，湿气易在肋间聚集，形成悬饮，故可间用控涎丹涤除。

三、寒湿

42. 湿之为物也，在天之阳时为雨露，阴时为霜雪，在山为泉，在川为水，包含于土中者为湿。其在人身也，上焦与肺合，中焦与脾合，其流于下焦也，与少阴癸水合。

湿不是物，湿指湿气，气不是物，是物则有质，有质则不能生克，不能生克就不是中医了。湿为水火之中气，水加于火，则生湿气，湿气流动，复因昼夜、寒暑、纬度、山峦、平原就产生了风。风者，天地之使也，在风的作用下，天气下降为雨，地气上升为云。于是水、火、风三生万物，万物发祥。

43. 湿久不治，伏足少阴，舌白身痛，足跗浮肿，鹿附汤主之。

鹿附汤方：鹿茸15g，附子10g，草果3g，菟丝子10g，茯苓15g。

水五杯，煮取二杯，日再服，渣再煮一杯服。

足跗浮肿、舌白，若小便不利，可用真武。若未见小便不利，是水寒土湿木郁。结合身痛太阳经气不利，可用理中加麻黄、杏仁、桂枝、茯苓、附子、

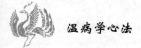

川椒。

44. 湿久，脾阳消乏，肾阳亦惫者，安肾汤主之。

安肾汤方：鹿茸 10g，葫芦巴 10g，补骨脂 10g，韭子 3g，大茴香 6g，附子 6g，苍术 6g，茯苓 10g，菟丝子 10g。

水八杯，煮取三杯，分三次服。大便溏者，加赤石脂。久病恶汤者，可用二十分作丸。

脾肾寒湿，以火生土，以土治水，故用理中汤加肉桂、附子、川椒。

45. 湿久伤阳，痿弱不振，肢体麻痹，痔疮下血，术附姜苓汤主之。

术附姜苓汤方：生白术 15g，附子 10g，干姜 10g，茯苓 15g。

水五杯，煮取二杯，日再服。

湿久伤阳，己土司湿，土湿中虚，不能枢转，来源匮乏，致痿弱不振。气血不足，出现肢体麻痹。三焦相火下陷，风木疏泄，出现痔疮下血。治以暖水燥土、宣降肺气、利湿清相火，用理中汤加生黄芪、防己、杏仁、补骨脂、桂枝、茯苓、生白芍、黄连、升麻。

已有痔疮下血，相火沉陷在下，不宜使用附子。

46. 先便后血，小肠寒湿，黄土汤主之。

黄土汤方：灶中黄土 24g，白术 10g，附子 10g，阿胶 10g，黄芩 10g，生地 10g，甘草 10g。

水八杯，煮取二杯，分温二服。

便血有痔疮下血、肛裂下血、肠痈出血和胃出血。痔疮下血有外痔出血与内痔出血。因此临证之时若只依据先血后便或先便后血来判别出血的种类与原因，似乎远远不够。要看己土、癸水、乙木与三焦的分别症状才能确定。黄土汤用于水寒土湿、风木燥急、风木疏泄，以致便血。"小肠寒湿"这句话不知是指的什么。

47. **秋湿内伏，冬寒外加，脉紧无汗，恶寒身痛，喘咳稀痰，胸满舌白滑，恶水不欲饮，甚则倚息不得卧，腹中微胀，小青龙汤主之。脉数有汗，小青龙去麻辛主之。大汗出者，倍桂枝，减干姜，加麻黄根。**

小青龙汤方：见伤寒论太阳篇有关部分。

内有水气，外感冬寒，以致脉紧无汗、恶寒身痛、喘咳稀痰，胸满舌白滑，恶水不欲饮，甚则倚息不得卧，腹中微胀。用小青龙汤加厚朴、杏仁、草果、附子，发表散寒、泄湿降肺气。

有汗脉数是有热，可加生石膏。有汗脉数不惧麻黄，因为伤寒论有：汗出而喘，无大热，麻杏石甘汤主之。宣一下有助于肺气降敛。细辛通经络，由肺至肾降逆气，小青龙内有水气，脾湿己土不升，辛金不降，所以干姜、细辛、五味子是一定要一起用的，甚至要加茯苓。大汗出者，在排除阳明经热以后，若汗出而喘无大热，仍可用麻黄、杏仁、生石膏，下寒可加附子。小青龙证，外寒内水，大汗出，注意有亡阳之虞。"倍桂枝，减干姜"，没有依据。

48. 喘咳息促，吐稀涎，脉洪数，右大于左，喉哑，是为热饮，麻杏石甘汤主之。

麻杏石甘汤方：麻黄 10g，杏仁 10g，石膏 10g，炙甘草 6g。

水八杯，先煮麻黄，减二杯，去沫，内诸药，煮取三杯，先服一杯，以喉亮为度。

脉洪数，右大于左，是肺胃有热，喘咳息促，是肺热肺气逆。喉哑，是金热金实不鸣。可用麻、杏、石清金泄肺发表，吐稀涎加半夏、生姜、茯苓、陈皮、生白芍。

49. 支饮不得息，葶苈大枣泻肺汤主之。

葶苈大枣泻肺汤：葶苈子 10g，大枣 5 枚。

水五杯，煮取二杯，分二次服。得效，减其制，不效，再作服，衰其大半而止。

此金匮原方原意，以葶苈子泻肺下痰降气，大枣补脾精。

50. 饮家反渴，必重用辛，上焦加干姜、桂枝，中焦加枳实、橘皮，下焦加附子、生姜。

饮家反渴，是因饮阻水津，不能上奉。饮阻相火不降，而致烁肺伤津。病痰饮总宜温药和之，治法是补中燥土，理降肺胃之气。以小半夏加茯苓、陈皮、杏仁、泽泻。

51. 饮家阴吹，脉弦而迟，不得固执《金匮》法，当反用之，橘半桂苓枳姜汤主之。

橘半桂苓枳姜汤：半夏60g，生姜18g，茯苓块18g，橘皮18g，枳实30g，桂枝30g。

乙木为饮所阻，被迫向下疏泄，出现阴吹。治以消饮疏木，用小半夏加茯苓、陈皮、桂枝、泽泻。枳实寒凉，因脉弦而迟，且痰饮总宜温化，故可舍弃。

52. 暴感寒湿成疝，寒热往来，脉弦反数，舌白滑，或无苔不渴，当脐痛，或胁下痛，椒桂汤主之。

椒桂汤方：川椒18g，桂枝18g，良姜18g，柴胡18g，青皮10g，小茴香12g，广皮10g，吴萸12g。

急流水八碗，煮成三碗，温服一碗，覆被令微汗佳。不汗，服第二碗，接饮生姜汤促之，得汗，次早服第三碗，不必覆被再令汗。

脉弦，是乙木为寒所郁。胁下痛，是乙郁不疏。当脐痛，是乙木贼己土。寒热往来、脉反数，是甲木相火不蛰。苔白滑、或无苔不渴，是土湿水寒。用当归四逆汤，加附子、川椒、桃仁、黄芩、荔枝核、小茴香。

53. 寒疝脉弦紧，胁下偏痛发热，大黄附子汤主之。

大黄附子汤方：大黄15g，熟附子15g，细辛9g。

水五杯，煮取二杯，分温二服。

寒疝水寒木郁，脉弦紧。疝寒结而痛，乙郁不疏，胁下偏痛，瘀阻发热。以附子温散寒湿，大黄泻下，细辛温通经络。

54. 寒疝少腹或脐旁，下引睾丸，或掣胁，下掣腰，痛不可忍者，天台乌药散主之。

天台乌药散方：乌药 15g，木香 15g，小茴香 15g，炒良姜 15g，青皮 15g，川楝子 10 枚，巴豆 72 粒，槟榔 15g。

先以巴豆微打破，加麸数合，炒川楝子，以巴豆黑透为度，去巴豆麸子不用，但以川楝同前药为极细末，黄酒和服 3 克，不能饮者，姜汤代之。重者日再服，痛不可忍者，日三服。

水寒木郁，不能疏升，郁于少腹或脐旁。奔腾冲突，下引睾丸，或掣胁、下掣腰，以致痛不可忍者，用当归四逆汤，加黄芽、附子、桃仁、荔枝核、小茴香。

四、湿温

55. 湿温久羁，三焦弥漫，神昏窍阻，少腹硬满，大便不下，宣清导浊汤主之。

宣清导浊汤：猪苓 15g，茯苓 15g，寒水石 18g，晚蚕沙 12g，皂荚子 10g。

水五杯，煮取二杯，分二次服，以大便通快为度。

患湿温，时间较长，三焦都有影响。上焦湿气弥漫，神昏窍阻，须发表、清泄肺气，故用浮萍、苏叶、杏仁、陈皮。中下焦土湿木郁、少腹硬满、大便不下，故用茵陈五苓散加陈皮、半夏、苍术、枳实燥土疏木利水、下大便。通过汗、溺、便，将湿气分泄而出。全方是茵陈五苓散加浮萍、苏叶、杏仁、陈皮、半夏、苍术、枳实。

56. 湿凝气阻，三焦俱闭，二便不通，半硫丸主之。

半硫丸方：半夏、石硫磺等分。

各为细末，蒸饼为丸，梧子大，每服3至6克，白开水送下。

治以燥土疏木，发表利水，理金木之郁，用五苓散加苏叶、杏仁、厚朴、枳实。多饮热汤，覆衣，取微汗，使汗慢慢出。

57. 浊湿久留，下注于肛，气闭，肛门坠痛，胃不喜食，舌苔腐白，术附汤主之。

术附汤：生苍术15g，广皮10g，厚朴10g，人参6g，附子10g，炮姜10g。

水五杯，煮成两杯，先服一杯，约三时，再服一杯，以肛痛愈为度。

中湿久留，出现胃不喜食，舌苔腐白。土湿木郁，出现气陷不升，肛门坠痛。治以枢转中土，右降肺胃，燥土利湿，并左升肝脾。用黄芽汤加升麻、桂枝、陈皮、杏仁、苡仁、苍术。黄芽汤枢转中土，升麻入手阳明大肠，升散肛部坠痛。桂枝疏升乙木。杏仁、陈皮苦泄并理降肺胃之气。苡仁、苍术燥湿运脾。

58. 疟邪久羁，因疟成劳，谓之劳疟。络虚而痛，阳虚而胀，胁有疟母，邪留正伤，加味异功汤主之。

加味异功汤方：人参10g，炒白术10g，茯苓10g，炙甘草6g，生姜10g，大枣2枚，陈皮6g，当归4.5g，肉桂4.5g。

水五杯，煮成两杯，渣再煮一杯，分三次服。

劳疟，中气虚弱，少阳不谐，阳易浮而营已衰。治以力培中宫，辅以养营滋肝。所给方中，四君子、陈皮、姜、枣补益中气，当归养营，肉桂温疏乙木，还可考虑加入玄参、杏仁、制首乌、生白芍、鳖甲、生黄芪、五味子。

59. 疟久不解，胁下成块，谓之疟母，鳖甲煎丸主之。

鳖甲煎丸方，见《金匮要略》。

可参阅金匮要略有关部分。

60. 太阴三疟，腹胀不渴，呕水，温脾汤主之。

温脾汤方：桂枝10g，茯苓15g，生姜15g，厚朴10g，草果6g，炒蜀漆10g。

水五杯，煮成两杯，分二次温服。

可考虑使用黄芽汤，加半夏、生姜、厚朴、吴萸、草果。

61. 少阴三疟，久而不愈，形寒嗜卧，舌淡脉微，发时不渴，气血两虚，扶阳汤主之。

扶阳汤方：鹿茸 15g 生锉末，先用黄酒煎得，熟附子 10g，人参 6g，粗桂枝 10g，当归 6g，蜀漆炒黑 10g。

水八杯，加入鹿茸酒，煎成三小杯，日三服。

形寒嗜卧，舌淡脉微，发时不渴，气血两虚，可用茯苓四逆汤加补骨脂、当归，枢转中土并润肝、暖脾肾，先不可用桂枝。

62. 厥阴三疟，日久不已，劳则发热，或有痞结，气逆欲呕，减味乌梅圆法主之。

减味乌梅圆法：乌梅，干姜，川椒，桂枝，黄连，半夏，吴萸，茯苓，白芍。

劳则发热，是烦劳者阳气则张，阳浮不敛是中气衰弱。乙郁不疏，或有痞结，相火失蛰，肺胃不降，致气逆欲呕。可用生黄芪、玄参、五味子、清半夏、黄连、吴萸、生晒参、炙甘草、生白芍、鳖甲。

63. 酒客久痢，饮食不减，茵陈白芷汤主之。

茵陈白芷汤方：绵茵陈，白芷，藿香，茯苓，秦皮，黄柏。

酒客三杯下肚，甲木相火浮荡，胃中留下寒水。相火熏胃，故饮食不减。肝脾下陷，故泄泻日久不愈。可用黄芽汤加柴胡、黄芩、白芍、桂枝、泽泻。

若为痢疾，则考虑乙木庚金郁陷，用桂枝、白芍、丹皮、茯苓、泽泻、甘草、陈皮、肉苁蓉、干姜、柴胡、黄芩。

64.老年久痢，脾阳受伤，食滑便溏，肾阳亦衰，双补汤主之。

双补汤方：人参，山药，茯苓，莲子，五味子，芡实，萸肉，覆盆子，补骨脂，肉苁蓉，巴戟天，菟丝子。

食滑便溏，下行顺利，则可能为泄泻，可考虑使用桂苓理中加草果、肉豆蔻、补骨脂、赤石脂。

65.久痢小便不通，厌食欲呕，加减理阴煎主之。

加减理阴煎方：五味子，炮姜，茯苓，附子，熟地，白芍。

痢疾日久，除痢疾症状外，还有伤津、伤阳、伤中。三焦相火沉陷，出现小便不利，甚至癃闭。甲木克戊土，致胆胃不降，出现厌食欲呕。可用柴胡、生白芍、栀子、丹皮、麦冬、半夏、黄连、党参、炮姜、茯苓。

66.久痢带瘀血，肛中气坠，腹中不痛，断下渗湿汤主之。

断下渗湿汤方：猪苓4.5g，银花4.5g，赤苓10g，生苍术3g，楂肉炒黑10g，生黄柏3g，樗根皮炒黑30g，地榆4.5g。

水八杯，煮成三杯，分三次服。

腹中不痛，一般是泄泻。肝脾陷泄，表现为稀便带血。久泄气陷，致肛中气坠。用桂苓理中加升麻、血余炭、赤石脂。若为痢疾，用桂枝苁蓉汤（见中焦第86条）。

67. 下痢无度，脉微细，肢厥，不进食，桃花汤主之。

桃花汤：见《伤寒论》。

清朝时所言之下利或下痢，按现在说法，应分为泄泻与痢疾两种。若为痢疾，其腹痛里急后重、大便次数多且每次极为不利、便下脓血或白冻腥臭等症状应有所交代。若仅有"痢"字，而没有症状交代，又有可能是泄泻的，这就提供了是泄泻的可能。

本节若为泄泻，次数多，伤阳，会致脉微细、肢厥，伤中致不进食。用理中加桂枝、茯苓、肉豆蔻、补骨脂、赤石脂。若为痢疾，则用桃花汤。

68. 久痢，阴伤气陷，肛坠尻酸，地黄余粮汤主之。

地黄余粮汤方：熟地，禹余粮，五味子。

泄泻时间较长，致使大肠气陷，肛部出现坠感。出现尻酸，是阴分伤损。以熟地滋阴润肝，禹余粮收涩于下，五味子敛收肺肾之气。

69. 久痢伤肾，下焦不固，肠腻滑下，纳谷运迟，三神丸主之。

三神丸方：肉豆蔻，补骨脂，五味子。

肠腻便稀滑下，应不是痢疾。时间已久不止，是下焦不固。纳谷运迟，是因久泄伤中伤阳。仅肉蔻、故纸、五味力量不足，可用桂苓黄芽加苍术、肉豆蔻、赤石脂。

70. 久痢伤阴，口渴舌干，微热微咳，人参乌梅汤主之。

人参乌梅汤方：人参，山药，莲子，炙甘草，乌梅，木瓜。

较长时间泄泻，阳盛则伤阴，口渴舌干，微热微咳，是相火灼肺伤津，金水敛收不足。可用柴胡桂枝干姜汤加玄参、丹皮、生白芍、党参、茯苓、赤石脂。

71. 痢久阴阳两伤，少腹肛坠，腰胯脊髀酸痛，由脏腑伤及奇经，参茸汤主之。

参茸汤方：人参，鹿茸，当归，菟丝子，茴香，杜仲，附子。

泄泻日久，伤津、伤阳、伤中气。肝脾陷泄，出现少腹肛坠。营乏阴伤，出现腰胯脊髀酸痛。用理中汤加桂枝、茯苓、熟地、麦冬、制首乌、升麻、鳖甲。

72. 久痢伤及厥阴，上犯阳明，气上撞心，饥不欲食，干呕腹痛，乌梅圆主之。

乌梅圆方：见《伤寒论》。

痢疾日久，厥阴证显，乌梅丸有效。

73. 休息痢经年不愈，下焦阴阳皆虚，不能收摄，少腹气结，有似症瘕，参芍汤主之。

参芍汤方：人参，茯苓，甘草，五味子，附子，白芍。

痢疾时发，经年不愈，伤津、伤气。乙木庚金郁陷，腹痛里急后重。肝脾不升，气聚于下，以致于少腹气结，有似癥瘕。可用人参、炙甘草、丹皮、生白芍、茯苓、陈皮、肉苁蓉、砂仁、鳖甲、干姜、升麻。

74. 噤口痢，热气上冲，肠中逆阻似闭，腹痛在下尤甚者，白头翁汤主之。

白头翁汤方：见《伤寒论》。

热气上冲，是厥阴阳复太过而上盛，热气上冲导致不能进食或食入即吐。乙木郁勃陷泄，出现滞下里急，肠中逆阻似闭，腹痛在下尤甚。胆胃不降，阳明经气郁满，阳明经行环口，出现噤口。阳复而有内热，上有噤口不纳、下有痢属厥阴，用白头翁汤加葛根、黄芩、半夏、甘草。

75. 噤口痢，左脉细数，右手脉弦，干呕腹痛，里急后重，积下不爽，加减泻心汤主之。

加减泻心汤方：黄芩，黄连，干姜，银花，木香，楂炭，白芍。

噤口，阳明经气郁紧。左脉细数，是营不足而有热。右手脉弦，是木郁贼土。胃不能降，出现干呕。经气郁紧，出现噤口。脾不能升，肝脾双郁，出现腹痛、里急后重、积下不爽。治以疏木清营热，理降肺胃之气,燥湿运脾。治以柴胡、桂枝、丹皮、生白芍、茯苓、泽泻、黄芩、黄连、炮姜、陈皮、厚朴、旋复花、肉苁蓉。

76. 噤口痢,呕恶不饥,积少痛缓,形衰脉弦,舌白不渴,加味参苓白术散主之。

加味参苓白术散方:人参6g,炒白术4.5g,茯苓4.5g,炙甘草1.5g,炮姜3g,炒扁豆6g,苡仁4.5g,桔梗3g,砂仁2.1g,肉豆蔻3g。

共为极细末,每服4.5g,粳米汤调服,日二次。

噤口,土虚中败,胃逆不降,出现不能进食,或呕不能食。治疗上重在力培中宫,辅以消食运脾、疏木暖水、理降肺胃之气,以恢复胃纳。以参苓白术散去山药、莲子,来补益中气、降气健脾以促进中焦运化。降气健脾可缓解阳明经气郁紧,以松缓噤口。加肉豆蔻、炮姜、粳米、温散寒湿,可以止痢。

77. 噤口痢,胃关不开,由于肾关不开者,肉苁蓉汤主之。

肉苁蓉汤方:肉苁蓉30g,附子6g,人参6g,干姜炭6g,当归6g,白芍10g。

水八杯,煮取三杯,分三次缓缓服,胃稍开,再作服。

呕不能食,或不能进食,已形成事实上的格拒。上不格愈,易添下关,若关格形成,则形势危矣。为今之计，可以归、芍缓肝气之急，以干姜、附子温散脾肾寒湿，以人参补五脏之气，并重用肉苁蓉。苁蓉滋肝肾精血，润胃肠枯燥，滋木清风养血，最善滑肠推下，使糟粕得动，下窍得通，上窍或许得开。

五、秋燥

78. 燥久伤及肝肾之阴，上盛下虚，昼凉夜热，或干咳，或不咳，甚则痉厥者，三甲复脉汤主之，定风珠亦主之，专翁大生膏亦主之。

专翁大生膏方： 人参 1000g，黄肉 250g，麦冬 1000g，五味子 250g，茯苓 1000g，鸡子黄 20 圆，白蜜 500g，鲍鱼 1000g，海参 1000g，乌骨鸡一对，莲子 1000g，芡实 1500g，龟板另熬胶 500g，鳖甲另熬胶 500g，牡蛎 500g，羊腰子八对，猪脊髓 500g，沙苑蒺藜 500g，白芍 1000g，熟地 1500g，阿胶 1000g，枸杞 500g。

专翁大生膏方对于滋补肝肾精血，补益中气，敛收金水，有较好的疗效。

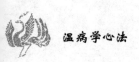

参考书目

［1］林慧光．中医九大经典：素问［M］．北京：中国中医药出版社，2012.

［2］林慧光．中医九大经典：难经［M］．北京：中国中医药出版社，2012.

［3］林慧光．中医九大经典：伤寒论［M］．北京：中国中医药出版社，2012.

［4］林慧光．中医九大经典：金匮要略方论［M］．北京：中国中医药出版社，2012.

［5］林慧光．中医九大经典：温热论［M］．北京：中国中医药出版社，2012.

［6］林慧光．中医九大经典：温病条辨［M］．北京：中国中医药出版社，2012.

［7］林慧光．中医九大经典：湿热条辨［M］．北京：中国中医药出版社，2012.

［8］任启松．黄元御著作十三种：四圣悬枢［M］．北京：中国中医药出版社，2012.

［9］柳宝诒．三三医书：温热逢源［M］．杭州：三三医舍，1924.

［10］戴天章，何廉臣．重订广温热论［M］．绍兴：浙东书局，1914.

[11] 王璟. 陆懋修医学全书 [M]. 北京：中国中医药出版社，1999.

注：

1. 本书以注释为主，校勘为辅，校勘上除了以上述典籍为底本以外，还参考了另外的有关书籍。当底本与参校、旁校本所述有不同时，则根据文意斟酌确定，不出校注说明。

2. 本书所列方剂中，为方便临床参考，标明每味药的用量时，其单位都换算为克。